Se soigner par l'homéopathie

Direction : Stephen Bateman
Direction éditoriale : Pierre-Jean Furet
Responsable éditorial pour la présente édition : Tatiana Delesalle-Féat
Conception graphique : Nicole Dassonville
Réalisation : ■couleurrouge.com
Relecture-correction : Chloé Chauveau, Maryem Panaitescot-Taje

L'Éditeur remercie Caroline Lepeu pour son aide précieuse et efficace.

© Hachette, 1988
© Hachette-Livre et Edi 7, 1993
© Hachette, 1999
© 2007, HACHETTE LIVRE (Hachette Pratique) pour la présente édition revue et actualisée.

**Édition du Club France Loisirs,
avec l'autorisation des éditions Hachette Livre**

France Loisirs,
123, boulevard de Grenelle, Paris
www.france-loisirs.com

ISBN : 978-2-7441-9913-4
N° éditeur : 67750
Dépôt légal : janvier 2007
Impression et reliure Pollina s.a., 85400 Luçon - L60597

ALAIN HORVILLEUR
Se soigner par l'homéopathie

ÉDITIONS
FRANCE
LOISIRS

Sommaire

Préface 6
Mode d'emploi 8
Guide des symptômes 10

A
Troubles et maladies 20
Remèdes 48

B
Troubles et maladies 56
Remèdes 64

C
Troubles et maladies 68
Remèdes 90

D-E
Troubles et maladies 98
Remèdes 124

F-G-H
Troubles et maladies 128
Remèdes 152

I-J-K-L
Troubles et maladies 158
Remèdes 174

M-N
Troubles et maladies 180
Remèdes 200

sommaire

O-P-Q
Troubles et maladies 206
Remèdes 236

R-S
Troubles et maladies 242
Remèdes 268

T à Z
Troubles et maladies 276
Remèdes 308

Profils homéopathiques de la famille .. 314

Test 318

Solution du test 336

Homéotypes 342

Table des maux du siècle 348

Table des encadrés 348

Table des médicaments homéopathiques 349

Index général 351

AUX LECTEURS DE FRANCE LOISIRS

Je suis heureux que les lecteurs de France Loisirs puissent bénéficier d'une édition spéciale, bien à eux, de ce classique qu'est devenu, au fil des années, le *Guide familial de l'homéopathie*.

Cette médecine naturelle, efficace et sûre, est la réponse aux petits maux de la vie de tous les jours. Elle a aussi son intérêt dans les maladies plus sérieuses, répétitives ou non, et pour toutes celles qui relèvent de la notion de terrain, bien que, dans ces cas, on ne puisse se contenter d'un livre. L'avis d'un médecin homéopathe est alors nécessaire. On pourra toutefois se faire une idée ici, avant de consulter, des possibilités offertes par l'homéopathie.

Avec cette nouvelle édition, vous avez entre les mains des conseils longuement éprouvés à l'aune de quarante ans de pratique médicale. Dans des encadrés intitulés « Le saviez-vous ? », ajoutés à votre intention, vous pouvez également découvrir quel produit original et naturel — végétal, animal ou minéral — se cache derrière le nom latin, qui vous est plus ou moins familier, d'un remède.

Cette édition s'enrichit aussi d'un guide des symptômes, pour trouver facilement le remède adapté en cas de trouble bénin.

MAL DU SIÈCLE LE REGARD DE L'HOMÉOPATHE

Nouvelles ou émergentes, mieux comprises ou en voie de l'être, les maladies évoluent. Afin de replacer l'homéopathie au sein des avancées techniques et thérapeutiques les plus récentes, cet ouvrage privilégie en outre le thème du « mal du siècle ». Cette formule est souvent employée dans les conversations, mais sa résonance est variable selon les personnes. L'expression « mal du siècle » a plus de cent cinquante ans puisqu'elle a été inventée par les écrivains romantiques. À l'époque, elle désignait un état de mélancolie, de tristesse, de solitude, d'ennui manifesté par la jeunesse, que Chateaubriand, Vigny ou Musset ont parfaitement décrit. Dans le langage d'aujourd'hui, on parle plutôt de morosité, de désenchantement, mais l'idée reste la même. Toute maladie peut être qualifiée de « mal du siècle ». Certaines maladies, cependant, sont plus « mal du siècle » que d'autres. J'ai voulu, au fil des rubriques, donner le regard de l'homéopathe sur ces maladies omniprésentes que sont, entre autres, les allergies, la bronchiolite, la dégénérescence maculaire liée à l'âge ou encore le syndrome de fatigue chronique.

Le monde change, les maladies en font autant. Les repères sociaux ont, depuis longtemps, adopté le mouvement perpétuel. Il est légitime que nous éprouvions de l'angoisse lorsqu'ils ne sont pas conformes à notre conception du monde. L'individualisme, la compétitivité, le culte du corps, les pratiques de l'extrême, l'instantanéité, la course à la performance, la recherche de l'excellence, les sollicitations de toutes sortes grignotent, année après année, notre espace intime. Nous sommes les victimes plutôt consentantes de l'urbanisation, de l'instabilité des flux migratoires, de la mondialisation, de la détérioration de l'environnement, du réchauffement de la planète, de la pollution galopante. Nous vivons dans la civilisation du jetable, qui concerne non seulement les briquets et les serviettes, mais également les époux, les employés, les animaux de compagnie, parfois hélas les personnes âgées.

De ce fait, nous assistons à la perte du désir, du respect et de l'indépendance. La vie est réduite à sa dimension matérielle. Les émotions sont étalées dans les médias, manipulées par le freudisme occulte des publicitaires ou tout simplement niées, comme impropres à la consommation. Elles circulent pudiquement au sein d'un même milieu, mais sont difficilement partagées d'une génération à l'autre, d'une famille à l'autre, d'un étage à l'autre. Les plus jeunes préfèrent vivre avant d'avoir l'expérience de la vie et s'insérer dans le tissu social aussi tard que possible.

La santé ne résiste pas toujours aux assauts répétés du changement. Comment ne pas être inquiets, voire malades, devant les comportements qu'on veut nous imposer, les impératifs de jeunesse à tout prix, la libération sexuelle sans mode d'emploi ? Pouvons-nous nous réaliser dans ces conditions ? Trouver notre espace intime au sein de l'agitation ?

Au-delà de la satisfaction des besoins quotidiens en termes de nourriture, d'accès au travail et de liens culturels, l'expérience individuelle en famille et dans la société reste une priorité. C'est elle qui nous fait sourire, aimer, rire. Le bonheur n'est pas loin, même si ce concept est une utopie. C'est elle qui nous permet d'avoir des croyances, des choix, des désirs, en un mot d'être nous-mêmes tout en ayant un relationnel fort. L'homéopathie peut nous accompagner sur ce chemin vers un plus grand équilibre, nous assister au quotidien et nous aider à conquérir un peu plus d'autonomie.

Dr Alain Horvilleur

Comment se servir de ce livre ?

J'ai rassemblé ici les renseignements indispensables au lecteur qui désire utiliser l'homéopathie avec un maximum de sécurité et d'efficacité. Ce guide possède mille rubriques ou entrées de rubrique, à consulter en fonction des besoins : quotidiens ou rares, personnels ou familiaux, par nécessité pratique ou curiosité intellectuelle.

Au début de l'ouvrage, le tableau « Guide des symptômes » regroupe les troubles courants et bénins, avec pour chacun d'eux le médicament préconisé et un renvoi aux pages de l'ouvrage. Il s'agit pour le lecteur d'avoir tout de suite l'information pour soigner les petits maux de tous les jours.

Tout au long du dictionnaire, des textes sont mis en exergue : dans des encadrés « focus » (👁) pour toutes les maladies considérées comme « mal du siècle » ; dans des encadrés « santé » (✚) pour tous les sujets qui ne relèvent pas uniquement de l'homéopathie.

Comment s'initier à l'homéopathie ?

Pour s'initier, lire d'abord les rubriques :
— Théorie homéopathique (p. 285) ;
— Médicament homéopathique (p. 186).

Puis, continuer éventuellement avec les rubriques :
— Consultation homéopathique (p. 84) ;
— Histoire de l'homéopathie (p. 149) ;
— Maladie (p. 183) ;
— Ordonnance (p. 209) ;
— Symptôme (p. 266) ;
— Terrain (p. 280) ;
— Urgence en homéopathie (p. 297).

On pourra ensuite entrer dans une phase plus active, thérapeutique ou de réflexion, car ce « dictionnaire » permet non seulement de comprendre les principes généraux de l'homéopathie, mais également de savoir si une maladie donnée est ou non du ressort de l'homéopathie, de déterminer si on peut la soigner soi-même ou s'il vaut mieux consulter ; enfin, on peut y apprendre les indications des principaux médicaments que l'on trouve sur les ordonnances des homéopathes.

Les médicaments homéopathiques

Dans cet ouvrage, les médicaments homéopathiques sont indiqués en lettres majuscules. Par exemple : **ABIES CANADENSIS**.
• Seuls les médicaments les plus courants (environ deux cents) sont étudiés ici.
• Si l'on hésite entre plusieurs médicaments, il est possible de les essayer successivement ou simultanément car il n'y a pas, en homéopathie, de médicament dangereux.
Le plus souvent, on aura à exercer un choix en fonction des symptômes éprouvés.

Les médicaments sont recommandés à une **dilution** (> *VOIR CE MOT*) moyenne, souvent la neuvième centésimale hahnemannienne, ou « 9 CH ». Ces médicaments sont abordés selon un plan toujours identique.
• D'abord la « substance de base », qui est désignée en clair.
• Vient ensuite le paragraphe « Convient de préférence », qui donne les circonstances dans lesquelles on rencontre le plus souvent l'indication du médicament en question ou le genre de personne qui y est sensible.
• Les « symptômes les plus caractéristiques » sont ceux qui permettent au médecin homéopathe de penser au bon médicament.
• Enfin, les « principaux usages cliniques » représentent une sorte de synthèse des cas rencontrés, une liste (non limitative) des maladies dans lesquelles le médicament est actif.
• La quantité de médicament à prendre (généralement trois granules) et sa répétition sont toujours précisées.
• Pour certains remèdes, un encadré « Le saviez-vous ? » apporte une information historique ou anecdotique sur le remède en question.

Principes généraux de la prise des médicaments

• Faire glisser les granules dans le bouchon doseur, puis les mettre dans la bouche sans les toucher avec les doigts et les laisser fondre sous la langue.

• Le dosage est le même pour le nourrisson, le grand enfant et l'adulte.
La durée du traitement est précisée dans la plupart des rubriques. Sinon, il y a lieu de cesser dès que la guérison est obtenue.
Si la guérison n'est pas rapide, il sera prudent de prendre l'avis d'un médecin homéopathe, spécialement lorsque la consultation est recommandée dans la rubrique.
Pour certaines maladies, il est même préférable de consulter d'emblée. On ne peut pas tout soigner soi-même. Le texte le spécifie alors nettement. Même les maladies qui ne sont pas du domaine de l'homéopathie sont citées en tant que telles. Ainsi, le lecteur trouvera toujours une définition claire de l'attitude qu'il devra avoir.
Le présent guide est un conseiller à consulter systématiquement en cas d'ennui de santé. On acquerra ainsi des connaissances de base, une prudence dans la manière de se soigner et une indéfectible conviction de l'efficacité de la médecine homéopathique pour les maladies courantes. On saura réserver l'usage de la médecine classique et de la chirurgie aux cas où elles sont inégalables.
L'homéopathie est plus qu'une thérapeutique : c'est aussi un mode de pensée qui nous rapproche de la nature, de notre nature.

Dr Alain Horvilleur

Guide des symptômes

Ce guide des symptômes regroupe les troubles courants et bénins, avec, pour chacun d'eux, le remède préconisé et sa posologie. Vous pourrez ainsi trouver tout de suite l'information qui vous concerne. Pour en savoir plus, reportez-vous à l'article du dictionnaire, dont le renvoi de page est indiqué.

PROBLÈMES DIGESTIFS

SYMPTÔMES	CIRCONSTANCE PARTICULIÈRE	REMÈDE	POSOLOGIE	EN SAVOIR PLUS
Aigreurs d'estomac, gastrite		IRIS VERSICOLOR 9 CH	3 granules 3 fois par jour jusqu'à amélioration	page 120
Constipation	Sans faux besoin	HYDRASTIS CANADENSIS 9 CH	3 granules 3 fois par jour	page 83
	Avec faux besoins inefficaces	NUX VOMICA 9 CH	3 granules 3 fois par jour	
	Gros efforts même pour une selle molle	ALUMINA 9 CH	3 granules 3 fois par jour	
	Billes rondes, « comme des crottes de mouton »	MAGNESIA MURIATICA 9 CH	3 granules 3 fois par jour	
	Grosses selles avec traînées de mucus	GRAPHITES 9 CH	3 granules 3 fois par jour	
	Selles décolorées, légères, flottant sur l'eau	CHELIDONIUM MAJUS 9 CH	3 granules 3 fois par jour	
	Pendant les règles	GRAPHITES 9 CH	3 granules 3 fois par jour	
	Pendant la grossesse	HYDRASTIS CANADENSIS 9 CH	3 granules 3 fois par jour	
	Après abus de laxatifs	NUX VOMICA 9 CH	3 granules 3 fois par jour	
Crampes d'estomac		NUX VOMICA 9 CH	3 granules 3 fois par jour	page 88
Diarrhée	Après un coup de froid sur le ventre	ACONITUM NAPELLUS 9 CH	3 granules 3 fois par jour	page 106
	Par intoxication alimentaire	ARSENICUM ALBUM 9 CH	3 granules 3 fois par jour	
	Après un excès alimentaire	ANTIMONIUM CRUDUM 9 CH	3 granules 3 fois par jour	
	Par les huîtres	LYCOPODIUM CLAVATUM 9 CH	3 granules 3 fois par jour	
	Par le lait	MAGNESIA MURIATICA 9 CH	3 granules 3 fois par jour	
	Par le gras	PULSATILLA 9 CH	3 granules 3 fois par jour	
	Par les fruits	VERATRUM ALBUM 9 CH	3 granules 3 fois par jour	

Symptômes	Circonstance particulière	Remède	Posologie	En savoir plus
	Après un excès d'alcool	**NUX VOMICA 9 CH**	3 granules 3 fois par jour	page 106
	Après abus de laxatifs	**NUX VOMICA 9 CH**	3 granules 3 fois par jour	
	Pendant la dentition	**CHAMOMILLA VULGARIS 9 CH**	3 granules 3 fois par jour	
	Avant un événement important	**GELSEMIUM SEMPERVIRENS 9 CH**	3 granules 3 fois par jour	
	Avec selles de mauvaise odeur	**ARSENICUM ALBUM 9 CH**	3 granules 3 fois par jour	
	Avec épuisement après la selle	**CHINA RUBRA 9 CH**	3 granules 3 fois par jour	
	Avec selles sortant en force	**CROTON TIGLIUM 9 CH**	3 granules 3 fois par jour	
	Avec sueurs froides	**VERATRUM ALBUM 9 CH**	3 granules 3 fois par jour	
	Par le café	**THUYA OCCIDENTALIS 9 CH**	3 granules 3 fois par jour	
Hémorroïdes		**AESCULUS COMPOSÉ**	10 gouttes 3 fois par jour dans un peu d'eau	page 143
	Appliquer localement	**AESCULUS COMPOSÉ**	Pommade et suppositoires, à utiliser 1 ou 2 fois par jour, après la selle	
Vomissements	Par indigestion	**ANTIMONIUM CRUDUM 9 CH**	3 granules 3 fois par jour	page 304
	Après avoir mangé du gras	**PULSATILLA 9 CH**	3 granules 3 fois par jour	
	Vomissements de glaires	**IPECA 9 CH**	3 granules 3 fois par jour	
	Vomissements de bile	**IRIS VERSICOLOR 9 CH**	3 granules 3 fois par jour	
	Avec vertiges	**COCCULUS INDICUS 9 CH**	3 granules 3 fois par jour	
	Pendant la grossesse	**SEPIA OFFICINALIS 9 CH**	3 granules 3 fois par jour	
	Le bébé vomit son lait.	**AETHUSA CYNAPIUM 9 CH**	3 granules 3 fois par jour	

PROBLÈMES DE DOS

Symptômes	Circonstance particulière	Remède	Posologie	En savoir plus
Douleurs du cou		**LACHNANTES TINCTORIA 9 CH**	3 granules 3 fois par jour	page 80
Douleurs du dos		**ACTAEA RACEMOSA 9 CH**	3 granules 3 fois par jour	page 80
Douleurs du bas du dos (lumbago)	Douleurs à type de crampes	**NUX VOMICA 9 CH**	3 granules 3 fois par jour	page 80
	Douleurs aggravées au moindre mouvement	**BRYONIA ALBA 9 CH**	3 granules 3 fois par jour	
	Douleurs en toussant	**BRYONIA ALBA 9 CH**	3 granules 3 fois par jour	
	Amélioration par le mouvement	**RHUS TOXICODENDRON 9 CH**	3 granules 3 fois par jour	
	Amélioration en s'appuyant sur un dossier de chaise	**RHUS TOXICODENDRON 9 CH**	3 granules 3 fois par jour	
	Avec douleurs irradiées au ventre	**BERBERIS VULGARIS 9 CH**	3 granules 3 fois par jour	
Douleurs du sacrum		**AESCULUS HIPPOCASTANUM 9 CH**	3 granules 3 fois par jour	page 80

PROBLÈMES DES MEMBRES

Symptômes	Circonstance particulière	Remède	Posologie	En savoir plus
Crampes	Habituelles	**CUPRUM METALLICUM 9 CH**	3 granules 3 fois par jour du ou des deux médicaments, selon le cas	page 89
	Par le café	**NUX VOMICA**		
Entorse, foulure		**ARNICA MONTANA 9 CH** **RHUS TOXICODENDRON 9 CH** **RUTA GRAVEOLENS 9 CH**	3 granules de chaque 3 fois par jour (à prendre séparément)	page 117
Gelure		**SECALE CORNUTUM 9 CH**	3 granules 3 fois par jour	page 136
	Appliquer localement	**HYPERICUM PERFORATUM TM**	Quelques gouttes 2 fois par jour	
Tendinite		**RHUS TOXICODENDRON 9 CH**	3 granules 3 fois par jour	page 277
	Appliquer localement	**POMMADE RHUS TOXICODENDRON 4 %**	2 fois par jour	

PROBLÈMES RESPIRATOIRES ET ORL

Symptômes	Circonstance particulière	Remède	Posologie	En savoir plus
Bourdonnement d'oreilles		CHININUM SULFURICUM 9 CH NATRUM SALICYLICUM 9 CH	3 granules de chaque 3 fois par jour	page 23
Nez bouché		NUX VOMICA 9 CH	3 granules 3 fois par jour	page 198
Rhume, coryza, rhinite	Soudain (prendre successivement les trois médicaments ci-contre)	OSCILLOCOCCINUM® 200 ACONITUM COMPOSÉ 9 CH	1 dose dès les premiers symptômes puis 3 granules toutes les heures le premier jour	page 249
		KALIUM BICHROMICUM 9 CH	3 granules 3 fois par jour, les jours suivants	
	À répétition, tendance à prendre froid facilement	TUBERCULINUM 30 CH	1 dose par semaine pendant 2 mois au début de l'hiver	
Saignement de nez (épistaxis)		CHINA RUBRA 5 CH MILLEFOLIUM 4 CH	3 granules de chaque toutes les 2 minutes, en alternance	page 142
Toux	Après un coup de froid sec	ACONITUM NAPELLUS 9 CH	3 granules 3 fois par jour	page 286
	D'origine allergique	IPECA 9 CH	3 granules 3 fois par jour	
	Par nervosité	IGNATIA AMARA 9 CH	3 granules 3 fois par jour	
	Due aux vers	CINA 9 CH	3 granules 3 fois par jour	
	Au moindre courant d'air frais	RUMEX CRISPUS 9 CH	3 granules 3 fois par jour	
	Toux sèche	ACONITUM NAPELLUS 9 CH	3 granules 3 fois par jour	
	Toux grasse	COCCUS CACTI 9 CH	3 granules 3 fois par jour	
	On n'arrive pas à décrocher le mucus	COCCUS CACTI 9 CH	3 granules 3 fois par jour	

PROBLÈMES DE PEAU

Symptômes	Circonstance particulière	Remède	Posologie	En savoir plus
Ampoule	Au creux de la main ou au talon Appliquer localement	**CANTHARIS 9 CH** **CALENDULA**	3 granules 3 fois par jour Pommade – 2 fois par jour	page 33
Contusion, coup, ecchymoses, hématomes	Contusion sans plaie, coup (avec ou sans hémorragie)	**ARNICA MONTANA 9 CH**	3 granules 3 fois par jour	page 59
Coup de soleil	Simple brûlure Cloque	**BELLADONA 9 CH** **CANTHARIS 9 CH**	3 granules 3 fois par jour 3 granules 3 fois par jour	page 258
Herpès, bouton de fièvre	Génital ou buccal	**MERCURIUS SOLUBILIS 9 CH** **RHUS TOXICODENDRON 9 CH**	3 granules de chaque 3 fois par jour	page 145
Verrues	Pour les verrues récentes	**NITRICUM ACIDUM 9 CH** **DULCAMARA 9 CH**	3 granules de chaque trois fois par jour	page 300

DIVERS

Symptômes	Circonstance particulière	Remède	Posologie	En savoir plus
Courbatures	À cause de la fatigue	ARNICA MONTANA 9 CH	3 granules de chaque 3 fois par jour	page 88
	Pendant la fièvre	RHUS TOXICODENDRON 9 CH PYROGENIUM 9 CH	3 granules de chaque 3 fois par jour	
Fièvre	Par temps froid et sec	ACONITUM NAPELLUS 9 CH	3 granules 3 fois par jour	page 131
	Par temps humide	DULCAMARA 9 CH	3 granules 3 fois par jour	
	Après un bain froid	RHUS TOXICODENDRON 9 CH	3 granules 3 fois par jour	
	Avec agitation et anxiété	ACONITUM NAPELLUS 9 CH	3 granules 3 fois par jour	
	Avec transpiration	BELLADONA 9 CH	3 granules 3 fois par jour	
	Avec joues rouges	BELLADONA 9 CH	3 granules 3 fois par jour	
	Avec pupilles dilatées	BELLADONA 9 CH	3 granules 3 fois par jour	
	Avec faim	PHOSPHORUS 9 CH	3 granules 3 fois par jour	
	Avec bouffées de chaleur	FERRUM PHOSPHORICUM 9 CH	3 granules 3 fois par jour	
	Avec besoin de rester tranquillement dans son coin	GELSEMIUM SEMPERVIRENS 9 CH	3 granules 3 fois par jour	
	Avec frilosité	NUX VOMICA 9 CH	3 granules 3 fois par jour	
	Avec besoin de remuer	RHUS TOXICODENDRON 9 CH	3 granules 3 fois par jour	
Insolation	Coup de soleil sur la tête	OPIUM GLONOINUM 9 CH	3 granules de chaque en alternance de 5 minutes en 5 minutes ou toutes les 15 minutes, jusqu'à amélioration	page 258
Maux de tête, migraines, céphalées	Battements dans la tête	BELLADONA 9 CH	3 granules toutes les heures ou 3 fois par jour	page 191 page 281

Symptômes	Circonstance particulière	Remède	Posologie	En savoir plus
	Avec paupières lourdes	**GELSEMIUM SEMPERVIRENS 9 CH**	3 granules toutes les heures ou 3 fois par jour	page 191 page 281
	Avec vomissements de bile	**IRIS VERSICOLOR 9 CH**	3 granules toutes les heures ou 3 fois par jour	
	Avec sensation de faim ou de bien-être avant la crise	**PSORINUM 9 CH**	3 granules toutes les heures ou 3 fois par jour	
	Avec fatigue	**SEPIA OFFICINALIS 9 CH**	3 granules toutes les heures ou 3 fois par jour	
	Par le soleil	**GLONOINUM 9 CH**	3 granules toutes les heures ou 3 fois par jour	
	Par une odeur forte	**IGNATIA AMARA 9 CH**	3 granules toutes les heures ou 3 fois par jour	
	Après un traumatisme crânien	**NATRUM SULFURICUM 9 CH**	3 granules toutes les heures ou 3 fois par jour	
	À la montagne	**COCA 9 CH**	3 granules toutes les heures ou 3 fois par jour	
Vertiges, étourdissements	Au moindre mouvement	**BRYONIA ALBA 9 CH**	3 granules 3 fois par jour	page 301
	En remuant les yeux	**BRYONIA ALBA 9 CH**	3 granules 3 fois par jour	
	À la vue du mouvement	**COCCULUS INDICUS 9 CH**	3 granules 3 fois par jour	
	En voiture	**COCCULUS INDICUS 9 CH**	3 granules 3 fois par jour	
	Amélioré en fermant les yeux	**CONIUM MACULATUM 9 CH**	3 granules 3 fois par jour	
	Après les repas	**NUX VOMICA 9 CH**	3 granules 3 fois par jour	
	Après excès d'alcool	**NUX VOMICA 9 CH**	3 granules 3 fois par jour	

Troubles et maladies

ABCÈS, FURONCLE

Bien qu'il y ait une différence entre un abcès (collection de pus dans une cavité naturelle ou provoquée) et un furoncle (cas particulier d'abcès de la peau dû au microbe « staphylocoque »), le traitement homéopathique est le même.

Traitement général

Début d'abcès
• si la peau est rosée,
APIS MELLIFICA 9 CH,
trois granules trois fois par jour.
• si la peau est rouge,
BELLADONNA 9 CH,
trois granules trois fois par jour.
• si la peau est violette,
LACHESIS MUTUS 9 CH,
trois granules trois fois par jour.

Abcès constitué
HEPAR SULFURIS CALCAREUM,
3 DH TRITURATION,
une mesurette de poudre trois fois par jour.

Abcès traînant
SILICEA 9 CH,
trois granules trois fois par jour, jusqu'à guérison.

Traitement local
CALENDULA TM,
vingt-cinq gouttes sur une compresse laissée en permanence et fréquemment renouvelée (que l'abcès soit fermé ou ouvert).
> *VOIR ÉGALEMENT* ANTHRAX, DENTS (ABCÈS DENTAIRE), ORGELET, PHLEGMON (ABCÈS DE LA GORGE).

ABDOMEN

> *VOIR* VENTRE.

ABEILLE (PIQÛRE D')

> *VOIR* INSECTES.

ABOULIE

Maladie consistant essentiellement en une diminution de la volonté. Le sujet n'a plus rien envie de faire, et il n'a surtout pas la force de sortir par lui-même de son désœuvrement.
Cette affection est difficile à soigner car elle demande, outre un traitement médical, la participation active (difficile à obtenir) du malade.

Traitement
On essaiera
AURUM METALLICUM 9 CH,
trois granules trois fois par jour pendant quelque temps. De toute façon, il faudra consulter un médecin homéopathe.

ACCIDENT VASCULAIRE CÉRÉBRAL

Le sujet est souvent dans le coma et semble paralysé d'une moitié du corps.
En attendant l'avis du médecin, lui glisser dans la bouche :
• si sa figure est rouge et couverte de sueurs chaudes,
OPIUM 9 CH,
trois granules de cinq en cinq minutes.
• si sa figure est blanche et couverte de sueurs froides,
HELLEBORUS NIGER 9 CH,
trois granules de cinq en cinq minutes.
Bien sûr, au moment de l'accident vasculaire cérébral, vous ne pouvez être sûr du diagnostic. Rien cependant ne vous empêche d'essayer le traitement ci-dessus en attendant le médecin, il n'y a aucun danger (même avec l'opium, car il est dilué).

ACCIDENTS

ACCIDENTS

> *VOIR* ASPHYXIE, BLESSURE, ENTORSE, FRACTURE, MORSURE D'ANIMAL, TRAUMATISME.

ACCOUCHEMENT

Grâce à l'homéopathie, l'accouchement peut se faire avec un minimum de douleur et dans les meilleures conditions possibles sur le plan psychologique.

Préparation à l'accouchement
• pour supprimer la peur de l'accouchement,
ACTEA RACEMOSA 12 CH,
une dose toutes les semaines pendant le neuvième mois.
• pour avoir des contractions efficaces et un accouchement rapide,
CAULOPHYLLUM THALICTROÏDES 12 CH,
une dose toutes les semaines pendant le neuvième mois.
• pour éviter le traumatisme physique que pourrait représenter l'accouchement et avoir la force, le moment venu, d'aider le bébé à naître,
ARNICA MONTANA 12 CH,
une dose toutes les semaines pendant le neuvième mois.
Il est recommandé de prendre une dose par semaine de chacun des trois médicaments énoncés ci-dessus pendant le dernier mois de grossesse, en les espaçant. Par exemple :
ACTEA RACEMOSA,
le lundi,
CAULOPHYLLUM THALICTROÏDES,
le mercredi,
ARNICA MONTANA,
le vendredi.

Pendant l'accouchement
• en cas de douleurs violentes et inefficaces,
NUX VOMICA 5 CH,
BELLADONNA 5 CH,
trois granules de chaque en alternance de cinq en cinq minutes.
• en cas d'hémorragie,
SABINA 5 CH,
trois granules de cinq en cinq minutes jusqu'à cessation.
• en cas de retard de l'accouchement (celui-ci n'arrive pas à se déclencher bien que la date normale soit passée),
GELSEMIUM SEMPERVIRENS 5 CH,
trois granules d'heure en heure.
• en cas de fatigue, d'épuisement,
ARNICA MONTANA 9 CH,
trois granules toutes les heures (si on ne l'a pas pris préventivement).

Après l'accouchement
• en cas de dépression nerveuse,
SEPIA OFFICINALIS 9 CH,
trois granules trois fois par jour.
• en cas de fatigue ou de douleurs lombaires,
KALIUM CARBONICUM 9 CH,
trois granules trois fois par jour.
• en cas de douleurs séquellaires dans le ventre,
ARNICA MONTANA 9 CH,
trois granules trois fois par jour.
• en cas d'hémorragie vaginale persistante,
HAMAMELIS VIRGINIANA 9 CH,
trois granules trois fois par jour.
• en cas de *baby blues* ou de dépression nerveuse,
SEPIA OFFICINALIS 9 CH,
trois granules trois fois par jour.
• en cas de douleur après une épisiotomie (incision du périnée pour faciliter l'accouchement),
HYPERICUM PERFORATUM 9 CH,
trois granules trois fois par jour.
• en cas de pertes blanches mêlées de sang,
KREOSOTUM 9 CH,
trois granules trois fois par jour.
• en cas d'impossibilité d'uriner,
OPIUM 9 CH,
trois granules trois fois par jour.

> *VOIR ÉGALEMENT* ALLAITEMENT, GROSSESSE,

PRÉMATURITÉ, PROCRÉATION MÉDICALEMENT ASSISTÉE.

ACÉTONE

L'acétone apparaît dans les urines (où l'on peut l'identifier par réaction chimique) et dans l'air expiré (qui prend l'odeur spéciale de la pomme reinette) lorsque les réserves de sucre de l'organisme sont insuffisantes. Des graisses sont alors brûlées en remplacement, et l'acétone est un produit de la dégradation de celles-ci.

Traitement de la crise
SENNA 9 CH,
trois granules toutes les heures jusqu'à amélioration.

Traitement de fond
Consulter un homéopathe, qui choisira le plus souvent entre **LYCOPODIUM CLAVATUM, PHOSPHORUS ET SEPIA OFFICINALIS.**

ACIDITÉ

Acidité du tube digestif
Le médicament des vomissements acides, de l'acidité de l'estomac et des selles acides est :
IRIS VERSICOLOR 9 CH,
trois granules trois fois par jour.

Acidité de la transpiration
• en cas d'odeur acide de la transpiration du nourrisson,
CALCAREA CARBONICA 9 CH,
trois granules trois fois par jour.

ACNÉ JUVÉNILE

L'acné juvénile est faite de « points noirs » (encore appelés « comédons »), de « pustules » ou de cicatrices violettes, ou de ces trois formations en même temps, selon les cas. La peau n'est que le lieu de projection de cette maladie, qui a des composantes à la fois infectieuses, circulatoires, hormonales et psychiques. C'est pourquoi le traitement, prolongé par les antibiotiques — outre ses inconvénients en tant que médication à dose forte et en tant que liquidateur de la flore intestinale normale — ne peut être une solution radicale : il nettoie de façon spectaculaire la peau au début, puis on assiste à une rechute due à la prépondérance des causes non-microbiennes. Cela explique aussi pourquoi les pommades diverses sont relativement peu efficaces. En revanche, les traitements mécaniques (abrasion, neige carbonique dans les cas chroniques), appliqués par des spécialistes compétents, peuvent compléter le traitement homéopathique. On utilisera :
• pour les points noirs,
SELENIUM 9 CH,
trois granules trois fois par jour.
• si les boutons d'acné sont douloureux,
EUGENIA JAMBOSA 9 CH,
trois granules trois fois par jour.
• pour les pustules,
KALIUM BROMATUM 9 CH,
trois granules trois fois par jour.
• pour les cicatrices violettes,
ANTIMONIUM TARTARICUM 9 CH,
trois granules trois fois par jour.

Traitement local
Pommade au **CALENDULA**, pour les lésions particulièrement infectées.
Pour les cas anciens, il faudra consulter un médecin homéopathe, qui établira un traitement de fond d'après les caractéristiques générales de la personne.
> *VOIR AUSSI ROSACÉE.*

ACOUPHÈNES

Les acouphènes sont des bruits qu'on entend dans la tête ou dans l'oreille sans qu'ils soient

ACUPUNCTURE ET HOMÉOPATHIE

provoqués par un événement extérieur. Ces bourdonnements, sifflements, chuintements, pépiements ou tintements sont parfaitement réels. Ils se produisent d'un seul côté ou des deux côtés. Variables en intensité, permanents ou non, ils sont plus marqués en période de stress, d'angoisse, de fatigue.

Le plus souvent, il s'agit d'acouphènes *subjectifs*, entendus seulement par ceux qui en souffrent. Ils se développent plus volontiers après 50 ou 60 ans, et semblent liés au vieillissement. Il existe cependant un nombre croissant de cas où les acouphènes se produisent à la suite d'un bruit trop fort, principalement chez des personnes jeunes.

Parmi les autres causes : bouchon de cérumen, otospongiose, troubles circulatoires (parfois un anévrisme au niveau d'une des artères carotides), affection neurologique touchant le nerf auditif ou la zone du cerveau concernée par l'audition, trouble de l'articulation de la mâchoire, arthrose cervicale, traumatisme crânien.

Les acouphènes dits *objectifs*, plus rares, sont détectables au stéthoscope par le médecin et mesurables. Ils sont dus à une lésion des organes de l'audition. La meilleure solution quand on souffre d'acouphènes est de s'y habituer et de tout faire pour ne plus les entendre. Lorsqu'on habite près d'une voie ferrée, on finit par ne plus faire attention au bruit des trains qui passent. Dans une pièce où il y a la climatisation, on arrive à oublier le ventilateur.

• pour des bourdonnements d'oreille habituels :
CHININUM SULFURICUM 9 CH,
NATRUM SALICYLICUM 9 CH,
trois granules de chaque trois fois par jour.

• pour des bourdonnements d'oreille qui apparaissent pour la première fois, *consulter d'urgence un spécialiste d'otorhino-laryngologie : il peut s'agir d'une affection aiguë qui doit être soignée immédiatement, sinon l'ouïe serait perdue.*

> *VOIR AUSSI ANÉVRISME ARTÉRIEL, HYPERACOUSIE, MÂCHOIRES, OTOSPONGIOSE, POLLUTION, PRESBYACOUSIE, STRESS, TRAUMATISMES.*

ACUPUNCTURE ET HOMÉOPATHIE

Les deux thérapeutiques vont bien ensemble, et de nombreux médecins les pratiquent simultanément. Il est à cela une raison historique : George Soulié de Morant, qui apporta l'acupuncture de Chine vers 1925, eut pour premiers interlocuteurs et disciples des médecins homéopathes. Par leur habitude d'aborder le patient comme un ensemble décompensé, ceux-ci comprirent d'emblée l'intérêt de la thérapeutique par les aiguilles, capables de rétablir l'équilibre perdu. L'acupuncture et l'homéopathie sont l'une et l'autre des méthodes qui stimulent le système de défense de l'organisme, soit par les aiguilles, soit par le médicament choisi selon le principe de similitude (> *VOIR THÉORIE HOMÉOPATHIQUE*).

Ce sont deux médecines naturelles. Elles ne sont pas toxiques. Elles ont des efficacités comparables et complémentaires.

Faut-il utiliser les deux méthodes à la fois ?

C'est en tout cas possible. L'acupuncture a souvent une efficacité immédiate, et l'homéopathie (dans les maladies au long cours) ne soulage qu'après quelques semaines ou quelques mois de traitement. Il peut donc être intéressant de commencer les deux thérapeutiques simultanément. Parfois, au contraire, on préfère n'utiliser que l'une des deux, ne serait-ce que pour juger de son efficacité dans le cas donné.

ACROCYANOSE

Dans cette maladie, les extrémités deviennent bleues par congestion passive. En attendant de consulter, on peut prendre :
CARBO VEGETABILIS 9 CH,
LACHESIS MUTUS 9 CH,
PULSATILLA 9 CH,
trois granules de chaque trois fois par jour.

ACUPUNCTURE ET HOMÉOPATHIE

> *VOIR ENCADRÉ PAGE CI-CONTRE.*

ADDISON (MALADIE D')

Maladie lésionnelle des glandes surrénales, qui produisent leurs hormones de façon insuffisante. Elle ne peut pas être traitée par l'homéopathie.

ADÉNITE, ADÉNOPATHIE

> *VOIR GANGLIONS.*

ADÉNOME DE LA PROSTATE

> *VOIR PROSTATE.*

ADYNAMIE

> *VOIR FORTIFIANT.*

AÉROPHAGIE

> *VOIR ÉRUCTATIONS.*

AGALACTIE

Insuffisance de lait dans les seins.
> *VOIR ALLAITEMENT.*

ÂGE

> *VOIR VIEILLISSEMENT.*

AGGRAVATION MÉDICAMENTEUSE

> *VOIR ENCADRÉ PAGE SUIVANTE.*

AGITATION NERVEUSE

> *VOIR NERVOSITÉ.*

AGORAPHOBIE

On croit souvent qu'il s'agit de la peur de la **foule** (> *VOIR CE MOT*). Médicalement parlant, l'agoraphobie correspond en fait à la peur des *espaces* vides : par exemple, sur une place publique où il n'y a personne, l'agoraphobe préfère raser les murs que de traverser en diagonale. Le terme évoque d'ailleurs la place publique des Grecs, l'*agora*.
Prendre :
ARGENTUM NITRICUM 9 CH,
soit trois granules trois fois par jour pendant quelques mois si l'affection est très marquée, soit beaucoup plus simplement trois granules avant de sortir de chez soi.
> *VOIR AUSSI PEURS.*

AIGREURS D'ESTOMAC

> *VOIR ESTOMAC.*

AINE

AINE

Douleurs
BERBERIS VULGARIS 9 CH,
trois granules trois fois par jour.

Ganglions
MERCURIUS SOLUBILIS 9 CH,
trois granules trois fois par jour ; consulter si les ganglions résistent au traitement.
> *VOIR HERNIE.*

ALBUMINURIE

> *VOIR URINES.*

ALCOOL (PROBLÈMES D')

L'alcool envahit toutes les parties du corps quelques minutes après son ingestion. Il détend et désinhibe, mais provoque aussi une diminution de la vigilance susceptible d'entraîner des accidents (circulation, travail), des troubles de l'ordre public, de la violence. Quand il est ingéré régulièrement, il est responsable de maladies sévères : cancers des voies aérodigestives, cirrhose du foie, pancréatite, delirium tremens et autres démences alcooliques. La consommation d'alcool maximale recommandée par l'OMS est de deux verres par jour pour les femmes, trois verres pour les hommes. L'homéopathie peut être utilisée pour passer les caps difficiles, que ce soit pour traiter un état d'ivresse ou aider au sevrage.

Ivresse
En cas d'ingestion importante d'alcool, on peut utiliser, à raison de trois granules de quart d'heure en quart d'heure jusqu'à amélioration :
• ivresse joyeuse,
AGARICUS MUSCARIUS 9 CH.
• ivresse triste, tendance à la négativité,
ARSENICUM ALBUM 9 CH.
• ivresse loquace,
LACHESIS MUTUS 9 CH.
• ivresse agressive,
NUX VOMICA 9 CH.

Et le lendemain ?
En cas de maux de tête, vertiges, diarrhée,

AGGRAVATION MÉDICAMENTEUSE

Lorsqu'on commence un traitement homéopathique, on a souvent l'impression que les symptômes s'intensifient, ou que d'anciens symptômes – que l'on croyait guéris – reviennent. Cette « aggravation » est très rarement insupportable ; le plus souvent, elle est compatible avec une vie normale.
Elle est de bon augure. Elle signifie que le traitement a été correctement choisi et que l'organisme réagit. Elle va durer quelques jours. Lorsqu'elle cessera, elle fera place à une diminution des symptômes, puis viendra la guérison. Si, par hasard, cette aggravation est gênante, il suffit d'arrêter le traitement durant quelques jours et de le reprendre ensuite : quand on recommence le traitement, elle ne se produit plus.
Devant une aggravation, ne dites pas : « L'homéopathie ne me convient pas, je l'abandonne ». Persévérez au contraire, la réaction annonce que la guérison est à votre portée.
Cette aggravation se rencontrera de façon exceptionnelle avec les conseils thérapeutiques qui figurent dans ce guide. Elle aura plus de chance de survenir avec le traitement de fond (> *VOIR TERRAIN*) prescrit par le médecin homéopathe en cas de maladie chronique.

frissons le lendemain d'une « fête » trop arrosée, prendre trois granules trois fois par jour de :
NUX VOMICA 9 CH,
jusqu'au retour au calme.

Sevrage
Ceux qui font des excès de vin ou d'alcools par habitude sociale feront bien de prendre un **isothérapique** (> *VOIR CE MOT*), c'est-à-dire un médicament préparé selon la méthode homéopathique avec leur vin ou leur alcool habituel.
Demander au pharmacien un **ISOTHÉRAPIQUE 9 CH** et en prendre trois granules à chaque envie (ou nécessité) de boire.
Ceux pour qui l'alcool est un véritable médicament, une protection contre l'anxiété, pourront également mettre en pratique le conseil précédent, mais ils devront avant tout solliciter l'aide d'un médecin (homéopathe de préférence).
> *VOIR ÉGALEMENT DELIRIUM TREMENS.*

ALGIES VASCULAIRES DE LA FACE

Ces crises de douleurs violentes, à type de broiement presque insoutenable d'une moitié du visage, surviennent et s'arrêtent brusquement, plusieurs fois par jour.
Elles durent entre quinze minutes et trois heures, par séries qui s'étalent sur un ou deux mois, une ou deux fois par an.
On peut avoir en même temps les yeux rouges, larmoyants, un écoulement aqueux par le nez ou une sensation de narine bouchée, une transpiration du front et de la face, un resserrement de la pupille, une paupière enflée ou tombante.
Cet ensemble concerne le plus souvent un homme, généralement un adulte jeune âgé de 20 à 30 ans.
Dès le début de la crise, prendre :
BELLADONNA 5 CH,
trois granules toutes les demi-heures jusqu'à cessation des douleurs.

ALGODYSTROPHIE RÉFLEXE

Il s'agit de l'atteinte d'une articulation se manifestant par une douleur diffuse sans point douloureux précis, avec en revanche déformation ou atrophie des muscles et des tendons. Les radiographies montrent une déminéralisation osseuse d'aspect pommelé. L'ensemble s'explique par des troubles circulatoires et sympathiques de l'articulation. Prendre :
CAUSTICUM 5 CH,
PHOSPHORUS 5 CH,
trois granules de chaque trois fois par jour jusqu'à amélioration.
> *VOIR AUSSI ÉPAULE.*

ALLAITEMENT

L'allaitement artificiel est parfois nécessaire, notamment dans les cas de trop grande fatigue de la mère ou de séparation plus ou moins longue d'avec l'enfant.
Mieux adapté aux besoins affectifs et nutritionnels du nourrisson pendant les quatre à six premiers mois de sa vie, le lait maternel est l'aliment de choix. Ses qualités nutritionnelles sont telles qu'il participe à la maturation du système nerveux, à la croissance, et à la lutte contre les infections par la fabrication d'immunoglobulines. Les bébés au sein font moins de gastro-entérites, d'otites et de bronchiolites. Ils ont moins de risque de souffrir par la suite d'allergie, d'obésité infantile ou, de diabète insulinodépendant.
L'homéopathie est particulièrement recommandée à la maman si elle est malade pendant la période d'allaitement car de nombreux médicaments allopathiques sont contre-indiqués. Évidemment, il peut y avoir de légers incidents, à corriger comme suit.

ALLERGIE

Du côté de la mère

Abcès du sein
• en cas de menace d'abcès ; le sein est chaud et tendu,
BRYONIA ALBA 9 CH,
trois granules trois fois par jour.
• en cas d'abcès débutant ; la peau du sein est rouge,
BELLADONNA 9 CH,
trois granules trois fois par jour.
• en cas d'abcès avec pus,
HEPAR SULFURIS CALCAREUM 9 CH,
trois granules trois fois par jour.
Localement : CALENDULA TM,
vingt-cinq gouttes sur une compresse, à renouveler fréquemment.

Douleurs de la montée laiteuse
(au moment de l'établissement de la lactation)
BRYONIA ALBA 9 CH,
trois granules trois fois par jour.

Douleurs du sein pendant la tétée
PHELLANDRIUM 9 CH,
trois granules dix minutes avant de donner le sein.

Engorgement des seins
BRYONIA ALBA 9 CH,
trois granules trois fois par jour.

Fatigue par l'allaitement
CHINA RUBRA 9 CH,
trois granules trois fois par jour.

Lait insuffisant
URTICA URENS 9 CH,
trois granules trois fois par jour.

Lait en excès
PULSATILLA 9 CH,
trois granules trois fois par jour.

Du côté de l'enfant

S'il a l'habitude de s'endormir pendant la tétée
OPIUM 9 CH,
trois granules trois fois par jour.

S'il transpire de la tête pendant la tétée
CALCAREA CARBONICA 9 CH,
trois granules trois fois par jour.

ALLERGIE

L'allergie correspond à un état d'hypersensibilité de l'organisme qui cherche à réagir à la présence de substances étrangères (pollens, acariens de la poussière, poils d'animaux, aliments, etc.) à l'aide d'une réponse immunitaire très élaborée. Il s'agit d'une réaction salutaire dans la mesure où elle lutte contre les aléas de l'environnement. On trouve un terrain allergique chez 20 à 30 % des patients, dont les trois quarts ont des allergies respiratoires. Certains rhumes, l'asthme, l'eczéma, l'urticaire, le choc anaphylactique font partie de l'allergie. Elle peut se manifester également par des troubles digestifs : diarrhée, nausées et vomissements. Le stress peut déclencher ou aggraver les crises.

En France, l'allergie alimentaire concerne entre 2 et 4 % de la population. Elle affecte plus souvent les enfants (de 8 à 10 % d'entre eux) que les adultes.
À peu près tous les aliments sont susceptibles de provoquer une allergie alimentaire, surtout l'œuf, l'arachide, le lait de vache et le poisson. L'arachide, sous forme de cacahuète ou d'huile, peut être responsable de cas très sévères. En quelques minutes, elle peut entraîner des gonflements du visage (œdème de Quincke) ou du larynx, des spasmes bronchiques, de l'urticaire, un choc anaphylactique. De façon regrettable, il n'existe pas de loi obligeant les industriels à annoncer en termes

clairs la présence d'arachide dans un produit alimentaire. L'arachide se cache dans les barres chocolatées, les gâteaux ou les plats préparés. Il faut se méfier de l'expression « huile végétale », qui la dissimule habilement. L'allergie se dépiste grâce à une batterie de tests cutanés (une rougeur se déclenche quand le test est positif pour une substance donnée) et à des prises de sang (comme le dosage des IgE spécifiques).
Certains patients subissent avec succès une « désensibilisation » à la substance responsable de leur allergie. Ils ne consultent pas l'homéopathe, et il est donc difficile de connaître la proportion de désensibilisations réussies dans l'ensemble des cas traités. Le traitement de l'allergie par l'homéopathie réussit très souvent. Il s'agit d'un traitement de terrain, donc de longue durée, à faire établir par un médecin. Tous les types d'allergies peuvent être soignés par l'homéopathie.

> *VOIR ÉGALEMENT ASTHME, ATOPIE, ECZÉMA, LAIT, LÈVRES (ENFLÉES), POLLEN, POLLUTION, RHUME DES FOINS, STRESS, TERRAIN, URTICAIRE.*

ALLOPATHIE

Qu'est-ce que l'allopathie ? C'est la thérapeutique par les contraires (étymologiquement, du grec *allos*, « contraire », et *pathos*, « maladie », c'est-à-dire la thérapeutique contraire à la maladie).
C'est la thérapeutique utilisée par l'école officielle[1], selon laquelle le médicament à prescrire doit s'opposer aux symptômes du malade ; c'est pourquoi on lui recommande des *anti*biotiques, des *anti*coagulants, des *anti*dépresseurs, etc.
L'homéopathie, à l'opposé, utilise les médicaments selon le principe de similitude (> *VOIR THÉORIE HOMÉOPATHIQUE*).
Que faire si l'on est sous traitement allopathique au moment où l'on reçoit un traitement homéopathique ? Si c'est possible, il faut cesser le traitement allopathique et commencer d'emblée l'homéopathie. Parfois, il faut prendre les deux traitements en même temps. Cela est indispensable pour un cardiaque sous traitement anticoagulant et tonicardiaque, mais rien n'empêche qu'il reçoive en plus un traitement homéopathique, pour son foie par exemple.

Un sujet déprimé depuis longtemps « survit » grâce au traitement allopathique. Lorsqu'il consulte un homéopathe, celui-ci lui conseille un passage « en douceur » d'une thérapeutique à l'autre. Au début, les deux traitements se feront simultanément, puis on espacera l'allopathie au fur et à mesure des progrès, sinon il y aurait une sensation de « manque » difficile à supporter. Un calmant allopathique de consommation épisodique ou exceptionnelle peut être conservé. Le traitement principal est alors l'homéopathie, mais certaines personnes éprouveront le besoin de calmer leur angoisse à l'aide d'un tranquillisant à dose forte pendant un jour ou deux pour passer un cap difficile : il n'y a aucune raison de le leur interdire. De même pour les migraines : le traitement de fond par l'homéopathie est le meilleur, mais, en attendant qu'il ait fait disparaître les crises, un calmant allopathique pourra être nécessaire pour certaines d'entre elles.

1. Quoique le mot « allopathie », forgé par Hahnemann (> *VOIR HISTOIRE DE L'HOMÉOPATHIE*), soit de mieux en mieux connu du public, le médecin homéopathe rencontre

ALLERGIE

encore des personnes qui ne savent pas comment désigner l'« autre médecine ».
On parle de « médecine classique » (les homéopathes seraient-ils modernes ?), de « médecine normale » (les homéopathes seraient-ils anormaux ?) ou de « médecine ordinaire » (les homéopathes seraient-ils extraordinaires ?). On utilise également l'expression « médecine chimique », mais elle n'est pas appropriée car :
— l'homéopathie utilise des médicaments du règne minéral, qui peuvent donc être considérés comme « chimiques » au sens large du terme. Par exemple, PHOSPHORICUM ACIDUM (l'acide phosphorique), SULFUR IODATUM (l'iodure de soufre) ;
— l'allopathie utilise des plantes et ne se contente pas des produits de synthèse chimique. La digitale, par exemple, et son alcaloïde la digitaline sont très efficaces pour certaines insuffisances cardiaques. Les médecins s'en servent selon des règles posologiques très précises. Leur appartenance au règne végétal n'empêche pas qu'il convient de les manier avec précaution.
Il ne faut pas tomber dans la simplification qui consisterait à penser : « La médecine chimique est dangereuse, la médecine par les plantes est douce. »

S'il éternue pendant la tétée, ou s'il a le nez bouché
NUX VOMICA 9 CH,
trois granules trois fois par jour.

S'il a le hoquet après la tétée
CUPRUM METALLICUM 9 CH,
trois granules au moment où commence le hoquet.

S'il vomit habituellement le lait
AETHUSA CYNAPIUM 9 CH,
trois granules avant chaque tétée.

S'il a souvent d'énormes renvois d'air
ARGENTUM NITRICUM 9 CH,
trois granules trois fois par jour.

Pour le sevrage
RICINUS 30 CH,
une dose par jour pendant trois jours, fera cesser le lait dans les seins.

ALLERGIE

> *VOIR ENCADRÉ PAGE 28.*

ALZHEIMER (MALADIE D')

Les médecins ne retiennent le diagnostic de maladie d'Alzheimer que lorsqu'il y a une perte progressive de la mémoire accompagnée d'une détérioration des fonctions intellectuelles.
Ce tableau, qui concerne de 3 à 5 % des personnes de plus de 65 ans, évolue progressivement vers la confusion mentale et fait donc très peur. Le patient présente une désorientation dans le temps et l'espace (il se perd dans les endroits familiers), des troubles visuels et gestuels, des troubles du raisonnement et du jugement, ainsi que des modifications du comportement. Il est complètement dépendant de son entourage.
À ce stade, le cerveau est le siège d'une dégénérescence des fibrilles qui constituent ses cellules de base, les neurones, et il est atrophié. La cause de la maladie d'Alzheimer n'est pas connue. L'aluminium pourrait être un des facteurs déclenchants, aussi les ustensiles de cuisine qui en contiennent sont actuellement remis en question. Il n'existe pas, pour l'instant, de traitement curatif. On peut cependant ralentir la marche de la maladie avec ALUMINA 12 CH, une dose par semaine pendant plusieurs années. Rien d'équivalent n'existe dans la banale perte de mémoire, encore appelée « oubli bénin », qui, contrairement à la maladie d'Alzheimer, fait partie du processus normal du vieillissement.

> *VOIR AUSSI MÉMOIRE.*

AMALGAMES DENTAIRES

ALLOPATHIE

> VOIR ENCADRÉ PAGE 29.

ALOPÉCIE

> VOIR CHEVEUX.

ALTITUDE (MAL DE L')

> VOIR MONTAGNE.

ALZHEIMER (MALADIE D')

> VOIR ENCADRÉ PAGE CI-CONTRE.

AMAIGRISSANT (TRAITEMENT)

> VOIR ENCADRÉ CI-DESSOUS.

AMALGAMES DENTAIRES

Les amalgames dentaires permettent de combler les cavités dues aux caries. On les appelait autrefois « plombages » car ils contenaient du plomb, mais ce métal, beaucoup trop toxique, a disparu depuis longtemps. Ils renferment cependant du mercure à un taux de 50 %. Il est démontré que les amalgames libèrent de petites quantités de mercure qui sont partiellement absorbées par l'organisme et sont potentiellement toxiques pour les reins et le système nerveux. En fait, ces quantités sont considérées par l'OMS comme insuffisantes pour produire des effets pathologiques.

AMAIGRISSANT (TRAITEMENT)

Qu'est-ce que l'obésité ?
L'obésité correspond à une augmentation du poids et de la quantité globale de graisses. L'indice de masse corporelle, qui se calcule en divisant le poids par la taille au carré, permet d'objectiver cet état. Si le chiffre est compris entre 18 et 25 tout est normal. Entre 25 et 30, il y a un « simple » surpoids. Au-delà de 30, l'obésité est avérée. En outre, le tour de taille a de l'importance. Le centimètre souple est un instrument aussi important que la balance dans la surveillance du poids.

L'épidémie du siècle
L'obésité touche environ 11 % des adultes et 16 % des enfants. C'est une véritable préoccupation de santé publique dont les conséquences physiques (maladies cardio-vasculaires, hypertension artérielle, diabète, affections articulaires) sont importantes. Selon l'Organisation mondiale de la santé (OMS) 1 milliard d'adultes dans le monde sont en surpoids, dont 300 millions sont franchement obèses. Les principales causes de l'augmentation de l'obésité sont la sédentarité et l'alimentation trop riche en calories et en matières grasses dans de nombreux pays. L'image idéale du corps, telle qu'elle est véhiculée par les médias et le regard des autres, y contribue. Elle pousse à faire du régime « yoyo », autrement dit à essayer tous les programmes minceur les uns après les autres, ce qui permet d'amorcer à chaque fois une décrue mais aussi de reprendre son poids avec un bonus. Effet contraire assuré.

AMALGAMES DENTAIRES

Une maladie nécessaire ?
Une fois installé, le surpoids a du mal à régresser car il a un douloureux privilège, celui d'établir une distance, un rempart contre l'entourage quand les relations sociales sont compliquées. Son rôle protecteur explique que l'organisme ne puisse s'en passer et qu'on aille souvent de désillusion en désillusion.

Le régime
Malgré tout, le régime est la base du traitement. Il faut avant tout réduire les hydrates de carbone (farine, sucreries, pommes de terre, pain, pâtes, riz) et les graisses. On peut manger à volonté : viande, poisson, légumes verts, salades, fruits. Calmer les fringales avec un yaourt ou un fruit, c'est ce qui contient le moins de calories (> *VOIR BOULIMIE*). Ne pas sucrer le café (on y arrive très bien en diminuant progressivement la quantité de sucre qu'on met dans la tasse). Se méfier des boissons sucrées que l'on prend l'été sans y penser. Le mieux est de prendre l'avis d'une diététicienne ou d'un diététicien, non seulement pour avoir des conseils judicieux, mais également pour réveiller la motivation. On peut également participer à un groupe d'amaigrissement.

Traitement homéopathique
Le régime sera d'autant plus facile à suivre que l'on s'aidera des conseils qui suivent.
• Pour mieux éliminer :
SULFUR 7 CH, une dose ampoule
SAPONARIA 1 DH, dix gouttes
FUMARIA 1 DH, dix gouttes
ALCOOL À 90°, 10 grammes
EAU DISTILLÉE
} aa q.s.p. 250 ml

Prendre une cuillerée à café de ce mélange tous les matins, après avoir agité le flacon énergiquement[1].
• Pour modérer l'appétit :
ANTIMONIUM CRUDUM 9 CH,
trois granules 10 minutes avant les trois repas.
• Pour combattre la cellulite :
PULSATILLA 9 CH,
BADIAGA 9 CH, } aa q.s.p. 60 ml
BOVISTA 9 CH,
Prendre dix gouttes de ce mélange deux fois par jour dans un peu d'eau.
• Pour lutter contre la constipation
> *VOIR CONSTIPATION.*
• Pour calmer l'état nerveux
> *VOIR ANGOISSE, NERVOSITÉ.*
Consulter un médecin homéopathe, et un vrai ! Le traitement indiqué ci-dessus peut vous permettre de corriger une augmentation récente et modérée du poids. Si votre problème est ancien ou important, voyez un médecin homéopathe. Il étudiera votre tempérament, votre terrain, et vous donnera un traitement adapté à votre cas particulier.
> *VOIR AUSSI BOULIMIE, MAIGREUR.*

1. Éviter de prendre ce mélange sans avis médical si l'on est sujet à des allergies cutanées.

La seule complication très probablement liée aux amalgames dentaires est la survenue d'irritations locales. Il est possible de remplacer le mercure par des composites photopolymérisables. Il faut donc demander au dentiste de réserver les amalgames pour les très grosses caries.

À savoir
Le mercure est également gênant par le fait qu'il crée un effet de pile, une micro-électricité dans la bouche.

La consommation de chewing-gum facilite la libération du mercure.

En cas de pathologie évidente
• irritation des gencives par l'amalgame,
MERCURIUS SOLUBILIS 9 CH,
trois granules trois fois par jour.
• réaction locale de type lichen,
MERCURIUS CORROSIVUS 9 CH,
trois granules trois fois par jour.
• douleurs dentaires dues à l'amalgame,

NUX VOMICA 9 CH,
trois granules trois fois par jour.
> *VOIR AUSSI DENTS.*

AMÉNORRHÉE

Absence de **règles** *(> VOIR CE MOT).*

AMNÉSIE

> *VOIR ALZHEIMER (MALADIE D'), MÉMOIRE.*

AMNIOCENTÈSE

Il s'agit, au cours d'une grossesse à risque, du prélèvement d'un peu de liquide qui entoure le bébé (liquide amniotique). Le but est d'examiner les cellules qu'il contient afin de dépister des maladies ou malformations éventuelles. Après le prélèvement, prendre :
LEDUM PALUSTRE 9 CH,
trois granules trois fois par jour pendant trois jours.

AMPOULE

En cas d'ampoule au creux de la main ou au talon
CANTHARIS 9 CH,
trois granules trois fois par jour ;

POMMADE AU CALENDULA,
deux applications par jour.

AMPUTATION

Pour les douleurs du moignon d'amputation, prendre
ALLIUM CEPA 5 CH,
trois granules trois fois par jour en période de douleurs.

AMYGDALES, AMYGDALITE

> *VOIR ANGINE.*

ANALOGIE

> *VOIR ENCADRÉ CI-DESSOUS.*

ANÉMIE

Les causes de l'anémie étant variées (et parfois à traiter très énergiquement), il y a lieu de toute manière de consulter. Le médecin homéopathe associera souvent allopathie et homéopathie. L'allopathie apportera à l'organisme ce qui lui manque (fer, vitamine B12).
L'homéopathie fournira les « catalyseurs » nécessaires à la fixation du traitement allopathique ;

ANALOGIE

Dans certains livres d'homéopathie, on parle de « loi d'analogie » à la place de « principe de similitude » *(> VOIR THÉORIE HOMÉOPATHIQUE)* lorsque l'on veut désigner la base fondamentale de l'homéopathie. Dans ce sens restreint, les deux expressions sont équivalentes.

Il semble cependant préférable de réserver le terme « analogie » à la définition suivante, plus vaste et couramment admise :
« Ressemblance établie par l'imagination [...] entre deux ou plusieurs objets de pensée essentiellement différents [1]. »

ANALOGIE

L'analogie est partout. Il y a analogie entre deux objets dans la mesure où une comparaison de leur forme, leur couleur, leur fonction, entre autres, est possible. Par exemple, il y a analogie entre votre cœur et le moteur de votre voiture. Tous deux fonctionnent selon un rythme, sont parcourus par un liquide indispensable, jouent un rôle capital dans la bonne marche de l'organisme complexe dont ils dépendent. On peut même en faire « l'échange standard » ! Il y a donc entre eux une analogie, mais cela ne va pas plus loin : ils ne sont pas identiques. Or il faut bien voir qu'il y a des analogies thérapeutiques qui ne sont pas l'application stricte du principe de similitude.

Par exemple, l'organothérapie (> *VOIR PARA-HOMÉOPATHIE*) : lorsque l'on prescrit une dilution d'estomac (d'animal) pour guérir l'estomac (d'un malade), on peut considérer qu'il y a analogie entre la souche médicamenteuse et l'organe visé, mais il n'y a pas similitude au sens étroit, précis et rigoureux où l'entendent les homéopathes. Le principe de similitude est un cas particulier d'analogie. Il y a des points communs entre le tableau expérimental obtenu après ingestion d'une substance donnée chez des individus sains et celui recueilli chez les patients présentant les mêmes symptômes. Il y a donc analogie ; cependant, cette analogie n'est pas une simple « ressemblance établie par l'imagination », selon la définition du *Petit Robert,* mais une analogie objective établie par l'expérimentation. Il s'agit d'une approche rationnelle du problème.

Avec l'organothérapie, il y a risque de conclure trop vite de l'organe à l'organe en passant par le jugement du prescripteur et non par l'expérimentation. Il y aurait véritable similitude, et donc homéopathie, si l'on avait fait ingérer à des individus sains des préparations à base d'estomac et que, ayant constaté des symptômes consécutifs à cette ingestion, on avait prescrit la préparation d'estomac aux seuls malades ayant les mêmes symptômes. Dans l'organothérapie, l'esprit est satisfait par l'analogie (l'organe est prescrit pour agir sur l'organe), et le corps par l'espoir thérapeutique (il n'est pas question de donner ici un avis pratique sur l'organothérapie, qui n'est pas de notre ressort). Mais il faut bien voir que si l'on élargit le mode de raisonnement propre à l'organothérapie il y a risque de dérapage, et donc d'aberrations thérapeutiques. Exemple volontairement caricatural : il y a un rapport de forme entre le magnifique chêne que vous voyez tous les jours depuis vos fenêtres et votre « arbre respiratoire ». D'une certaine manière, il y a analogie, mais allez-vous prendre de l'écorce de ce chêne pour guérir votre vieille bronchite ? Et s'il y avait un platane, un marronnier ou un cèdre du Liban devant votre fenêtre, il vous faudrait plutôt l'écorce de l'un de ces arbres…

Le flou thérapeutique est l'un des risques de l'analogie. On en retrouve la trace dans la vieille « doctrine des signatures », prônée autrefois par Paracelse (> *VOIR HISTOIRE DE L'HOMÉOPATHIE*). Il y a analogie entre le suc de la grande chélidoine et la bile : ce sont deux liquides jaunes. Donc, selon la doctrine des signatures, le suc de cette plante est « bon pour le foie ». Autre exemple : la fleur de la bourse-à-pasteur ressemble à un utérus, d'où son utilisation traditionnelle dans les maladies gynécologiques. À côté de ces deux exemples, où l'analogie est par hasard en accord avec l'efficacité thérapeutique, on pourrait en citer des dizaines où les résultats sont moins probants.

Le principe de similitude, en revanche, ne risque pas de conduire à des prescriptions aléatoires. L'expérimentation sur l'individu sain, qui permet de recueillir les symptômes à partir desquels le médecin prescrit, interdit toute spéculation intellectuelle hasardeuse. Chaque fois qu'elle est correctement appliquée, l'homéopathie est efficace.

1. Définition du dictionnaire *Le Petit Robert.*

ANGINE, AMYGDALITE

autrement dit, il ne suffit pas d'avoir le charbon nécessaire, encore faut-il souffler dessus pour le porter au rouge.
En attendant la consultation ou dans un cas peu grave, on peut prendre de soi-même si l'anémie s'accompagne :
• de pâleur cireuse,
ACETICUM ACIDUM 9 CH,
trois granules trois fois par jour.
• de fatigue,
CHINA RUBRA 9 CH,
trois granules trois fois par jour.
• de bouffées de chaleur,
FERRUM METALLICUM 9 CH,
trois granules trois fois par jour.
• d'amaigrissement,
NATRUM MURIATICUM 9 CH,
trois granules trois fois par jour.
• d'hémorragie,
PHOSPHORUS 9 CH,
trois fois par jour.

ANÉVRISME ARTÉRIEL

Il s'agit de la dilatation d'une partie plus ou moins importante d'une artère. Le traitement est chirurgical.
En attendant la décision (qui peut tarder si l'anévrisme est de petite dimension), prendre :
BARYTA MURIATICA 12 CH,
une dose par semaine jusqu'à l'opération.

ANGINE, AMYGDALITE

Traitement homéopathique de l'angine aiguë

Selon les symptômes, on prendra
• en cas d'angine rouge brillant,
BELLADONNA 9 CH,
MERCURIUS SOLUBILIS 9 CH,
trois granules de chaque trois fois par jour.
• en cas d'angine rosée avec muqueuse translucide, gonflée,
APIS MELLIFICA 9 CH,
trois granules trois fois par jour.
• en cas d'angine rouge sombre,
PHYTOLACCA DECANDRA 9 CH,
trois granules trois fois par jour.
• en cas d'angine avec douleurs irradiant aux oreilles ou à la nuque,
PHYTOLACCA DECANDRA 9 CH,
trois granules trois fois par jour.
• en cas de mal de gorge violent,
MERCURIUS CORROSIVUS 9 CH,
trois granules trois fois par jour.
• en cas d'angine à points blancs,
MERCURIUS SOLUBILIS 9 CH,
trois granules trois fois par jour.
• si seule l'amygdale gauche est touchée,
LACHESIS MUTUS 9 CH,
trois granules trois fois par jour, à ajouter au traitement ci-dessus.
• si seule l'amygdale droite est touchée,
LYCOPODIUM CLAVATUM 9 CH,
trois granules trois fois par jour, à ajouter au traitement ci-dessus.
• en cas de menace de phlegmon,
HEPAR SULFURIS CALCAREUM 9 CH,
trois granules trois fois par jour, à ajouter au traitement ci-dessus.

Faire des gargarismes
(chez le grand enfant et l'adulte) avec
CALENDULA TM
PHYTOLACCA DECANDRA TM } aa q.s.p. 15 ml
vingt-cinq gouttes dans un bol d'eau tiède bouillie, deux ou trois fois par jour.

Le traitement homéopathique de l'angine aiguë est-il dangereux ?

Il est bien connu qu'une angine mal soignée donne lieu à des complications (néphrite, en particulier), c'est pourquoi les médecins soignent habituellement les angines par les antibiotiques au moindre doute.

ANGINE, AMYGDALITE

Peut-on soigner une angine aiguë avec de l'homéopathie, sans antibiotiques ?

La réponse est très claire : oui, à condition de ne pas se tromper.

Si les conseils ci-dessus correspondent exactement à votre cas, n'hésitez pas à les suivre. Il faudra que les symptômes disparaissent très rapidement (en moins de 24 heures).

Si vous n'êtes pas sûr(e) de pouvoir correctement choisir, ou bien si, tout en ayant en apparence bien choisi, le cas ne réagit pas très vite dans le bon sens, contactez votre médecin. Celui-ci trouvera sans doute le traitement homéopathique étroitement adapté à l'ensemble de vos symptômes.

Si par hasard il ne trouve pas assez de symptômes caractéristiques pour déterminer le traitement homéopathique, il préférera peut-être vous prescrire un antibiotique plutôt que de vous faire prendre un risque. Il fera de même si le test de dépistage rapide des angines (par prélèvement de gorge au cabinet médical) révèle la présence d'un microbe dangereux, le streptocoque bêta-hémolytique du groupe A. Cela ne doit pas vous choquer.

Pour un eczéma, on peut être sûr à 80 % d'avoir bien sélectionné les médicaments. Pour une angine, la certitude à 100 % est obligatoire : il n'est pas question de « corriger le tir » lors d'une deuxième consultation, la complication serait déjà là. L'exercice de l'homéopathie n'est pas synonyme d'imprudence.

Traitement homéopathique des angines à répétition

Tout autre est le problème du traitement des angines à répétition. En allopathie, il n'y a pas de traitement de terrain. Il faudra consulter un médecin connaissant l'homéopathie, qui prendra tout son temps pour réfléchir au cas. Si vous avez deux ou trois angines de suite, demandez-lui conseil (même si le traitement ci-dessus de l'angine aiguë vous réussit bien).

Faut-il enlever les amygdales aux enfants qui ont des angines à répétition ?

Surtout pas ! D'abord, nous venons de le voir, parce que le traitement de fond par l'homéopathie sera suffisant. Ensuite, parce que les amygdales ne sont pas deux amandes inutiles obstruant la gorge, mais un très bon système de défense contre les microbes. Il faut donc les respecter. Si on les enlève, on fait sauter une barrière, et les microbes attaquent plus bas. Si elles sont très grosses, il suffit d'attendre : au fur et à mesure que l'enfant grandit, elles prennent de moins en moins de place dans la gorge, puisqu'elles restent à leur taille initiale.

> *VOIR ÉGALEMENT* PHLEGMON.

ANGINE DE POITRINE

L'angine de poitrine est l'expression clinique la plus fréquente de la coronarite (inflammation et obturation par un caillot des artères nourrissant le cœur, ou artères coronaires). La douleur se manifeste derrière le sternum ; elle est à type de « serrement ». Elle peut irradier à l'épaule gauche, au bras gauche ou à la mâchoire. Elle survient surtout à l'effort. Les médicaments classiques à base de trinitrine, qui ont un effet spectaculaire sur la crise, sont habituellement prescrits. Cependant, parfois, un médicament homéopathique peut être essayé. On pourra s'en contenter si l'effet est immédiat. Cela voudra dire que l'élément spasmodique prédomine sur l'obturation par caillot. Prendre :

- fausse angine de poitrine d'origine nerveuse (dûment diagnostiquée par le médecin),
ACONITUM NAPELLUS 9 CH,
trois granules dès le début de la crise.
- en cas de sensation d'arrêt du cœur,
AURUM METALLICUM 9 CH,
trois granules dès le début de la crise.
- en cas de sensation de cœur dans un étau,
ACTUS GRANDIFLORUS 5 CH,
trois granules dès le début de la crise.

- en cas de sensation d'afflux de sang au cœur,
GLONOÏNUM 9 CH,
trois granules dès le début de la crise.
- en cas de douleur au cœur avec irradiation au membre supérieur gauche,
LATRODECTUS MACTANS 5 CH,
trois granules dès le début de la crise.
- en cas de douleur au cœur avec sueurs froides et besoin de se découvrir,
TABACUM 5 CH,
trois granules dès le début de la crise.
Si l'on ne constate pas d'effet immédiat, passer au traitement allopathique.

ANGIOME

Tache rouge ou violacée due à l'agglomération de vaisseaux sanguins sur la peau, d'origine congénitale, l'angiome est encore appelé « nævus vasculaire » ou, familièrement, « tache de vin ». S'il est de petite taille, donner à l'enfant :
CROTALUS HORRIDUS 5 CH,
trois granules trois fois par jour jusqu'à disparition de la tache.

ANGOISSE

L'angoisse est un sentiment d'inquiétude (parfois de panique), accompagné de symptômes physiques : palpitations, douleurs, oppression, sensation de « boule » dans la gorge, etc.
S'il n'y a pas de participation physique, mais seulement l'aspect psychique du tableau, on parle plutôt d'anxiété. Quel que soit le cas, prendre au moment de la crise (et répéter d'heure en heure) trois granules de l'un des médicaments cités ci-dessous.

Selon la cause
- en cas d'appréhension d'un événement (« anxiété d'anticipation »),
ARGENTUM NITRICUM 9 CH.
- en cas d'anxiété pendant la fièvre (avec peur de mourir),
ACONITUM NAPELLUS 9 CH.
- après une frayeur,
ACONITUM NAPELLUS 9 CH.
- après une contrariété, un chagrin,
IGNATIA AMARA 9 CH.
- par la chaleur,
PULSATILLA 9 CH.

Selon les modalités
Aggravation de l'angoisse
- quand on est seul,
ARSENICUM ALBUM 9 CH.
- la nuit,
ARSENICUM ALBUM 9 CH.
- en descendant les escaliers,
BORAX 9 CH.
- à la tombée de la nuit,
PHOSPHORUS 9 CH.

Amélioration de l'angoisse
- en mangeant,
ANACARDIUM ORIENTALE 9 CH.
- en compagnie,
PHOSPHORUS 9 CH.

Selon les sensations
- sensation de mort imminente,
ACONITUM NAPELLUS 9 CH.
- tendance à l'auto-accusation,
AURUM METALLICUM 9 CH.
- sensation de poids sur la poitrine, de boule à la gorge,
IGNATIA AMARA 9 CH.
- angoisse ressentie à l'estomac,
KALIUM CARBONICUM 9 CH.
- sensation de malaise imminent,
MOSCHUS 9 CH.

Selon les conséquences de l'angoisse
- en cas de palpitations,
ACONITUM NAPELLUS 9 CH.
- de tics,
AGARICUS MUSCARIUS 9 CH.

ANOREXIE MENTALE

• de claustrophobie, déséquilibre à la marche, irritation de la gorge, précipitation (tout doit être fini avant d'avoir commencé), vertige des hauteurs,
ARGENTUM NITRICUM 9 CH.
• d'agitation incessante,
ARSENICUM ALBUM 9 CH.
• de tendance à la négativité,
ARSENICUM ALBUM 9 CH.
• de tendance à l'autoaccusation,
AURUM METALLICUM 9 CH.
• d'humeur querelleuse,
IGNATIA AMARA 9 CH.
• de tremblements,
GELSEMIUM SEMPERVIRENS 9 CH.

• de bouffées de chaleur,
SEPIA OFFICINALIS 9 CH.
• de bégaiement,
STRAMONIUM 9 CH.
• de sueurs froides,
VERATRUM ALBUM 9 CH.

Si les crises reviennent de façon plus ou moins régulière, il faut consulter un homéopathe. Le traitement de fond les espacera ou les supprimera. Il n'empêchera pas une réaction d'angoisse en cas d'événement grave (cette réaction est d'ailleurs nécessaire : c'est une mesure de protection individuelle contre le danger), mais il rendra insensible aux petits ennuis de la vie courante.

ANOREXIE MENTALE

L'anorexie mentale apparaît généralement après un événement personnel ou familial traumatisant. Elle se voit chez 1 % des jeunes gens, le plus souvent une fille âgée de 12 à 20 ans. L'adolescente se trouve trop grosse et commence à ne plus s'alimenter correctement. Elle n'éprouve pas de véritable perte de l'appétit mais une peur obsessionnelle de grossir, à laquelle s'associent dans les cas les plus caractéristiques un amaigrissement et un arrêt des règles (ou la non-apparition des premières règles). L'adolescente, qui en quelque sorte refuse son corps, sa féminité, et recherche la pureté absolue, ne paraît pas inquiète de son état.

La maladie touche principalement des jeunes filles intelligentes, et même brillantes dans leurs études, pour qui l'image médiatique de la femme mince est un idéal de perfection. La séparation d'avec le milieu familial n'est pas toujours suffisante, elle est cependant nécessaire afin de permettre à la jeune fille une nouvelle définition de ses rapports à la nourriture et à son environnement.

L'homéopathie est efficace dans les cas récents et peu marqués. Il est préférable de consulter. Néanmoins, si pour une raison ou une autre cela n'est pas possible et si la jeune fille accepte de prendre un traitement, elle peut s'inspirer des conseils suivants, à raison de trois granules trois fois par jour, à suivre aussi longtemps que nécessaire.

• Alternance d'anorexie et de boulimie,
IGNATIA AMARA 9 CH.
• Désir de pureté par la restriction alimentaire,
LAC CANINUM 9 CH.
• Nature obsessionnelle du refus de s'alimenter,
NATRUM MURIATICUM 9 CH.
• Intellectualisation des troubles, tendance à la rationalisation,
NATRUM MURIATICUM 9 CH.
• Désir d'absolu,
NATRUM MURIATICUM 9 CH.
• Anorexie chez une jeune fille douce et résignée, pleurant sans arrêt,
PULSATILLA 9 CH.
• Anorexie chez une jeune fille à l'air triste et aux yeux cernés,
SEPIA OFFICINALIS 9 CH.

> *VOIR ÉGALEMENT BOULIMIE.*

Pour les **peurs** (> *VOIR CE MOT*).
> *VOIR AUSSI* PANIQUE.

ANIMAUX

Chien ou chat ?
Dans les pays développés et urbanisés, les animaux de compagnie constituent un véritable phénomène de société.
En France, 52 % des foyers possèdent au moins un animal de compagnie. On compte environ 10 millions de chats et 9 millions de chiens, mais aussi 8 millions d'oiseaux, 28 millions de poissons et 2 millions de rongeurs familiers. L'enjeu affectif est capital, surtout pour les enfants et les personnes isolées.

Morsures
> *VOIR CE MOT.*

Peut-on soigner les animaux par l'homéopathie ?
> *VOIR* VÉTÉRINAIRES.

Peur des animaux
> *VOIR* PEUR.

ANOSMIE

Perte de l'odorat.
> *VOIR* NEZ.

ANTHRAX

> *VOIR* TERRORISME.

ANTIBIOTIQUES

> *VOIR ENCADRÉ PAGE SUIVANTE.*

ANTICIPATION (ANXIÉTÉ D')

> *VOIR* ANGOISSE.

ANTIDOTES

> *VOIR ENCADRÉ PAGE SUIVANTE.*

ANURIE

Absence d'émission d'urine.
En attendant l'avis du médecin, prendre :
APIS MELLIFICA 5 CH,
CANTHARIS 5 CH,
trois granules de chaque en alternance, de quart d'heure en quart d'heure.

ANUS

Pour les manifestations modérées, on peut prendre l'un des médicaments cités ci-après.

Démangeaison (prurit anal)
• sans cause,
TEUCRIUM MARUM 9 CH,
trois granules trois fois par jour ;
• due aux vers,
CINA 9 CH,
trois granules trois fois par jour.

Douleurs
• douleurs anales pendant la diarrhée,
ALOE SOCOTRINA 9 CH,
trois granules trois fois par jour.
• douleurs anales à la marche,
IGNATIA AMARA 9 CH,
trois granules trois fois par jour.
• douleurs anales quand on est assis,
SEPIA OFFICINALIS 9 CH,
trois granules trois fois par jour.

Eczéma
GRAPHITES 9 CH,
trois granules trois fois par jour.

ANTIBIOTIQUES

L'emploi des antibiotiques, associé à d'autres facteurs comme l'amélioration de l'habitat et les vaccinations, a entraîné une baisse importante de la mortalité liée aux maladies infectieuses.

Y a-t-il des antibiotiques en homéopathie ?

Au sens strict du terme, il n'y a pas d'antibiotiques en homéopathie : les médicaments homéopathiques ne sont pas **spécifiques** (> *VOIR CE MOT*) d'un agent infectieux. Mais on peut affirmer que, lorsqu'ils sont judicieusement choisis selon les symptômes propres à chaque cas, les médicaments homéopathiques sont aussi efficaces que les antibiotiques. Un médecin connaissant bien sa **matière médicale** (> *VOIR CETTE RUBRIQUE*) peut s'en passer neuf fois sur dix sans faire prendre de risque à son patient. Le médicament homéopathique agit en stimulant le système de défense de l'organisme. C'est ce dernier qui neutralise le microbe (et non le médicament comme lorsqu'il s'agit d'un antibiotique).

Peut-on prendre des antibiotiques au cours d'un traitement de fond par l'homéopathie ?

Si l'on peut, on tâchera d'intervenir avec un médicament homéopathique bien adapté (en consultant un médecin ou à l'aide du présent guide, selon les circonstances). Si, pour une raison ou une autre, on reçoit une prescription d'antibiotiques pour une durée brève, on peut suspendre le traitement homéopathique et les prendre. Pour une durée plus longue, avertir le médecin qui a donné le traitement de fond.

Fissure
NITRICUM ACIDUM 9 CH,
GRAPHITES 9 CH,
RATANHIA 9 CH,
trois granules de chaque trois fois par jour, en alternance.
POMMADE AU RATANHIA,
en application locale, une ou deux fois par jour.

Fistule
Éviter de faire opérer une fistule anale (sinon il y a risque de récidive ou survenue d'une autre maladie). Toujours demander l'avis d'un homéopathe. En attendant la consultation, on peut prendre :
BERBERIS VULGARIS 9 CH,
trois granules trois fois par jour.

Hémorroïdes
> *VOIR CE MOT.*

Hémorragie
HAMAMELIS VIRGINICUS 6 DH,
dix gouttes trois fois dans la journée et consulter.

ANTIDOTES

Substances interdites au cours d'un traitement homéopathique

La menthe, la camomille et le camphre sont réputés être des antidotes des médicaments homéopathiques.

Que faut-il en penser ?

• L'antidotisme est très net avec le camphre : lorsqu'on utilise des gouttes nasales, toujours vérifier qu'il n'y a pas de camphre dans la formule. De même pour certaines pommades, qui

en contiennent (en particulier les révulsifs).
• L'antidotisme est moins net (quoique traditionnellement admis) pour la camomille et la menthe : éviter leur consommation pendant un traitement homéopathique. Utiliser un dentifrice sans menthe. Si, exceptionnellement, on doit boire un sirop à la menthe, le faire deux heures avant ou après toute prise de médicament homéopathique.

Incontinence anale
ALOE SOCOTRINA 5 CH,
trois granules trois fois par jour.

Rougeur
SULFUR 9 CH,
trois granules trois fois par jour pendant deux ou trois jours.

ANXIÉTÉ

> *VOIR* ANGOISSE.

APATHIE

En cas d'impossibilité d'agir par fatigue psychique, prendre :
PHOSPHORICUM ACIDUM 9 CH,
trois granules trois fois par jour.
> *VOIR ÉGALEMENT* ABOULIE, DÉPRESSION NERVEUSE.

APHASIE

Perte de la parole.
> *VOIR* ACCIDENT VASCULAIRE CÉRÉBRAL (qui en est une des causes possibles).

APHONIE

> *VOIR* LARYNGITE.

APHTES

> *VOIR* BOUCHE.

APNÉE DU SOMMEIL

Il s'agit d'une interruption totale de la respiration pendant au moins dix secondes. Lorsqu'elle se manifeste dix fois par heure, elle provoque une somnolence diurne par manque d'oxygène et, à terme, des troubles cardiaques. Elle est due à l'accolement du voile du palais et de la base de la langue à la paroi postérieure de la gorge. L'obésité est un facteur prédisposant. C'est souvent le conjoint qui constate le fait et suggère une consultation médicale. Le traitement principal consiste en l'utilisation de la ventilation en pression positive : il s'agit d'un système qui propulse, par voie nasale, de l'air filtré. On peut s'aider en outre de l'homéopathie. Prendre :
GRINDELIA ROBUSTA 9 CH,
OPIUM 9 CH,
trois granules de chaque deux fois par jour.
> *VOIR AUSSI* INSOMNIE, RONFLEMENT.

APOPLEXIE

> *VOIR* ACCIDENT VASCULAIRE CÉRÉBRAL.

APPENDICITE

Les principaux symptômes en sont : douleurs du ventre, à droite, un peu en dessous de l'ombilic (nombril) ; nausées ; langue chargée ; constipation inhabituelle.
Rien n'est plus difficile que de diagnostiquer une appendicite, même pour un médecin entraîné. Dans les cas douteux, le thérapeute est pris entre deux écueils : faire opérer une fausse appendicite ou laisser une vraie appendicite évoluer vers la péritonite.

APPÉTIT

Si l'on pense à une fausse appendicite et que le cas n'est pas trop aigu, on peut attendre pendant quelques heures en prenant :
IGNATIA AMARA 9 CH,
trois granules toutes les heures.
Si le résultat n'est pas spectaculaire, l'opération s'impose. Essayez de suivre ce conseil si le médecin vous accorde quelques heures d'observation. Ne vous opposez pas à une indication opératoire formelle.

APPÉTIT

La perte de l'appétit est un symptôme d'intensité et de signification variables. Elle peut aussi bien être due à une contrariété qu'à une maladie, bénigne ou sérieuse, physique ou psychologique. Elle doit inciter à consulter s'il n'y a pas d'explication logique ou si elle dure plusieurs semaines. Elle peut survenir aussi bien chez l'adulte que chez l'enfant.

L'enfant qui mange peu inquiète ses parents. Il faut, en premier lieu, déterminer si la quantité de nourriture qu'il absorbe est véritablement minime ou si ses parents s'inquiètent un peu vite. Peut-être a-t-il besoin d'un peu moins de nourriture que les autres ? Et puis il y a le regard du reste de la famille… Normalement, les parents ne s'inquiéteraient pas, mais la génération précédente est trop vigilante. « Cet enfant couve quelque chose, il refuse de manger… » Et voici que, plus on le force, moins il mange. Depuis l'origine de l'humanité, personne n'a réussi à faire manger un enfant qui n'en a pas envie. La véritable question à se poser est : « Est-il en bonne santé ? » Si la réponse est « Oui », il n'y a pas de souci à se faire. On peut toujours lui donner des granules homéopathiques pour se rassurer…

Manque d'appétit
CHINA RUBRA 3 DH,
GENTIANA LUTEA 3 DH,
trois granules de chaque trois fois par jour.

Excès d'appétit
> *VOIR AMAIGRISSANT (TRAITEMENT), BOULIMIE.*

APPRÉHENSION
> *VOIR ÉMOTIONS.*

ARACHIDE
> *VOIR ALLERGIE.*

ARMOIRE À PHARMACIE
> *VOIR PHARMACIE FAMILIALE.*

ARTÉRIOSCLÉROSE

Le nom médical approprié est « athérosclérose ». Le traitement homéopathique au long cours est possible, au moins pour limiter l'extension de l'affection. Consulter.
> *VOIR ÉGALEMENT LA RUBRIQUE QUI SUIT.*

ARTÉRITE

L'artérite appartient au domaine de l'athérosclérose (communément appelée « artériosclérose »,
> *VOIR LA RUBRIQUE PRÉCÉDENTE).*

Les troubles de l'artérite (douleur intermittente, à la marche notamment) sont dus à l'obstruction d'une ou de plusieurs artères par un caillot qui s'est développé localement et à un spasme artériel surajouté.
Pour le spasme artériel, on peut prendre :
SECALE CORNUTUM 5 CH,
NUX VOMICA 5 CH,
trois granules de chaque trois fois par jour.
Consulter de toute manière, car un traitement de fond est indispensable.

ARTHRITE, ARTHROSE
> *VOIR POLYARTHRITE RHUMATISMALE, RHUMATISMES, SPONDYLARTHRITE ANKYLOSANTE.*

ARYTHMIE

Les cas bénins d'irrégularité du cœur se trouveront bien de :
DIGITALIS PURPUREA 9 CH,
trois granules trois fois par jour.
Il y a plusieurs causes à l'arythmie du cœur (souvent perceptible au pouls). Certains cas relèvent de l'homéopathie, d'autres de l'allopathie. Consulter.
> *VOIR AUSSI FIBRILLATION AURICULAIRE.*

ASCITE

Épanchement de liquide dans le ventre. Le traitement homéopathique peut aider le traitement classique. Consulter.
> *VOIR AUSSI CIRRHOSE.*

ASPHYXIE ACCIDENTELLE

Au sortir de l'hôpital, prendre pour éviter les séquelles :
CARBONEUM SULFURATUM 9 CH,
trois granules trois fois par jour pendant trois mois.

ASTHÉNIE

Nom scientifique de la **fatigue** (> *VOIR CE MOT*).

ASTHME

L'asthme est une maladie sévère. C'est dire l'importance d'un traitement correctement établi, comportant des médicaments allopathiques pour parer au plus pressé et des médicaments homéopathiques pour guérir en profondeur la maladie asthmatique.

Traitement de la crise aiguë

Prendre trois granules de cinq en cinq minutes ou de quart d'heure en quart d'heure, selon l'intensité de la crise, de l'un des médicaments cités ci-après.

Selon la cause
- asthme après un eczéma apparemment guéri,
ARSENICUM ALBUM 9 CH.
- asthme dû à la poussière de maison,
BLATTA ORIENTALIS 9 CH.
- asthme par temps de pluie,
DULCAMARA 9 CH.
- asthme après une contrariété,
IGNATIA AMARA 9 CH.
- asthme des foins,
IPECA 9 CH.
- asthme à la suite d'une grippe,
LACHESIS MUTUS 9 CH.
- asthme dû à des moisissures, poumon du fermier (maladie allergique),
NATRUM SULFURICUM 9 CH.
- asthme après destruction de chenilles processionnaires,
THAUMETOPEA PROCESSIONNEA 9 CH.
- asthme après les repas,
NUX VOMICA 9 CH.

Selon les modalités
- en cas de crise d'asthme améliorée quand on est penché en avant,
KALIUM CARBONICUM 9 CH.
- amélioration à genoux, la tête contre le plancher (dans la position de la prière musulmane),
MEDORRHINUM 9 CH.
- amélioration étendu sur le dos les bras en croix,
PSORINUM 9 CH.
- aggravation après avoir dormi,
LACHESIS MUTUS 9 CH.

Selon les symptômes d'accompagnement
- asthme avec sensation que chaque respiration est la dernière,
APIS MELLIFICA 9 CH.
- asthme avec agitation,
ARSENICUM ALBUM 9 CH.
- asthme avec sensation de brûlure dans la poitrine,
ARSENICUM ALBUM 9 CH.

- asthme avec beaucoup de mucus dans la poitrine, sans expectoration, d'où des gros ronflements entendus à distance,
ANTIMONIUM TARTARICUM 9 CH.
- asthme avec nausées,
IPECA 9 CH.
- asthme avec sifflements dans la poitrine,
IPECA 9 CH.
- asthme avec expectoration de petites masses rondes et grises, comme du tapioca,
KALIUM CARBONICUM 9 CH.
- asthme avec douleurs piquantes dans la poitrine,
KALIUM CARBONICUM 9 CH.
- asthme avec sensation de chaleur dans la poitrine,
PHOSPHORUS 9 CH.

En cas d'hésitation entre deux ou trois de ces médicaments, les alterner de quart d'heure en quart d'heure. On ne réussira pas à chaque fois à calmer la crise avec l'homéopathie. Parfois, l'allopathie donnera de meilleurs résultats. Éviter dans toute la mesure du possible les produits à base de cortisone.

Traitement de fond

Le traitement de fond de la maladie asthmatique est tout à fait du domaine de l'homéopathie. Il espacera les crises peu à peu, puis les fera disparaître. Attention ! Il convient de ne pas trop « couver » un enfant asthmatique en montrant de l'inquiétude ou en l'empêchant de mener la même vie que les autres enfants. Cela aggraverait son cas.

> *VOIR ÉGALEMENT ALLERGIE, RHINITE ALLERGIQUE.*

ASTROLOGIE ET HOMÉOPATHIE

> *VOIR ENCADRÉ CI-DESSOUS.*

ATHÉROSCLÉROSE

Sclérose des parois des artères par dépôt de plaques d'athérome. Nom scientifique de ce que l'on appelle communément « artériosclérose » (> *VOIR CE MOT*).

ATOPIE

L'atopie est une prédisposition d'origine génétique à réagir excessivement à certains produits allergisants.
Elle se manifeste par une réaction inflammatoire chronique et récidivante de la peau, la dermite atopique (ou eczéma constitutionnel). Elle favorise le développement des *molluscum contagiosum* et de l'herpès. Elle prédispose à la rhinite et à l'asthme, ainsi qu'aux surinfections cutanées et respiratoires.
> *VOIR ALLERGIE, ECZÉMA, HERPÈS, MOLLUSCUM CONTAGIOSUM.*

ASTROLOGIE ET HOMÉOPATHIE

L'astrologie donne une explication du monde, de l'homme, et de leurs rapports réciproques. Elle analyse les lois de la nature. L'homéopathie repose sur l'une de ces lois, le principe de similitude (> *VOIR THÉORIE HOMÉOPATHIQUE*).

L'astrologie peut faire entrer cette loi dans le vaste système de l'**analogie** (> *VOIR CE MOT*). Cela ne veut pas dire que l'homéopathie soit ésotérique. Elle peut être annexée par l'astrologie. La réciproque n'est pas vraie.

AUTOMOBILE (MALADE EN)

ATTENTION (DIFFICULTÉ DE L')

Pour être moins « distrait », prendre :
NATRUM MURIATICUM 9 CH,
trois granules trois fois par jour, dix jours par mois, pendant quelques mois.

AUTISME

L'autisme consiste en une incapacité à établir des contacts affectifs. Le début se fait avant la fin de la deuxième année de la vie.
La maladie est caractérisée par un isolement extrême. L'enfant paraît en état de désintérêt total vis-à-vis des personnes et des objets qui l'entourent. Il a des gestes stéréotypés, répétitifs. Soit il ne parle pas, soit il émet des sons sans signification, soit il répète des mots sans valeur communicative. On ne peut pas compter sur le traitement homéopathique, sauf dans les formes légères, où il peut favoriser les contacts.
Donner à l'enfant :
OPIUM 9 CH,
PHOSPHORICUM ACIDUM 9 CH,
trois granules de chaque deux fois par jour pendant quelques mois.

AUTOMÉDICATION

> *VOIR ENCADRÉ CI-DESSOUS.*

AUTOMOBILE (MALADE EN)

> *VOIR TRANSPORTS.*

AUTOMÉDICATION

Y a-t-il un danger à se soigner soi-même par homéopathie ?
Autrement dit, peut-on utiliser sans problème le présent guide à des fins thérapeutiques ? Bien sûr, il y a le risque de ne pas choisir la bonne rubrique, de faire pour soi-même un faux diagnostic. Ce n'est pas obligatoire : dans un certain nombre de cas, il s'agira d'une maladie à rechutes et le nom de la maladie vous aura été communiqué par un médecin. *De toute manière, si vous vous trompez et que vous essayez un médicament non indiqué, il n'y aura aucun danger.* Cela ne veut pas dire que les médicaments homéopathiques sont des **placebos** (> *VOIR CE MOT*). Ils sont actifs, mais seulement lorsqu'ils correspondent étroitement aux symptômes du cas, de la même manière qu'une clé ouvre une serrure lorsque c'est la bonne. Évidemment, pour qu'il n'y ait pas d'inconvénient, il ne faut pas qu'en essayant un conseil thérapeutique vous retardiez une consultation urgente. Il suffit, pour éviter ce risque, de bien observer les consignes, de consulter un médecin pour chaque rubrique où cela est indiqué.

Y a-t-il des avantages à pratiquer l'automédication ?
Elle peut vous permettre d'attendre un rendez-vous chez le médecin homéopathe. Elle peut remplacer le conseil du pharmacien si celui-ci n'est pas suffisamment versé dans l'homéopathie. L'automédication permettra à certaines personnes de se faire une opinion sur l'homéopathie. Si un conseil réussit bien, on sera peut-être tenté de se confier à un médecin pratiquant l'homéopathie. Une expérience limitée peut constituer un point d'appui pour une démarche plus réfléchie. Quant aux personnes qui n'oseraient pas suivre les conseils publiés ici, elles auraient aussi bien raison : il s'agit d'une question de caractère personnel.

AVALER (DIFFICULTÉ POUR)

AVALER (DIFFICULTÉ POUR)

Déglutition impossible
HYOSCYAMUS NIGER 9 CH,
trois granules trois fois par jour.

Déglutition incessante
LACHESIS MUTUS 9 CH,
trois granules trois fois par jour.

AVION (MALADE EN)

> *VOIR* TRANSPORTS.

AVORTEMENT

> *VOIR* INTERRUPTION DE GROSSESSE.

Remèdes

ABIES CANADENSIS

Substance de base : **le sapin du Canada.**
Symptômes les plus caractéristiques traités par ABIES CANADENSIS
Douleurs à l'estomac avec faim constante ; ballonnement de l'estomac ; sensation de froid entre les épaules.
Principaux usages cliniques
Gastrite, atonie de l'estomac.

ABIES NIGRA

Substance de base : **le sapin noir.**
Symptômes les plus caractéristiques traités par ABIES NIGRA
Sensation d'œuf coincé au creux de l'estomac, avec douleurs à l'estomac après le repas et éventuellement toux.
Principaux usages cliniques
Mauvaise digestion.

ABROTANUM

Substance de base : **la citronnelle.**
Convient de préférence : à l'enfant amaigri, d'aspect « vieillot », irritable.
Symptômes les plus caractéristiques traités par ABROTANUM
Amaigrissement du nourrisson, remontant de bas en haut le long du corps ; alternance de diarrhées et de constipation ; l'appétit (vorace) est conservé.
Principaux usages cliniques
Troubles digestifs du nourrisson avec amaigrissement.

ACONITUM NAPELLUS

Substance de base : **l'aconit.**
Convient de préférence : aux suites de coup de froid sec, aux suites de frayeur, chez un sujet qui est habituellement en bonne santé.
Symptômes les plus caractéristiques traités par ACONITUM NAPELLUS
Agitation avec peur de la mort ; face rouge, congestion artérielle ; forte fièvre sans sueur ; muqueuses et peau sèches ; toux rauque ; palpitations violentes ; douleurs à type de fourmillements ; soudaineté et violence de tous les symptômes.
Principaux usages cliniques
Début des principales maladies infectieuses ; otite ; laryngite ; conjonctivite ; névralgie faciale ; palpitations ; accès aigu d'angoisse.

le saviez-vous ?

L'ACONIT
Cette jolie plante des régions montagneuses, que l'on trouve parfois dans les jardins d'ornement et qui inspire confiance avec sa couronne de fleurs en forme de petits capuchons, est particulièrement vénéneuse (1 milligramme d'aconitine — le poison que contient la racine de la plante — suffit pour tuer un homme). L'extrême toxicité de l'aconit est connue depuis l'Antiquité, et on en trouve trace dans la mythologie grecque : pour le douzième et dernier de ses travaux, Héraclès devait, sans arme aucune, capturer Cerbère, le chien de garde à trois têtes des Enfers ; il y parvint par sa seule force, mais l'écume tombant de la gueule du chien donna en atteignant le sol naissance à l'aconit, violent poison. Ainsi que le rapporte Plutarque dans ses *Œuvres morales*, « si quelqu'un avalait de l'aconit pour connaître les propriétés de cette substance, il périrait avant d'avoir pu en apprécier le goût ».

ACTEA RACEMOSA

Substance de base : **l'actée à grappes.**
Convient de préférence : aux femmes ayant des problèmes gynécologiques.

Symptômes les plus caractéristiques traités par **ACTEA RACEMOSA**
Douleurs de règles (plus les règles sont abondantes, plus les douleurs sont grandes); migraines menstruelles à type d'éclatement; douleurs musculaires violentes, spécialement du dos; peur de l'accouchement; loquacité; humeur changeante. Tous les symptômes semblent venir de l'état utérin et sont aggravés pendant les règles.

AESCULUS HIPPOCASTANUM

Substance de base : **le marronnier d'Inde.**
Convient de préférence : aux états de congestion veineuse chez des sujets sédentaires.
Symptômes les plus caractéristiques traités par **AESCULUS HIPPOCASTANUM**
Hémorroïdes de couleur pourpre avec sensation de plénitude du rectum, ou sensation d'aiguilles, et peu de saignements; sécheresse de la muqueuse rectale; varices; douleurs battantes de la région lombaire.
Principaux usages cliniques
Hémorroïdes; varices; lumbago.

AETHUSA CYNAPIUM

Substance de base : **La petite ciguë.**
Convient de préférence : au petit enfant émacié, avec les traits du visage très marqués.
Symptômes les plus caractéristiques traités par **AETHUSA CYNAPIUM**
Intolérance au lait chez le nourrisson (le lait est vomi dès qu'il est tété), avec diarrhée aqueuse et prostration, parfois convulsions; difficultés à fixer l'attention.
Principaux usages cliniques
Gastro-entérite avec début de déshydratation; préparation aux examens.

le saviez-vous ?

LA PETITE CIGUË
À cause de ses feuilles très découpées, cette mauvaise herbe toxique est parfois prise pour du persil ou pour du cerfeuil, ce qui peut s'avérer dangereux. On ne peut guère compter que sur son odeur, plutôt désagréable, et sur la couleur blanche de ses fleurs (celles du persil sont jaune légèrement vert) pour la distinguer de l'herbe fine utilisée quotidiennement en cuisine. La petite ciguë était employée au Moyen Âge pour lutter contre la mélancolie, mais les spasmes qu'elle générait finirent par faire abandonner sa pratique. Jadis, on en déposait une feuille sur la tête des femmes enceintes à l'insu de celles-ci, et le premier mot qu'elles prononçaient ensuite était supposé révéler le sexe de l'enfant porté.

AGARICUS MUSCARIUS

Substance de base : **l'amanite tue-mouches, ou fausse oronge.**
Symptômes les plus caractéristiques traités par **AGARICUS MUSCARIUS**
Engelures avec rougeur, sensation de brûlure ou d'aiguilles de glace, et démangeaisons; spasmes musculaires; incoordination des mouvements.
Principaux usages cliniques
Engelures; troubles circulatoires; tics; ivresse.

le saviez-vous ?

L'AMANITE TUE-MOUCHE
Ce magnifique champignon, au chapeau rouge éclatant semé de taches floconneuses blanches, pousse au milieu de l'été et en automne dans les sous-bois, le plus souvent près de bouleaux ou de conifères. Lorsqu'il est ingéré, il produit les mêmes effets qu'une affection

gastro-intestinale et déclenche un comportement proche de l'ivresse : gesticulations, rires, loquacité... Au Kamtchatka, cette amanite, ou fausse oronge, était d'ailleurs utilisée pour atteindre un état euphorique. En Europe, on la faisait tremper dans du lait et on se servait de la préparation obtenue comme insecticide... d'où le qualificatif « tue-mouche ».

Inflammation nasale avec écoulement irritant la lèvre supérieure ; inflammation des yeux avec, au contraire, un écoulement non irritant ; éternuements violents ; douleurs du larynx, spécialement à la toux ; picotements dans les oreilles pendant le rhume ; amélioration en plein air.

Principaux usages cliniques
Rhume banal ; rhume des foins.

AGRAPHIS NUTANS

Substance de base : **l'endymion penché.**
Symptômes les plus caractéristiques traités par AGRAPHIS NUTANS
Inflammation des « végétations », qui sont hypertrophiées ; inflammation de la gorge irradiant aux oreilles.

Principaux usages cliniques
Inflammation des végétations adénoïdes avec complications au niveau des oreilles ; surdité par troubles pharyngiens.

ALETRIS FARINOSA

Substance de base : **l'aletris farineux.**
Convient de préférence : à la femme fatiguée, anémique, ayant des problèmes gynécologiques.
Symptômes les plus caractéristiques traités par ALETRIS FARINOSA
Grande fatigue ; manque d'appétit ; sensation de lourdeur de l'utérus ; règles abondantes ; tendance à la descente d'organes.

Principaux usages cliniques
La fatigue chez une femme à l'utérus descendu.

ALLIUM CEPA

Substance de base : **l'oignon.**
Symptômes les plus caractéristiques traités par ALLIUM CEPA

ALOE SOCOTRINA

Substance de base : **l'aloès socotrin.**
Convient de préférence : au sujet sédentaire.
Symptômes les plus caractéristiques traités par ALOE SOCOTRINA
Diarrhée brûlante avec beaucoup de mucus ; sensation de plénitude abdominale ; insécurité de l'anus avec selles involontaires, et parfois sortie de la muqueuse rectale ; hémorroïdes pendant la diarrhée.

Principaux usages cliniques
Diarrhée ; hémorroïdes ; inflammation du rectum.

ALUMINA

Substance de base : **l'oxyde d'alumine.**
Symptômes les plus caractéristiques traités par ALUMINA
Sécheresse de la peau et des muqueuses ; divers types de paralysies ; constipation par paralysie du rectum et sécheresse de la muqueuse, avec nécessité de faire un gros effort pour expulser la selle ; démangeaisons anales ; pertes blanches abondantes ; aggravation par les pommes de terre.

Principaux usages cliniques
Constipation ; pertes blanches.

ANACARDIUM ORIENTALE

Substance de base : **l'anacarde oriental, ou fève de Malac.**

ANTHRACINUM

Convient de préférence : aux suites de surmenage nerveux.
Symptômes les plus caractéristiques traités par ANACARDIUM ORIENTALE
Pertes soudaines de la mémoire ; sensation d'avoir deux volontés contradictoires ; incapacité de faire le moindre effort mental ; irritabilité ; sensation de vide à l'estomac ; amélioration de tous les symptômes (même nerveux) en mangeant.
Principaux usages cliniques :
Dépression nerveuse ; perte de mémoire.

ANTHRACINUM

Substance de base : **le lysat de foie de lapin charbonneux.**
Convient de préférence : aux suites de piqûres par instrument infectant.
Symptômes les plus caractéristiques traités par ANTHRACINUM
Infection maligne avec tendance à la gangrène ; douleurs brûlantes ; infiltration de toute la région infectée.
Principaux usages cliniques
Anthrax ; furoncle grave ; septicémie ; gangrène.

ANTIMONIUM CRUDUM

Substance de base : **le sulfure noir d'antimoine.**
Convient de préférence : aux suites de bains froids ; aux indigestions ; aux surcharges alimentaires ; aux suites d'absorption d'un mauvais vin acide.
Symptômes les plus caractéristiques traités par ANTIMONIUM CRUDUM
Langue chargée après excès de table, comme si une peau de lait était étalée dessus ; diarrhée avec selles mi-solides mi-liquides ; hémorroïdes avec sécrétion de beaucoup de mucus ; verrues cornées ; ongles épais et cassants.

Principaux usages cliniques
Embarras gastrique ; diarrhée ; hémorroïdes ; verrues ; troubles des ongles ; eczéma corné ; goutte.

le saviez-vous ?

L'ANTIMOINE
L'antimoine est un métal blanc bleuté, cassant, qui présente la particularité (comme l'eau) d'être plus volumineux à l'état solide qu'à l'état liquide. Son nom viendrait d'une « mésaventure » arrivée à Basile Valentin au XVe siècle : la légende veut que ce moine bénédictin allemand, qui avait vu des porcs engraisser de façon extraordinaire après avoir mangé des résidus d'antimoine, ait donné de ce métal aux frères de son monastère, épuisés par les jeûnes et les privations ; au lieu de se rétablir, ces derniers moururent… et l'antimoine trouva son nom. Une centaine d'années plus tard, Paracelse réhabilita l'antimoine en l'estimant susceptible de guérir toutes les maladies. À compter de la seconde moitié du XVIIe siècle et pendant fort longtemps, on l'utilisa pour ses propriétés émétiques. Les malades avalaient, par ailleurs, des petites billes d'antimoine pour se purger et comme ces billes étaient rendues intactes ou presque, elles pouvaient se transmettre sur plusieurs générations ; on les surnommait d'ailleurs « pilules perpétuelles ».

ANTIMONIUM TARTARICUM

Substance de base : **le tartrate double d'antimoine et de potasse.**
Convient de préférence : au second stade des maladies pulmonaires aiguës, quand le poumon n'arrive pas à éliminer ce qui l'encombre.
Symptômes les plus caractéristiques traités par ANTIMONIUM TARTARICUM
Encombrement bronchique avec beaucoup de

mucus, bruits respiratoires perçus à distance ; peu d'expectoration ; sensation d'asphyxie ; face congestionnée, sueurs froides ; nausées ; somnolence ; éruptions pustuleuses.

Principaux usages cliniques
Bronchite ; asthme ; pneumonie ; emphysème ; séquelles de varicelle.

APIS MELLIFICA

Substance de base : **l'abeille.**
Symptômes les plus caractéristiques traités par APIS MELLIFICA
Enflure rosée de la peau et des muqueuses avec douleurs piquantes, aggravées au toucher, améliorées par les applications froides ; absence de soif malgré la fièvre.

Principaux usages cliniques
Piqûres d'insectes ; urticaire ; conjonctivite ; œdème de Quincke ; brûlures ; débuts de furoncle ; engelures ; rhume des foins ; angine ; ovarite ; épanchement de synovie ; rhumatismes.

ARGENTUM NITRICUM

Substance de base : **le nitrate d'argent.**
Convient de préférence : au sujet précipité, anxieux avant un événement important, tremblant.
Symptômes les plus caractéristiques traités par ARGENTUM NITRICUM
Beaucoup d'éructations ; inflammation ou ulcération des muqueuses ; douleurs d'estomac aggravées par les sucreries ; diarrhée d'anticipation ; douleurs piquantes de la gorge, besoin de la racler ; déséquilibre à la marche ; tremblements ; vertige des hauteurs ; claustrophobie ; peurs diverses ; anxiété d'anticipation ; désir de compagnie ; impossibilité nerveuse de sortir de chez soi.

Principaux usages cliniques
Gastrite ; hernie hiatale ; ulcère d'estomac ; pancréatite ; laryngite ; pharyngite ; conjonctivite ; anxiété ; trac.

ARNICA MONTANA

Substance de base : **l'arnique des montagnes.**
Convient de préférence : aux suites de traumatismes divers et d'efforts musculaires.
Symptômes les plus caractéristiques traités par ARNICA MONTANA
Muscles douloureux ; le lit paraît dur à cause de la fatigue musculaire ; aggravation par le plus léger attouchement ; ecchymoses cutanées d'origine traumatique.

Principaux usages cliniques
Traumatismes divers et leurs séquelles ; prévention des complications opératoires et des suites d'efforts prolongés ; préparation sportive.

ARSENICUM ALBUM

Substance de base : **L'anhydride arsénieux.**
Convient de préférence : aux intoxications par mets avariés ; au sujet soigneux, méticuleux, toujours bien habillé.
Symptômes les plus caractéristiques traités par ARSENICUM ALBUM :
Agitation anxieuse malgré une extrême fatigue ; désespoir de guérir avec peur de la mort ; réveil vers une heure du matin ; essoufflement, spécialement la nuit ; soif pour de petites quantités d'eau froide, fréquemment répétées ; diarrhée de très mauvaise odeur ; douleurs brûlantes améliorées par la chaleur ; peau sèche avec eczéma en fine poudre, comme de la farine.

Principaux usages cliniques
Asthme ; coryza ; rhume des foins ; fièvres diverses ; septicémies ; eczéma sec ; psoriasis ; zona ; furoncle ; anthrax ; intoxication alimentaire ; ulcère gastroduodénal ; diarrhée ; dépression nerveuse ; anxiété.

53

ARUM TRIPHYLLUM

Substance de base : **le navet indien.**
Convient de préférence : aux suites de surmenage de la voix (chez les chanteurs, les comédiens, les orateurs).
Symptômes les plus caractéristiques traités par ARUM TRIPHYLLUM
Muqueuses à vif, au niveau desquelles on ressent un fourmillement intolérable ; écoulement excoriant ; nez bouché ; voix incertaine et changeante (enrouement pendant un discours ou un tour de chant).

Principaux usages cliniques
Laryngite ; coryza ; certains cas de scarlatine.

ASA FŒTIDA

Substance de base : **l'ase fétide.**
Symptômes les plus caractéristiques traités par ASA FOETIDA
Spasmes de l'œsophage allant de bas en haut, d'où la sensation d'avoir une boule qui remonte à la gorge ; renvois rances ; douleurs osseuses ; ulcères cutanés.

Principaux usages cliniques
« Aérophagie » ; ulcères variqueux ; inflammation des os.

---

le saviez-vous ?

L'ASE FÉTIDE
C'est du volumineux rhizome de la férule, une plante herbacée originaire de Moyen-Orient, que l'on extrait une gomme brun-rouge, l'ase fétide. Son odeur nauséabonde, à l'origine de son qualificatif et du surnom « excrément du diable », est due à la grande quantité de soufre qu'elle contient. Elle était fort appréciée par les Romains, qui déboursaient de grosses sommes pour s'en procurer : ils l'utilisaient comme épice et en tant que remède pour lutter contre les spasmes et les convulsions. Élèves et esclaves trouvaient moins d'attraits à la férule puisque les longues tiges de cette plante servaient à les corriger.

AURUM METALLICUM

Substance de base : **l'or.**
Convient de préférence : au sujet sanguin, pléthorique et en même temps mélancolique ; aux suites de choc affectif.
Symptômes les plus caractéristiques traités par AURUM METALLICUM
Tristesse, désespoir, dégoût de la vie, idées constantes de suicide ; constant mécontentement contre soi-même ; amélioration par la musique ; tendance à l'irritabilité, aux colères ; intolérance au bruit ; palpitations ; hypertension artérielle ; congestion artérielle ; bouffées de chaleur ; testicules non descendus.

Principaux usages cliniques
Dépression nerveuse ; hypertension artérielle.

Troubles et maladies

BABY BLUES

> *VOIR* DÉPRESSION NERVEUSE.

BALLONNEMENT

Pour lutter contre la fermentation, prendre trois granules trois fois par jour de l'un des médicaments cités ci-dessous:

Selon la localisation
- ballonnement sur l'estomac,
CARBO VEGETABILIS 9 CH.
- ballonnement de la partie inférieure du ventre,
LYCOPODIUM CLAVATUM 9 CH.
- ballonnement total, à la fois de l'estomac et du ventre,
CHINA RUBRA 9 CH.

Selon les symptômes d'accompagnement
- ballonnement avec sensation de constriction au creux de l'estomac,
CARBO VEGETABILIS 9 CH.
- ballonnement avec essoufflement,
CARBO VEGETABILIS 9 CH.
- ballonnement avec somnolence après les repas,
NUX VOMICA 9 CH.
- ballonnement douloureux, sensation de constriction au creux de l'estomac,
CARBO VEGETABILIS 9 CH.

Selon les modalités
- ballonnement amélioré par les renvois d'air,
CARBO VEGETABILIS 9 CH.
- ballonnement amélioré par les gaz émis,
LYCOPODIUM CLAVATUM 9 CH.

Selon la cause
- ballonnement produit par l'état nerveux,
VALERIANA 9 CH.
- ballonnement pendant les règles,
OCCULUS INDICUS 9 CH.
- ballonnement après un accouchement,
SEPIA OFFICINALIS 9 CH.
- ballonnement après une opération,

RAPHANUS SATIVUS NIGER 5 CH.
En cas d'hésitation entre deux des médicaments précédents, on peut prendre chacun d'eux à raison de trois granules trois fois par jour.
> *VOIR AUSSI* DIGESTION DIFFICILE, ÉRUCTATIONS, FLATULENCES.

BARBECUE

Il se forme, lors de la cuisson au barbecue, des composés cancérigènes tels que le benzopyrène. C'est pour cela qu'il ne faut pas consommer les parties noircies des aliments, et qu'il convient d'utiliser le barbecue de temps à autre seulement. Le danger le plus immédiat est, bien sûr, le risque de brûlures.
> *VOIR* BLESSURES.

BARTHOLINITE

En cas de bartholinite (inflammation de l'une des glandes lubrifiantes du vagin), prendre:
HEPAR SULFURIS CALCAREUM 9 CH,
PYROGENIUM 9 CH,
trois granules de chaque trois fois par jour.
On n'aura recours à l'opération qu'en cas d'échec de cette thérapeutique.
> *VOIR ÉGALEMENT* VAGINITE.

BASEDOW (MALADIE DE)

> *VOIR* THYROÏDE.

BATEAU (MALADE EN)

> *VOIR* TRANSPORTS.

BATTEMENTS DE CŒUR

> *VOIR* CŒUR.

57

BÉBÉ (MALADIES DU)

> *VOIR* ENFANT.

BÉGAIEMENT

STRAMONIUM 9 CH,
trois granules trois fois par jour, est le principal médicament.
On peut l'essayer mais il vaut mieux consulter un médecin homéopathe, qui établira un traitement de fond car le bégaiement ancien et installé est difficile à chasser.

BIOTHÉRAPIE

Nom générique donné par certains médecins à des médecines naturelles, comme l'homéopathie et les thérapeutiques qui s'en inspirent.
> *VOIR ÉGALEMENT* PARA-HOMÉOPATHIE.

BIOTHÉRAPIQUES

> *VOIR ENCADRÉ CI-DESSOUS.*

BIPOLAIRE (TROUBLE)

> *VOIR* MANIACO-DÉPRESSION.

BLENNORRAGIE

Comme toutes les maladies infectieuses, la blennorragie (ou gonococcie, ou gonorrhée) pourrait être soignée par l'homéopathie, mais son caractère particulier d'affection aisément communicable par le contact sexuel nécessite un traitement éclair. Les antibiotiques agissent plus rapidement. On doit donc les préférer dans un premier temps. Cependant, il est indispensable de faire établir ensuite un traitement de fond par un homéopathe pour éviter les séquelles. Les antibiotiques n'empêchent pas à eux seuls le microbe de laisser des traces de son passage.
En attendant la consultation, prendre :
MEDORRHINUM 9 CH,
trois granules trois fois par jour.
> *VOIR ÉGALEMENT* MALADIES SEXUELLEMENT TRANSMISSIBLES.

BIOTHÉRAPIQUES

D'après le *Codex* : « Les biothérapiques sont des médicaments préparés à l'avance et obtenus à partir de produits d'origine microbienne non chimiquement définis, de sécrétions ou d'excrétions, pathologiques ou non, de tissus animaux ou végétaux, et d'allergènes ». Ce sont donc des produits pathologiques ou responsables de pathologie, que l'on dilue selon le mode habituel à l'homéopathie (> *VOIR MÉDICAMENT*). Il s'agit d'une prescription de l'agent causal de la maladie. Par exemple, **STAPHYLOCOCCINUM** est une préparation infinitésimale du staphylocoque, le microbe responsable des furoncles. Mais on peut aussi diluer des toxines microbiennes, des vaccins, du sang, un prélèvement d'éruption cutanée, etc.
Les biothérapiques sont des adjuvants intéressants du traitement homéopathique habituel. Ils permettent de « lever un barrage », de faire réagir le patient. Ils ne constituent jamais à eux seuls le traitement principal. Ils sont utiles avant tout dans les maladies infectieuses et allergiques. L'ancien nom des biothérapiques est « nosodes ». Ils sont assez proches des **isothérapiques** (> *VOIR CE MOT*).

BLÉPHARITE

Inflammation du bord des **paupières** (> *VOIR CE MOT*).

BLESSURES

Traitement général
Prendre trois granules trois fois par jour d'un ou de plusieurs des médicaments suivants.

Brûlure
- avec enflure rosée,
APIS MELLIFICA 9 CH.
- avec enflure rouge,
BELLADONNA 9 CH.
- avec petite cloque,
RHUS TOXICODENDRON 9 CH.
- avec grosse cloque,
CANTHARIS 9 CH.
- avec atteinte des tissus profonds,
ARSENICUM ALBUM 9 CH.

Chute sur le coccyx
> *VOIR COCCYX.*

Cicatrices
> *VOIR CE MOT.*

Contusion sans plaie
ARNICA MONTANA 9 CH.

Coup sur une varice
(avec ou sans saignement)
HAMAMELIS VIRGINIANA 9 CH.

Coupure
- si les bords sont nets,
STAPHYSAGRIA 9 CH.
- si les bords sont lacérés,
ARNICA MONTANA 9 CH.

Doigts écrasés
HYPERICUM PERFORATUM 9 CH.

Entorse
> *VOIR CE MOT.*

Gelure
SECALE CORNUTUM 9 CH.

Hématome, ecchymose
ARNICA MONTANA 9 CH.

Hémorragie après un coup
ARNICA MONTANA 9 CH
(voir le médecin en cas d'hémorragie importante ou persistante).

Piqûres
LEDUM PALUSTRE 9 CH,
pour les piqûres par écharde, aiguille, clou.
APIS MELLIFICA 9 CH et LEDUM PALUSTRE 9 CH,
en alternance, chacun trois fois par jour, pour les piqûres d'insectes.

Plaies
HYPERICUM PERFORATUM 9 CH,
LEDUM PALUSTRE 9 CH.
> *VOIR ÉGALEMENT PIERCING, TRAUMATISME.*

Traitement local
Appliquer, aussi vite que possible après l'incident, des compresses locales avec :
- en cas de coup sans plaie,
ARNICA MONTANA TM.
- en cas de blessure avec plaie, ou de brûlure,
CALENDULA TM.
- en cas de gelure,
HYPERICUM PERFORATUM TM.
- en cas de piqûre,
LEDUM TM.
- en cas d'entorse,
RHUS TOXICODENDRON TM.

BOTULISME

Le botulisme est causé par la toxine d'un microbe, le *Clostridium botulinum*. Après la consommation d'un aliment en conserve mal stérilisé puis mal cuit, cette toxine paralyse les muscles, alors qu'une cuisson normale (5 minutes à 85 °C ou quelques minutes d'ébullition) suffit pour la détruire. De 12 à 36 heures plus tard il se

produit une sécheresse de la bouche, des difficultés pour avaler, de la constipation, des troubles visuels (vue double), ainsi que des troubles respiratoires, qui font toute la gravité de la maladie. Le traitement par injection d'anticorps est efficace, à condition qu'il soit établi dans les 24 heures suivant l'apparition des symptômes. Il faut l'accompagner, si possible, d'un traitement homéopathique :
GELSEMIUM SEMPERVIRENS 9 CH,
trois granules trois fois par jour.

À savoir
On utilise le pouvoir paralysant de la toxine botulique en injections locales pour traiter le torticolis spasmodique, le spasme des paupières, certains strabismes, et pour effacer les rides.

BOUCHE

Aphtes
• aphtes avec sensation de brûlure dans la bouche améliorée par la chaleur,
ARSENICUM ALBUM 9 CH.
• aphtes saignant au contact,
BORAX 9 CH.
• aphtes douloureux au contact des aliments, spécialement chez le nourrisson,
BORAX 9 CH.
• aphtes avec salivation abondante et mauvaise haleine,
MERCURIUS SOLUBILIS 9 CH.
• aphtes avec douleurs piquantes,
NITRICUM ACIDUM 9 CH.
• aphtes avec exsudation d'un liquide jaunâtre,
SULFURICUM ACIDUM 9 CH.
Dans tous les cas, badigeonner **PLANTAGO TM** dilué dans un peu d'eau tiède bouillie.

Dents
> *VOIR CE MOT.*

Gencives, gingivite
• pour l'abcès des gencives,
HEPAR SULFURIS CALCAREUM 9 CH.
• si elles sont enflées et spongieuses,
MERCURIUS SOLUBILIS 9 CH.
• si elles saignent,
PHOSPHORUS 9 CH.

Goût
• goût d'œufs pourris dans la bouche,
ARNICA MONTANA 9 CH.
• si l'on trouve mauvais goût au café habituel,
IGNATIA AMARA 9 CH.
• en cas de goût de sel ou de goût métallique dans la bouche,
MERCURIUS SOLUBILIS 9 CH.
• en cas de mauvais goût sans caractère particulier, ou de goût d'argile, ou en cas d'absence de goût (au cours d'un rhume, par exemple),
PULSATILLA 9 CH.
• en cas de goût acide,
NUX VOMICA 9 CH.

Haleine
> *VOIR CE MOT.*

Herpès
> *VOIR CE MOT.*

Langue
> *VOIR CE MOT.*

Lèvres
> *VOIR CE MOT.*

Muguet
> *VOIR CANDIDOSE.*

Pyorrhée
> *VOIR DENTS.*

Stomatite (inflammation de la bouche)
BORAX 9 CH,
MERCURIUS SOLUBILIS 9 CH.
Pour tous les cas énoncés ci-avant, prendre trois granules trois fois par jour d'un ou de plusieurs des médicaments sélectionnés.
> *VOIR AUSSI SALIVE.*

BOUCHE-MAINS-PIEDS

> *VOIR PIEDS-MAINS-BOUCHE.*

BOUFFÉES DE CHALEUR

Chez la jeune femme réglée
SEPIA OFFICINALIS 9 CH,
trois granules trois fois par jour.

Chez la femme en période de ménopause
> VOIR MÉNOPAUSE.

Au cours d'une dépression nerveuse
AURUM METALLICUM 9 CH,
trois granules trois fois par jour.

BOULE À LA GORGE

Sensation de boule à la gorge après une contrariété
IGNATIA AMARA 9 CH,
trois granules trois fois par jour.

Sensation de boule à la gorge aggravée en avalant
LACHESIS MUTUS 9 CH,
trois granules trois fois par jour.

Sensation de boule qui remonte de l'estomac à la gorge
ASA FOETIDA 9 CH,
trois granules trois fois par jour.

BOULIMIE

> VOIR ENCADRÉ CI-DESSOUS.

BOURBOUILLE

> VOIR MILIAIRE.

BOURDONNEMENTS D'OREILLE

> VOIR ACOUPHÈNES.

BOUTONS DE FIÈVRE

> VOIR HERPÈS.

BOULIMIE

La crise de boulimie consiste en l'absorption, sur une courte période de temps (moins de deux heures), de manière compulsive et souvent en cachette, d'une grande quantité de nourriture, nettement supérieure à ce que la plupart des gens absorbent. Elle s'accompagne d'un sentiment de perte du contrôle du comportement alimentaire, parfois de honte et de culpabilité. Pour prévenir la prise de poids, la patiente se fait vomir, prend des laxatifs ou des diurétiques, des lavements. Il lui arrive de jeûner ou de faire des exercices physiques de manière excessive. Les crises de boulimie et les comportements compensatoires surviennent en moyenne deux fois par semaine. Cette maladie apparaît à l'adolescence, parfois avant la puberté, et beaucoup plus rarement à l'état adulte. Elle peut durer de longues années. Les femmes sont le plus souvent atteintes. On assiste fréquemment à une alternance entre les périodes d'anorexie et les périodes de boulimie. La séparation d'avec la famille est recommandée pour les adolescentes anorexiques sévères, qui présentent un déni important de leur maladie et un état de dénutrition rendant urgente la mise en œuvre d'un traitement.

> **Traitement homéopathique de la véritable boulimie avec obsession de la nourriture**
> IGNATIA AMARA 9 CH,
> NATRUM MURIATICUM 9 CH,
> trois granules de chaque trois fois par jour jusqu'à guérison.
>
> **Traitement homéopathique du banal excès de consommation de nourriture**
> • Pour calmer la faim du gros mangeur :
> ANTIMONIUM CRUDUM 9 CH,
> trois granules trois fois par jour.
> • Pour calmer la faim nerveuse après une contrariété :
> IGNATIA AMARA 9 CH,
> trois granules trois fois par jour.
> • Pour les personnes qui ont toujours faim et qui maigrissent alors qu'elles mangent bien
> NATRUM MURIATICUM 9 CH.
> > *VOIR AUSSI* ANOREXIE.

BRANDING

> *VOIR* PIERCING.

BRONCHIOLITE

Il s'agit de l'inflammation des bronchioles (les plus petites bronches) par un virus. La bronchiolite touche principalement les enfants de moins de deux ans, notamment ceux qui habitent dans les grandes villes, ceux qui sont mis quotidiennement en collectivité et ceux dont les parents fument.
L'hospitalisation est obligatoire pour les nourrissons de moins de trois mois. Dans tous les cas, on peut ajouter au traitement :
PHOSPHORUS 9 CH,
trois granules trois fois par jour, jusqu'à amélioration.
> *VOIR AUSSI* POLLUTION.

BRONCHITE

Bronchite aiguë
Les antibiotiques ne sont pas indispensables si la bronchite aiguë est correctement soignée par l'homéopathie aussitôt après son début. Voici quelques indications parmi lesquelles il faut choisir selon les symptômes.
HEPAR SULFURIS CALCAREUM 9 CH,
trois granules trois fois par jour systématiquement. On y ajoutera :
• en cas de bronchite avec gros ronflements dans la poitrine, étouffement par les mucosités, somnolence,
ANTIMONIUM TARTARICUM 9 CH,
trois granules trois fois par jour.
• en cas de bronchite avec sifflements dans la poitrine,
IPECA 9 CH,
trois granules trois fois par jour.
• en cas de bronchite avec petite toux sèche,
BRYONIA ALBA 9 CH,
trois granules trois fois par jour.
• en cas de bronchite avec petite fièvre montant et descendant en alternance,
FERRUM PHOSPHORICUM 9 CH,
trois granules trois fois par jour.
• en cas de bronchite avec gros crachats jaunes,
MERCURIUS SOLUBILIS 9 CH,
trois granules trois fois par jour.
• en cas de bronchite avec crachats jaune verdâtre filants,
KALIUM BICHROMICUM 9 CH,
trois granules trois fois par jour.
• en cas de bronchite dans les suites d'une grippe,
LACHESIS MUTUS 9 CH.
• bronchite traînante,
MERCURIUS SOLUBILIS 9 CH.
Si au bout de 48 heures le traitement commence

à donner de bons résultats, le continuer pendant 10 jours. Sinon, consulter un homéopathe.

Bronchite chronique
La bronchite chronique et la bronchite à répétition relèvent de l'homéopathie. Dans les cas anciens, il ne pourra y avoir guérison totale, car les cartilages bronchiques et les alvéoles pulmonaires ont souffert, et il y a une participation emphysémateuse irréversible.
De toute façon, consulter un médecin pratiquant l'homéopathie.

BRONCHOPNEUMONIE

Suivre les conseils donnés pour la bronchite aiguë.

BRUCELLOSE OU FIÈVRE DE MALTE

Fièvre persistante due au microbe *Brucella* et communiquée par certains animaux de ferme. Elle est fréquente chez les vétérinaires. Au traitement par antibiotiques (obligatoire), ajouter :
MERCURIUS SOLUBILIS 5 CH,
trois granules trois fois par jour, jusqu'à guérison complète.

BRUITS (INTOLÉRANCE AUX)

IGNATIA AMARA 9 CH,
trois granules trois fois par jour.

BRÛLURE

> *VOIR* BLESSURES, ESTOMAC, SOLEIL.

Remèdes

BARYTA CARBONICA

Substance de base : **le carbonate de baryte.**
Convient de préférence : à l'enfant ayant un retard physique, mental et affectif ; au vieillard à comportement infantile.
Symptômes les plus caractéristiques traités par BARYTA CARBONICA
Comportement infantile ; pas de mémoire ; difficultés de la parole ; grosses amygdales ; tendance à prendre froid facilement ; hypertension artérielle ; loupes du cuir chevelu ; sueurs fétides des pieds.

Principaux usages cliniques
Retard de l'enfant ; sénilité ; infection chronique des amygdales ; laryngite ; bronchite ; hypertension artérielle ; loupes ; pertes de mémoire.

BELLADONNA

Substance de base : **la belladone.**
Convient de préférence : aux maladies aiguës infectieuses avec grosse fièvre ; spécialement chez les enfants.
Symptômes les plus caractéristiques traités par BELLADONNA
Survenue brutale des symptômes chez un sujet habituellement en bonne santé ; fièvre élevée, à plus de 40 °C, avec soif intense, figure rouge et chaude, lèvres rouges, pupilles dilatées ; délire par la fièvre, ou abattement ; secousses musculaires ; rougeur et sécheresse des muqueuses ; douleurs battantes ; enflures diverses ou éruptions ; aggravation par les secousses, la lumière, le bruit.

Principaux usages cliniques
Angines ; otites ; conjonctivites ; convulsions fébriles ; rougeole ; scarlatine ; brûlures cutanées ; début d'abcès ; migraines ; névralgies ; colique hépatique ; colique néphrétique ; goutte.

le saviez-vous ?

LA BELLADONE
De jolies fleurs en forme de clochette et des baies noires et luisantes, de la taille d'une cerise, que picorent sans crainte les oiseaux… la belladone est aussi attrayante que dangereuse pour l'être humain. Le nom latin de la plante est *Atropa belladonna* : le premier des deux mots fait référence à Atropos, celle des trois Moires de la mythologie grecque qui tranchait le fil de la vie (le poison que contiennent les baies de la belladone, l'atropine, peut d'ailleurs entraîner la mort) ; le second vient de l'italien *bella donna*, « belle femme », car les élégantes Italiennes de la Renaissance s'instillaient des gouttes à base d'extrait de belladone dans les yeux pour dilater leurs pupilles, ce qui donnait de la profondeur et de l'intensité à leur regard.

BENZOÏCUM ACIDUM

Substance de base : **l'acide benzoïque.**
Symptômes les plus caractéristiques traités par BENZOÏCUM ACIDUM
Douleurs du genou, spécialement par la goutte ; urines d'odeur forte.

Principaux usages cliniques
La goutte et ses complications urinaires.

BERBERIS VULGARIS

Substance de base : **l'épine-vinette.**
Symptômes les plus caractéristiques traités par BERBERIS VULGARIS
Douleurs irradiant en tous sens à partir de leur point de départ, spécialement au niveau des voies urinaires, du foie, de la région lombaire ; éruptions rondes guérissant par le centre avec tache pigmentée à la périphérie ; fistule anale.

BORAX

Principaux usages cliniques

Colique hépatique ; colique néphrétique ; rhumatismes à complications urinaires ; lumbago ; acné ; eczéma ; fistule anale.

BORAX

Substance de base : **le borate de soude.**
Convient de préférence : au nourrisson.
Symptômes les plus caractéristiques traités par BORAX
Aphtes saignant, au contact très douloureux ; bouche chaude ; peur des mouvements de descente (le bébé pleure quand on le descend vers son berceau).

Principaux usages clinique

Aphtes (et les problèmes d'allaitement qu'ils posent).

BROMUM

Substance de base : **le brome.**
Symptômes les plus caractéristiques traités par BROMUM
Rhume chronique avec sensation que l'air inspiré est froid ; toux rauque ; asthme avec gêne inspiratoire (et non expiratoire comme habituellement) ; asthme des marins dès qu'ils séjournent à terre ; ganglions très durs ; induration de la thyroïde.

Principaux usages cliniques

Rhume chronique ; laryngite ; ganglions ; asthme ; goitre dur.

BRYONIA ALBA

Substance de base : **la bryone blanche, ou navet du diable.**
Symptômes les plus caractéristiques traités par BRYONIA ALBA
Douleurs piquantes (tête, région lombaire, région du foie, articulations, etc.) ; sécheresse des muqueuses ; grande soif ; toux sèche ; sensation de pierre à l'estomac ; constipation par sécheresse rectale ; atteinte des ligaments articulaires ; tendance aux épanchements ; vertiges au moindre mouvement ; fièvre avec désir de rester tranquille ; aggravation générale par le moindre mouvement, amélioration par la pression forte.

Principaux usages cliniques

Migraines ; vertiges ; rhumatismes ; lumbago ; colique hépatique ; constipation ; point de côté ; pleurésie ; abcès du sein ; épanchement de synovie.

Troubles et maladies

CAFÉ

Il y a deux grandes variétés de café :
- l'arabica, originaire d'Amérique ;
- le robusta, originaire d'Afrique.

Le robusta est plus riche en caféine que l'arabica. On doit donc, dans la mesure du possible, si l'on ne peut se passer de café, consommer de l'arabica pur. Comme il est plus cher que le robusta, les torréfacteurs vendent souvent des mélanges de ces deux variétés. Choisir selon ses possibilités.

Abus de café
NUX VOMICA 9 CH,
trois granules trois fois par jour, pour aider à réduire la consommation.

Aversion pour l'odeur du café
IGNATIA AMARA 9 CH,
trois granules trois fois par jour pendant les périodes où l'on ne la supporte pas.

Crampes musculaires par le café
NUX VOMICA 9 CH,
trois granules trois fois par jour.

Diarrhée par le café
THUYA OCCIDENTALIS 9 CH,
trois granules trois fois par jour.

Insomnie par le café
COFFEA CRUDA 9 CH,
trois granules de quart d'heure en quart d'heure, jusqu'à ce que l'on s'endorme.

Maux de tête par le café
NUX VOMICA 9 CH,
trois granules trois fois par jour.

Palpitations par le café
NUX VOMICA 9 CH,
trois granules trois fois par jour.

CALCULS BILIAIRES OU URINAIRES

L'homéopathie ne fait pas fondre les calculs. Elle permet seulement de rendre leur présence tolérable, sans autre complication (douleurs, infection, etc.).

L'opération est indispensable si un calcul biliaire est dans le canal cholédoque (le canal d'évacuation de la bile).

En cas de calculs urinaires, on les fait éclater avec des ultrasons.

Pour les autres cas, on peut surseoir à l'opération, à condition de suivre toute sa vie un traitement homéopathique. Voir avec un médecin pratiquant l'homéopathie si votre cas le permet.

Quelle que soit la localisation, aussi bien biliaire qu'urinaire, si le médecin a dit qu'il s'agissait uniquement de boue, il est utile de prendre :
BERBERIS VULGARIS 5 CH,
trois granules trois par jour jusqu'à disparition des douleurs ou de l'inconfort.
> *VOIR ÉGALEMENT CHOLÉCYSTITE, COLIQUE (HÉPATIQUE OU NÉPHRÉTIQUE), VÉSICULE BILIAIRE.*

CALVITIE

Une fois tombés, les cheveux ne repoussent pas ; il faut donc agir préventivement.
> *VOIR CHEVEUX.*

CAMOMILLE

> *VOIR ANTIDOTES.*

CAMPHRE

Le camphre est un **antidote** (> *VOIR CE MOT*) de tous les traitements homéopathiques.

CANAL CARPIEN

Le syndrome du canal carpien est dû à la compression du nerf médian de la main contre les os par un ligament en train de s'épaissir. Il se traduit

CANCER

par des fourmillements et un engourdissement des doigts, principalement la nuit. Dans les cas les plus avancés, l'opération est indispensable. En attendant, prendre :
ACTEA SPICATA 5 CH,
trois granules trois fois par jour aussi longtemps que nécessaire.
> *VOIR AUSSI* ORDINATEUR.

CANCER

> *VOIR ENCADRÉ CI-DESSOUS.*

CANDIDOSE

Il s'agit d'une inflammation des muqueuses par la levure *Candida albicans,* surtout au niveau de la bouche (on parle alors de « muguet »), de l'intestin et du vagin. Le candida est un hôte normal et habituel de l'intestin. La maladie se déclare lorsqu'il se développe en quantité anormale ou dans des endroits inhabituels. Son développement est favorisé par l'utilisation d'antibiotiques, la cortisone, la consommation excessive de sucreries et de produits laitiers, la consommation de boissons alcoolisées, les allergies, le stress, le diabète, la pilule, les déficits de l'immunité, le manque de vitamines, la grossesse. À chaque crise, prendre :
MONILIA ALBICANS 9 CH,
MERCURIUS SOLUBILIS 9 CH,
SEPIA OFFICINALIS 9 CH,
trois granules de chaque trois fois par jour.

CANICULE

> *VOIR* COUP DE CHALEUR, CLIMAT.

CANNABIS

> *VOIR* TOXICOMANIE.

CAPSULITE RÉTRACTILE

Il s'agit de l'épaississement, suivi d'une rétraction, de la membrane interne qui relie les os de l'épaule. Elle provoque ce qu'on nomme une

CANCER

Cancer, cancérologie, cancérologue, cancérogène, tous ces mots font peur. On peut le comprendre dans la mesure où le cancer tue, en France, plus de 400 personnes chaque jour (150 000 personnes par an). Il se définit comme une tumeur due à l'anarchie des cellules et caractérisée par sa tendance à envahir les organes environnants. Parmi les principaux pourvoyeurs de cancer, l'amiante, l'ypérite (ou gaz moutarde), les rayons gamma (rayonnement électromagnétique émis par les corps radioactifs), les rayons ultraviolets. Parmi les produits qui le sont probablement, les gaz d'échappement des moteurs Diesel, les lampes solaires, le formaldéhyde.
Le traitement du cancer est malheureusement hors de portée de la médecine homéopathique. On peut cependant consulter un médecin homéopathe pour un traitement adjuvant, qui apportera confort et réconfort.
On peut prendre en outre, pour mieux supporter la chimiothérapie, **NUX VOMICA 5 CH,** trois granules toutes les heures (commencer une heure avant le début, arrêter une heure après la fin de la perfusion).
> *VOIR AUSSI* PROSTATE (CANCER DE LA).

« épaule gelée », impossible à mobiliser. Prendre régulièrement :
CAUSTICUM 5 CH,
trois granules trois fois par jour jusqu'au retour à la normale.

CARACTÈRE

> *VOIR ENCADRÉ CI-DESSOUS.*

CARACTÉRIEL (ENFANT)

> *VOIR* ce qui est dit dans l'encadré Caractère, la dominante caractérielle d'un enfant n'étant que l'organisation pathologique du caractère.

CARIES DENTAIRES

> *VOIR DENTS.*

CATARACTE

> *VOIR YEUX.*

CATARRHE BRONCHIQUE

Se conformer à ce qui est dit pour la bronchite.

CAUCHEMARS

Un enfant ou un adulte qui fait des cauchemars et crie en dormant est justiciable de :
STRAMONIUM 9 CH,
trois granules au moment où il crie si le trouble est exceptionnel, ou trois granules tous les soirs au moment du coucher si le trouble est régulier.

CAUSE DES MALADIES

> *VOIR ENCADRÉ PAGE SUIVANTE.*

CELLULITE

> *VOIR AMAIGRISSANT (TRAITEMENT).*

CÉPHALÉE

> *VOIR TÊTE.*

CHAGRIN (SUITES DE)

> *VOIR CAUSE DES MALADIES, DÉPRESSION NERVEUSE, ÉMOTIONS.*

CARACTÈRE

L'homéopathie ne permet pas de modifier le caractère. Elle aide seulement à en atténuer les expressions trop marquées, caricaturales, pénibles pour l'intéressé ou son entourage. Toutefois, certains traits de caractère peuvent orienter la thérapeutique. Ils ne seront pas modifiés par elle mais, associés aux symptômes du cas, ils aident à choisir le traitement nécessaire.

Exemple : une jeune fille timide et douce, pleurant facilement, ayant besoin d'affection et de consolation, fait irrémédiablement penser à **PULSATILLA**. Ce médicament diminuera sa tendance à larmoyer, guérira ses troubles circulatoires, sa digestion, etc., mais elle gardera sa fragilité naturelle.
> *VOIR ÉGALEMENT TYPOLOGIE.*

Troubles et maladies

CHALAZION

> *VOIR* PAUPIÈRES.

CHALEUR

> *VOIR* COUP DE CHALEUR, CLIMAT.

CHAMPIGNONS

Intoxication par des champignons vénéneux
À la sortie de l'hôpital, on peut prendre pour éviter les séquelles :
ISOTHÉRAPIQUE 9 CH,
préparé à partir du champignon responsable, trois granules trois fois par jour pendant deux mois.

Champignons parasites de la peau ou des muqueuses
> *VOIR* MYCOSE.

CHÉLOÏDES

Mauvaises **cicatrices** (> *VOIR CE MOT*).

CHEMOSIS

> *VOIR* RHINITE ALLERGIQUE.

CHENILLE

> *VOIR* INSECTES.

CHEVELU (CUIR)

Croûtes de lait
CALCAREA CARBONICA 9 CH,
trois granules trois fois par jour, à donner systématiquement.
• En cas de mauvaise odeur du cuir chevelu,

CAUSE DES MALADIES

La cause de la maladie permet parfois d'établir le traitement homéopathique
Lorsqu'on la connaît, la cause de la maladie permet de trouver plus aisément le médicament approprié. Par exemple, les suites de chagrin font penser avant tout à :
IGNATIA AMARA,
NATRUM MURIATICUM,
PHOSPHORICUM ACIDUM.
Le médecin, devant une telle cause, ne prescrit pas d'emblée l'un ou l'autre de ces médicaments, ni même les trois. Il interroge et examine son patient, et fait son choix après avoir étudié les symptômes du cas. La notion de cause (ou de « causalité », comme disent les homéopathes) permet de trouver plus rapidement le médicament indiqué. Cela n'est pas une règle absolue : le médecin peut être amené à prescrire un médicament autre que les trois cités plus haut.
L'exercice de la thérapeutique homéopathique est un art difficile.

En l'absence de cause connue, il est possible toutefois de prescrire
Si le médecin ne connaît pas la cause de la maladie, il n'est pas désemparé pour autant. Lorsqu'il a recueilli l'ensemble des symptômes de son patient, l'application du principe de similitude lui permet de remonter directement à la thérapeutique nécessaire. En résumé, connaître la cause est préférable mais non indispensable.

HEPAR SULFURIS CALCAREUM 9 CH,
à ajouter à raison de trois granules trois fois par jour.
• En cas de démangeaison,
MEZEREUM 9 CH,
à ajouter à raison de trois granules trois fois par jour.

Démangeaison du cuir chevelu, sans cause
OLEANDER 9 CH,
trois granules trois fois par jour.

Douleurs du cuir chevelu
OLEANDER 9 CH,
trois granules trois fois par jour.

Eczéma
GRAPHITES 9 CH,
VIOLA TRICOLOR 9 CH,
trois granules de chaque trois fois par jour, en attendant le traitement de fond par un médecin pratiquant l'homéopathie.

Loupes
BARYTA CARBONICA 9 CH,
trois granules trois fois par jour.
Ce traitement est préventif des loupes à venir, il ne fait pas disparaître celles qui existent déjà : ne les faire enlever que si elles sont visibles ou très gênantes.

Psoriasis
> *VOIR CE MOT.*

Séborrhée (excès de sécrétion des glandes du cuir chevelu)
NATRUM MURIATICUM 9 CH,
OLEANDER 9 CH,
PHOSPHORICUM ACIDUM 9 CH,
trois granules de chaque trois fois par jour, vingt jours par mois.

CHEVEUX

Cassants
FLUORICUM ACIDUM 9 CH,
trois granules trois fois par jour.

Chute des cheveux diffuse (ou alopécie)
PHOSPHORICUM ACIDUM 9 CH,
trois granules trois fois par jour.
> *VOIR CI-DESSOUS* pelade

Coloration des cheveux
Par principe, l'homéopathe est très méfiant vis-à-vis de ce qui est artificiel. La touche d'essai est donc particulièrement recommandée. En cas d'accident allergique récent, prendre le plus tôt possible :
ISOTHÉRAPIQUE 9 CH,
préparé à partir du colorant responsable, trois granules trois fois par jour jusqu'à disparition des symptômes.

Gras
PHOSPHORICUM ACIDUM 9 CH,
trois granules trois fois par jour.
Ne lavez pas trop souvent vos cheveux. Plus vous le faites, plus les glandes du cuir chevelu sécrètent de la matière grasse. Ne descendez jamais au-dessous de huit jours entre deux lavages avec un shampooing traitant, même s'il vous en coûte sur le plan esthétique. Si vous êtes déjà au-dessous de huit jours, revenez progressivement à ce délai. Si cela vous est impossible, utilisez des shampooings très doux.

Pelade (chute des cheveux en une « plaque » localisée)
FLUORICUM ACIDUM 9 CH,
trois granules trois fois par jour.

Pellicules
La constatation de pellicules ne constitue pas en elle-même un diagnostic ; il faut en connaître la cause, en particulier : **mycose**, **psoriasis** (> *VOIR CES MOTS*), ou **séborrhée** (> *VOIR CI-DESSUS*). Il est donc recommandé d'en parler au médecin. Pour les pellicules sans cause apparente, prendre :
PHOSPHORICUM ACIDUM 9 CH,
trois granules trois fois par jour.

Perte des cheveux, ou calvitie
> *VOIR CI-CONTRE CHUTE.*

Secs
THUYA OCCIDENTALIS 9 CH,
trois granules trois fois par jour.

CHEVILLE

Douleurs
> *VOIR RHUMATISMES.*

Entorses
> *VOIR CE MOT.*

CHIMIE

Médecine dite « chimique »
> *VOIR ALLOPATHIE.*

Utilise-t-on des produits chimiques en homéopathie ?
> *VOIR ALLOPATHIE, note en bas de la page.*

CHIMIOTHÉRAPIE

> *VOIR CANCER.*

CHLAMYDIOSE

Il s'agit d'une maladie sexuellement transmissible assez courante propagée par *Chlamydia trachomatis,* une sorte de microbe qui provoque des inflammations de l'urètre, du vagin, de la prostate. L'infertilité et la grossesse extra-utérine en sont des complications possibles. On peut être porteur de la maladie sans le savoir. Les antibiotiques sont efficaces. On peut ajouter :
MERCURIUS CORROSIVUS 5 CH,
trois granules trois fois par jour jusqu'à guérison complète (déterminée par un médecin).
> *VOIR ÉGALEMENT INFERTILITÉ, MALADIES SEXUELLEMENT TRANSMISSIBLES.*

CHOC

Choc anaphylactique
> *VOIR ALLERGIE.*

Choc émotif, affectif, moral
> *VOIR ÉMOTIONS.*

Choc opératoire
> *VOIR INTERVENTION CHIRURGICALE.*

Traumatismes
> *VOIR CE MOT.*

CHOLÉCYSTITE

Infection de la vésicule biliaire. Prendre :
MERCURIUS SOLUBILIS 9 CH,
PYROGENIUM 9 CH,
trois granules de chaque trois fois par jour. Consulter en cas de teint jaune ou de persistance de la fièvre.
> *VOIR CALCULS, COLIQUE HÉPATIQUE.*
> *VOIR AUSSI VÉSICULE BILIAIRE.*

CHOLÉRA

Le choléra, maladie infectieuse intestinale due au vibrion cholérique, se transmet par l'eau et les aliments contaminés. Sa gravité vient de la déshydratation qu'il entraîne. Il est rare en Europe, mais peut s'attraper au cours d'un voyage, en particulier dans un pays en voie de développement.
Il existe un traitement homéopathique. Se faire hospitaliser si possible, ne serait-ce que pour recevoir la réhydratation nécessaire, et faire en même temps le traitement ci-après. Si l'on est dans un pays lointain, démuni de ressources hospitalières et de médecin homéopathe, prendre :
• au début du choléra, surtout s'il y a état de choc et sensation intense de froid,
CAMPHORA 9 CH.
• si le cas semble grave, avec état d'agitation,
ARSENICUM ALBUM 9 CH.

- s'il y a beaucoup de crampes,
CUPRUM METALLICUM 9 CH.
- s'il y a prédominance de la diarrhée sur les autres symptômes, avec sueurs froides,
VERATRUM ALBUM 9 CH.
Prendre trois granules toutes les heures du médicament sélectionné. En cas de doute, alterner toutes les demi-heures deux ou trois des médicaments cités précédemment.

CHOLESTÉATOME

Il s'agit de l'envahissement de l'oreille moyenne par de l'épiderme, au cours d'une otite chronique avec tympan perforé. Le traitement est chirurgical. Prendre, afin de prévenir les récidives :
NITRICUM ACIDUM 5 CH,
trois granules trois fois par jour pendant quelques mois.

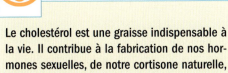

CHOLESTÉROL

Le cholestérol est une graisse indispensable à la vie. Il contribue à la fabrication de nos hormones sexuelles, de notre cortisone naturelle, de la vitamine D3 et des sels biliaires (qui nous aident à digérer). C'est un constituant des membranes cellulaires de tous nos organes. Le cholestérol que contient notre organisme provient de l'alimentation (dans une proportion de 30 %), mais aussi de la synthèse par le foie (70 %).

Les consensus médicaux officiels fixent son taux normal à 2 g/litre. Dans notre sang, il est attaché à certaines molécules, les lipoprotéines, qui sont de deux sortes, HDL et LDL.

Les lipoprotéines HDL (high density lipoproteins) récupèrent le cholestérol dans les organes où il se trouve en excès et le transportent jusqu'au foie pour faciliter son élimination. Elles débarrassent ainsi nos artères de leurs dépôts inutiles et réduisent d'autant le risque de complications circulatoires.

Les HDL transportent ce qu'on appelle le « bon cholestérol ». De leur côté les lipoprotéines LDL (low density lipoproteins) déposent, au contraire, le « mauvais cholestérol » sur les parois des artères. Il se forme ainsi, petit à petit, de véritables plaques de graisse, appelées « athéromes ». Un taux élevé de cholestérol favorise la sclérose des artères et la constitution des calculs biliaires.

- Le traitement de médecine classique est indispensable dès que le chiffre est supérieur de 10 % au taux normal. On peut ajouter :
PODOPHYLLUM PELTATUM 5 CH,
LYCOPODIUM CLAVATUM 5 CH,
CHOLESTERINUM 7 CH,
trois granules de chaque deux fois par jour aussi longtemps que nécessaire.
- Le régime est également incontournable. Les principales règles diététiques à observer sont les suivantes…
- Aliments à privilégier : viandes maigres, poissons, coquillages, crustacés, produits laitiers écrémés, féculents (pâtes, riz, pommes de terre, haricots, lentilles, pain…), légumes verts, crudités, salades, champignons, épices, condiments, huiles végétales (en particulier le tournesol et les mélanges d'huiles), fruits frais, fruits secs.
- Aliments à éviter ou à prendre en quantité modérée : beurre et aliments riches en beurre (en particulier les pâtisseries), produits laitiers à 20 % de matière grasse, charcuterie, abats, sauces grasses, fromages, fritures, œufs.

Le cholestérol en excès dans le sang n'est pas la seule graisse à redouter. Actuellement, les médecins attachent plus d'importance au triglycérides.

> *VOIR ÉGALEMENT TRIGLYCÉRIDES.*

CHOLESTÉROL

> *VOIR ENCADRÉ PAGE PRÉCÉDENTE.*

CHONDROCALCINOSE ARTICULAIRE

Il s'agit d'une maladie caractérisée par des dépôts de microcristaux de calcium dans les articulations, responsable de crises inflammatoires. C'est l'équivalent de la goutte, à ceci près que le calcium remplace ici l'acide urique. Les crises douloureuses touchent principalement le genou. Les causes déclenchantes les plus fréquentes sont une intervention chirurgicale ou un stress.
CALCAREA PHOSPHORICA 5 CH,
SOLANUM MALACOXYLON 5 CH,
trois granules de chaque trois fois par jour jusqu'à la fin de la crise.
> *VOIR AUSSI GOUTTE, RHUMATISMES, STRESS.*

CHRONIQUE (MALADIE)

La notion de maladie chronique est très importante en homéopathie. Dans les maladies à crises successives (comme l'asthme), il ne suffit pas de soigner les symptômes à chaque fois qu'ils se présentent. Il faut un traitement de fond pour modifier l'état chronique, sous-jacent et qui « explose » de temps en temps sous forme de crise. Cette notion de maladie chronique rejoint la conception classique du **terrain** (> *VOIR CE MOT*). Le traitement de la maladie chronique ne peut être fait que par le médecin homéopathe, car il nécessite de longues études pour être maîtrisé.

CHUTE DES CHEVEUX

> *VOIR CHEVEUX.*

CICATRICES

Pour atténuer les cicatrices ou traiter les complications possibles, prendre trois granules trois fois par jour de l'un des médicaments qui suivent.

Bourgeonnement
GRAPHITES 9 CH.
Utiliser également la pommade au **GRAPHITES**, qui est noire et ne peut donc être employée que le soir avec un pansement.

Chéloïdes (mauvaises cicatrices surélevées)
GRAPHITES 9 CH.

Cicatrice de brûlure
CAUSTICUM 9 CH.

Coloration
• si les cicatrices sont rouges,
LACHESIS MUTUS 9 CH.
• si les cicatrices sont bleues,
SULFURICUM ACIDUM 9 CH.

Démangeaison au niveau des cicatrices
FLUORICUM ACIDUM 9 CH.

Douloureuses
• par temps sec,
CAUSTICUM 9 CH.
• le long des trajets nerveux,
HYPERICUM PERFORATUM 9 CH.
• en cas de changement de temps,
NITRICUM ACIDUM 9 CH.
• par temps humide,
PHYTOLACCA DECANDRA 9 CH.

Entourées d'une série de vésicules
FLUORICUM ACIDUM 9 CH.

Prévention de la mauvaise cicatrisation après une opération
STAPHYSAGRIA 9 CH
(traitement à poursuivre pendant toute la durée de la cicatrisation).

Se rouvrent, suppurent
SILICEA 9 CH.

Saignent
LACHESIS MUTUS 9 CH.

CILS (CHUTE DES)

FLUORICUM ACIDUM 5 CH,
trois granules trois fois par jour, dix jours par mois pendant quelques mois.

CINQUIÈME MALADIE

Maladie virale bénigne de l'enfant, ressemblant à la rubéole.
PULSATILLA 9 CH,
trois granules trois fois par jour pendant cinq ou six jours suffiront à l'enrayer.

CIRCULATION (TROUBLES DE LA)

Ils sont du domaine de l'homéopathie.
> *VOIR LES RUBRIQUES CONCERNÉES, NOTAMMENT:* ARTÉRITE, PHLÉBITE, RAYNAUD (MALADIE DE), RÈGLES, ULCÈRES, VARICES.

CIRRHOSE

La cirrhose correspond à une désorganisation du foie qui est envahi par du tissu fibreux. Il devient gros et dur. Les principales causes en sont l'alcool (50 % des cas) et l'hépatite virale (B ou C). Il existe un traitement homéopathique de la cirrhose lorsqu'elle est encore à un stade peu avancé, c'est-à-dire avant qu'elle soit « décompensée » (on entend par là qu'il y a du liquide dans le ventre [ascite] et que le sang est trop fluide ; c'est alors trop tard pour l'homéopathie). La première mesure est, bien entendu, l'arrêt de l'intoxication alcoolique si elle existe (c'est une condition formelle). La deuxième est de consulter un homéopathe pour avoir un traitement adapté. **ARSENICUM ALBUM, SEPIA OFFICINALIS** et **PHOSPHORUS** sont les principaux éléments de la prescription.

CLAQUAGE

> *VOIR* MUSCLES.

CLAUSTROPHOBIE

Peur des espaces clos. On se trouvera bien de prendre: **ARGENTUM NITRICUM 9 CH,**
trois granules trois fois par jour, quinze jours par mois, pendant quelques mois.
> *VOIR AUSSI* PEURS.

CLIGNEMENT DES PAUPIÈRES

> *VOIR* PAUPIÈRES (SPASMES DES).

CLIMAT

La pathologie est influencée par les variations climatiques. Le paludisme, par exemple, peut gagner certaines régions habituellement épargnées en fonction de la température optimale (de 25 à 27°C) pour l'anophèle, le moustique qui dissémine la maladie en piquant les êtres humains. La canicule de l'été 2003 nous a rappelé combien nous sommes vulnérables. L'homme est en partie responsable du réchauffement actuel de la terre. Par ses pratiques de consommation, il contribue à l'augmentation de l'effet de serre, influence le cycle de l'eau, détruit ou perturbe les écosystèmes, met en danger de nombreuses espèces animales et végétales. D'un autre côté, le climat a des variations naturelles qui ne sont perceptibles que sur de longues périodes de temps dont l'échelle est supérieure à la durée d'une vie humaine. Il y a de quoi s'inquiéter, mais aussi des raisons de rester optimistes.
> *VOIR* COUP DE CHALEUR, ENGELURES, FROID, HIVER, HUMIDITÉ, MILIAIRE, PALUDISME, PARASITES, SOLEIL, TROPICALES (MALADIES), VOYAGE.

CLIMATISATION

CLIMATISATION

> *VOIR ENCADRÉ CI-DESSOUS.*

COCAÏNE

> *VOIR TOXICOMANIE.*

COCCYX

Pour les douleurs du coccyx, prendre trois granules trois fois par jour de l'un ou de plusieurs des remèdes suivants :
• en cas de chute sur le coccyx,
HYPERICUM PERFORATUM 9 CH.
• en cas de douleur après contrariété,
IGNATIA AMARA 9 CH.
• si on a une sensation d'engourdissement du coccyx,
PLATINA 9 CH.

CŒLIAQUE (MALADIE)

Maladie du nourrisson et du jeune enfant, parfois de l'adulte, due à une intolérance du tube digestif au gluten (matière azotée contenue dans les céréales). Le médecin institue donc un régime sans gluten, et l'on voit disparaître la diarrhée graisseuse ; le développement de l'enfant reprend. L'homéopathe instituera un traitement complémentaire pour hâter la guérison.
LYCOPODIUM CLAVATUM, PHOSPHORUS et **SILICEA** sont les médicaments qui sont le plus souvent prescrits dans cette maladie.

CŒUR

Les maladies cardiaques sont très fréquentes. Elles ont d'autant plus de chance de survenir qu'un ou plusieurs des facteurs suivants sont présents dans la vie quotidienne : hypertension artérielle, diabète, stress, embonpoint, alimenta-

CLIMATISATION

La climatisation permet la filtration des poussières, des moisissures et des allergènes. Bien entendu, elle apporte du confort. Certains microbes, cependant, se trouvent à l'aise dans les systèmes de climatisation. Ainsi peut-on, dans les bureaux, contracter par inhalation la « fièvre du lundi » : les microbes développent des toxines qui s'accumulent pendant le week-end et se retrouvent en suspension dans l'air au moment de la mise en route du système. On peut avoir ainsi : une fièvre sans frisson, une sensation de malaise général, une toux, voire une oppression thoracique.
La climatisation est également responsable du « syndrome des bâtiments malsains », fait de maux de tête, troubles de la concentration et de la mémoire, sensation de peau sèche, démangeaison et larmoiement oculaires, nez bouché, irritation de la gorge, oppression thoracique, odeurs désagréables, modification du goût. En cas de problèmes de santé liés à la climatisation du bureau ou de la maison, prendre :
ISOTHÉRAPIQUE 5 CH,
trois granules trois fois par jour, à chaque fois ou aussi longtemps que la climatisation est en marche.
L'**isothérapique** (> *VOIR CE MOT*) est à faire préparer par un laboratoire homéopathique en remettant au pharmacien (dans un flacon stérile) un peu de la poudre qui s'accumule derrière le grillage de la gaine de climatisation.
> *VOIR AUSSI FIÈVRE, LÉGIONELLOSE, TOUX.*

tion pauvre en fruits et légumes, manque d'exercice, tabagisme, ingestion régulière d'alcool.

Dans tous les cas de maladie du cœur, prendre :
IBERIS AMARA 5 CH,
trois granules trois fois par jour aussi longtemps que nécessaire.
Ajouter, selon le trouble précis, trois granules trois fois par jour de l'un des médicaments suivants :

Anxiété ressentie dans la région du cœur
KALMIA LATIFOLIA 9 CH.

Cœur « forcé » après un excès de sport
RHUS TOXICODENDRON 9 CH.

**Douleurs au cœur,
en particulier sensation de constriction**
CACTUS GRANDIFLORUS 9 CH.

Insuffisance cardiaque
Elle doit être soignée par la médecine classique, mais un tel traitement n'empêche pas de prendre simultanément des médicaments homéopathiques pour d'autres troubles.

Palpitations
• palpitations après une peur,
ACONITUM NAPELLUS 9 CH.
• palpitations violentes,
ACONITUM NAPELLUS 9 CH.
• palpitations après une grande joie,
COFFEA CRUDA 9 CH.
• palpitations après une contrariété,
IGNATIA AMARA 9 CH.
• palpitations à la ménopause,
LACHESIS MUTUS 9 CH.
• palpitations pendant la digestion,
LYCOPODIUM CLAVATUM 9 CH.
• palpitations en parlant,
NAJA TRIPUDIANS 9 CH.
• palpitations par le café,
NUX VOMICA 9 CH.
• palpitations dues aux vers,
SPIGELIA ANTHELMIA 9 CH.
• palpitations douloureuses,
SPIGELIA ANTHELMIA 9 CH.
• palpitations aggravées par le mouvement,
SPIGELIA ANTHELMIA 9 CH.
• palpitations avec mal de tête,
SPIGELIA ANTHELMIA 9 CH.

**Sensation de percevoir
la présence du cœur dans la poitrine**
PHOSPHORUS 9 CH.

Sensation que le cœur va s'arrêter de battre
GELSEMIUM SEMPERVIRENS 9 CH.

Souffle
NAJA TRIPUDIANS 9 CH,
améliore l'état général des personnes porteuses d'un « souffle » cardiaque (sans faire disparaître le souffle pour autant).

Tachycardie, cœur qui bat trop vite
LYCOPUS VIRGINICUS 9 CH.
> *VOIR ÉGALEMENT ANGINE DE POITRINE, ARYTHMIE, DIABÈTE, FIBRILLATION AURICULAIRE, INFARCTUS DU MYOCARDE, PALPITATIONS, POULS, STRESS, TENSION ARTÉRIELLE.*

COLÈRE

Douleurs, suite de colère
COLOCYNTHIS 9 CH,
trois granules toutes les heures jusqu'à cessation du symptôme.

Adulte irritable
NUX VOMICA 9 CH,
trois granules trois fois par jour.

Enfant agité et irritable
CHAMOMILLA VULGARIS 9 CH,
trois granules trois fois par jour.
> *VOIR ÉGALEMENT CARACTÈRE, ÉMOTIONS.*

COLIBACILLOSE

> *VOIR URINAIRE (INFECTION).*

COLIQUE

COLIQUE

Colique signifie « douleur spasmodique », et non « diarrhée » comme on le croit trop souvent.

Colique abdominale (spasmes intestinaux)
COLOCYNTHIS 9 CH,
MAGNESIA PHOSPHORICA 9 CH,
trois granules de quart d'heure en quart d'heure, en alternant, jusqu'à cessation de la douleur.

**Colique hépatique
(spasmes des voies biliaires)**
BERBERIS VULGARIS 9 CH,
CALCAREA CARBONICA 9 CH,
MAGNESIA PHOSPHORICA 9 CH,
trois granules en alternance, de cinq minutes en cinq minutes ou de quart d'heure en quart d'heure, selon l'intensité de la douleur.

**Colique néphrétique
(spasmes des voies urinaires)**
Mettre dans un verre d'eau cinq granules des médicaments suivants :
ARNICA MONTANA 9 CH,
BELLADONNA 9 CH,
BERBERIS VULGARIS 9 CH,
CALCAREA CARBONICA 9 CH,
LYCOPODIUM CLAVATUM 9 CH,
OCIMUM CANUM 9 CH,
PAREIRA BRAVA 9 CH.

COLONNE VERTEBRALE

Le mal de dos a tout particulièrement la réputation d'être le mal du siècle. Il est d'ailleurs à l'origine de 7 % des arrêts de travail. La douleur peut être intense et brutale ou plus chronique, siéger à n'importe quelle hauteur de la colonne vertébrale, s'accompagner d'une raideur, limiter les mouvements.
Le repos dans un fauteuil et les antidouleurs suffisent dans les cas légers.
Si le mal se prolonge, il faut consulter car il peut y avoir en arrière-plan une maladie plus sérieuse. En plus du traitement que l'on trouvera à la rubrique Rhumatismes, on peut être amené à prendre, en fonction de la localisation précise de la douleur sur la colonne vertébrale, l'un des médicaments suivants, à raison de trois granules trois fois par jour.

Cou
LACHNANTES TINCTORIA 9 CH.

Dos (de la base du cou à la ceinture)
• pour le haut du dos : ACTEA RACEMOSA 9 CH.
• pour la partie inférieure : SULFUR 9 CH.

Lombes (ou « reins »)
• lumbago avec douleurs irradiées au ventre : BERBERIS VULGARIS 9 CH.
• lumbago avec douleurs aggravées par le moindre mouvement et en toussant : BRYONIA ALBA 9 CH.
• lumbago amélioré par le mouvement et sur un plan dur : RHUS TOXICODENDRON 9 CH.
• lumbago à type de crampes : NUX VOMICA 9 CH.

Sacrum
AESCULUS HIPPOCASTANUM 9 CH.

Coccyx (> *VOIR CE MOT*)
Douleur tout le long de la colonne vertébrale
Prendre trois granules trois fois par jour de l'un des médicaments suivants :
• à cause d'une contrariété : IGNATIA AMARA 9 CH.
• à cause de la fatigue : SEPIA OFFICINALIS 9 CH.

En cas de contractures
Dans tous les cas où il y a des contractures musculaires, ajouter trois granules trois fois par jour de NUX VOMICA 9 CH.

> *VOIR AUSSI* ORDINATEUR, OSTÉOPOROSE, SCHEUERMANN (MALADIE DE).

CONDYLOMES

Agiter énergiquement et prendre une cuillerée à café de quart d'heure en quart d'heure ou d'heure en heure, selon l'intensité de la douleur.
> *VOIR ÉGALEMENT* CALCULS.

COLITE

Inflammation du colon, qui est spasmé et présente des diverticules (sortes de ramifications). Les symptômes principaux sont une alternance de diarrhée et de périodes de constipation, et des douleurs abdominales. Le traitement de fond est indispensable, ainsi qu'un régime. En attendant, on peut prendre :
NATRUM FULRICUM 9 CH,
MAGNESIA PHOSPHORICA 9 CH,
THUYA OCCIDENTALIS 9 CH,
trois granules de chaque trois fois par jour.
> *VOIR ÉGALEMENT* VENTRE.

COLONNE VERTÉBRALE

> *VOIR ENCADRÉ CI-CONTRE.*

COMÉDONS

> *VOIR* ACNÉ.

COMMOTION CÉRÉBRALE

> *VOIR* TRAUMATISME (CRÂNE).

COMPLEXES

> *VOIR ENCADRÉ CI-DESSOUS.*

COMPOSÉES (FORMULES)

> *VOIR ENCADRÉ PAGE SUIVANTE.*

CONCOURS

> *VOIR* TRAC.

CONDYLOMES

Les condylomes sont des verrues de la région anogénitale, plates ou en forme de chou-fleur. L'origine en est le VPH, ou papillomavirus, ou virus du papillome humain, transmis dans la majorité des cas par contact sexuel. L'infection peut être latente, en particulier chez les femmes, chez qui le virus pénètre souvent dans les cellules du col utérin sans provoquer de véritable condylome. Il est alors détecté à l'occasion d'un frottis cervical.

COMPLEXES

Certains médecins et la plupart des **guérisseurs** (> *VOIR CE MOT*) prescrivent couramment des gouttes où se trouvent plusieurs médicaments homéopathiques mélangés. Les malades reçoivent ainsi plusieurs mélanges différents chaque jour. Ce « complexisme » n'est pas de l'homéopathie sérieuse ; il peut avoir une efficacité passagère du fait que la prescription, par le nombre des médicaments qu'elle comporte, a toutes les chances de contenir le bon traitement, noyé dans la masse des substances ; il ne constituera jamais un traitement de terrain. Les « complexes » au sens psychologique du terme sont à traiter par la **psychothérapie** (> *VOIR CE MOT*), aidée d'un traitement homéopathique.

COMPOSÉES (FORMULES)

Il existe des facteurs favorisant l'éclosion des condylomes : les autres infections génitales, le tabagisme, la contraception hormonale, une carence en vitamines.

La prévention de l'infection est celle de toutes les maladies sexuellement transmissibles : hygiène génitale soigneuse et usage de préservatifs. En cas de condylome, il faut être sous la surveillance d'un médecin, car les cellules cervicales anormales peuvent évoluer vers le cancer du col de l'utérus. Il n'y a pas lieu de s'inquiéter outre mesure mais de se faire traiter à temps. Ajouter au traitement local du gynécologue (excision, électrocoagulation, laser) :
CINNABARIS 5 CH,
NITRICUM ACIDUM 5 CH,
THUYA OCCIDENTALIS 5 CH,
trois granules de chaque trois fois par jour pendant un ou deux mois.

La découverte de condylome, ou simplement du virus, n'est pas obligatoirement synonyme d'infi-

COMPOSÉES (FORMULES)

Les formules composées sont des mélanges, préparés à l'avance qui permettent d'obtenir une action thérapeutique même lorsqu'on ne sait pas quel médicament sélectionner pour un cas. Elles relèvent du complexisme, qui est critiquable en tant que mode de prescription courante mais peut être très utile pour l'automédication. L'action est superficielle et passagère.

Principales formules composées et leurs applications

ACIDUM PHOSPHORICUM COMPOSÉ : surmenage physique et intellectuel, troubles de la mémoire.
ACONITUM NAPELLUS COMPOSÉ : débuts de coup de froid.
AESCULUS COMPOSÉ : hémorroïdes, troubles de la circulation.
ALLIUM CEPA COMPOSÉ : coryza, rhume des foins.
ALOE SOCOTRINA COMPOSÉ : troubles intestinaux, diarrhée.
ARUM TRIPHYLLUM COMPOSÉ : affections des voies aériennes supérieures, laryngite.
CÉRÉALES GERMÉES : tonique, fortifiant.
CHELIDONIUM COMPOSÉ : « crise de foie », douleurs de la vésicule biliaire.
CINA COMPOSÉ : états vermineux.
DROSERA COMPOSÉ : toux spasmodique, coqueluche.
FORMICA RUFA COMPOSÉ : infection urinaire, boue urinaire.
HAMAMELIS COMPOSÉ : troubles de la circulation veineuse, varices.
HELONIAS DIOÏCA COMPOSÉ : règles douloureuses, insuffisance ovarienne.
HYDRASTIS COMPOSÉ 3 DH : insuffisance hépatique, paresse intestinale.
IPECA COMPOSÉ : catarrhes pulmonaires.
NUX VOMICA COMPOSÉ : digestions difficiles.
PASSIFLORA COMPOSÉ : insomnie, nervosité.
RHUS TOXICODENDRON COMPOSÉ : douleurs rhumatismales.
SABAL SERRULATA COMPOSÉ : troubles de la prostate.
SAPONARIA COMPOSÉ : inflammations de la peau.
SCROFULARIA COMPOSÉ : ganglions.
SEPIA OFFICINALIS COMPOSÉ : douleurs du bas-ventre.
TABACUM COMPOSÉ : mal des voyages, état nauséeux.

Posologie

Si l'on utilise les formules ci-dessus, prendre dix gouttes trois fois par jour de la formule composée choisie (dans un peu d'eau), jusqu'à amélioration.

délité. Plusieurs années peuvent s'écouler entre le début de l'infection et sa découverte.
> *VOIR ÉGALEMENT MALADIES SEXUELLEMENT TRANSMISSIBLES.*

CONFUSION MENTALE

Chez le vieillard dont l'esprit n'est pas clair, essayer :
BARYTA CARBONICA 9 CH,
trois granules trois fois par jour, à prendre indéfiniment.
> *VOIR AUSSI DÉLIRE.*

CONGESTION

Congestion cérébrale
> *VOIR ACCIDENT VASCULAIRE CÉRÉBRAL.*

Congestion hépatique
> *VOIR FOIE.*

Congestion pulmonaire
INFLUENZINUM 9 CH,
PHOSPHORUS 9 CH,
HEPAR SULFURIS CALCAREUM 9 CH,
trois granules de chaque trois fois par jour.

Congestion veineuse
> *VOIR VARICES.*

CONJONCTIVITE

> *VOIR RHINITE ALLERGIQUE, YEUX.*

CONSTIPATION

Une personne sur cinq est concernée. La constipation est franchement établie lorsque, plusieurs mois de suite, les selles ne s'évacuent pas plus de trois fois par semaine.
Il y a parfois une cause déclenchante : choc affectif, stress, intervention chirurgicale, modification des habitudes alimentaires, ou encore survenue d'une maladie intestinale que le médecin doit diagnostiquer.
Certaines circonstances la favorisent, comme le manque d'exercice, les voyages à l'étranger, la grossesse, le vieillissement.
Les médicaments allopathiques peuvent également contribuer au développement d'une constipation, notamment les antidépresseurs, les antihypertenseurs, certains antidouleurs comme la morphine, les antiparkinsoniens, les diurétiques. De manière inattendue, les laxatifs, qui agissent par irritation de l'intestin, font partie de la liste dans la mesure où ils entraînent une constipation réactionnelle. Il arrive aussi que la constipation fasse partie du tableau de l'« intestin irritable ». Dans ce cas, elle est associée à des douleurs de ventre et à du ballonnement. Elle alterne en général avec des épisodes de diarrhée.
Tout le monde connaît le danger des laxatifs classiques, qui agissent parce qu'ils irritent la muqueuse intestinale (spécialement ceux qui sont à base de phénolphtaléine). C'est une raison supplémentaire pour essayer l'homéopathie.

Constipation ancienne
Consulter un médecin pratiquant l'homéopathie. Le résultat n'est pas obtenu à chaque fois, mais il a encore moins de chance de l'être par l'automédication.

Constipation récente
Prendre trois granules trois fois par jour de l'un des médicaments qui suivent :
• en cas de nécessité de gros efforts, même pour une selle molle :
ALUMINA 9 CH.
• constipation avec selles très sèches :
BRYONIA ALBA 9 CH.
• selles décolorées, légères, flottant sur l'eau :
CHELIDONIUM MAJUS 9 CH.
• constipation pendant la grossesse :
COLLINSONIA CANADENSIS 9 CH.
• grosses selles avec traînées de mucus :
GRAPHITES 9 CH.

CONSULTATION HOMÉOPATHIQUE

Description générale d'une consultation chez un médecin pratiquant l'homéopathie

Il procède, avant tout, à un très long interrogatoire. Il cherche d'abord, comme ses confrères, les signes pouvant lui permettre de faire le diagnostic de la maladie à traiter. Quelquefois, ce temps se trouve raccourci du fait que la maladie est ancienne et que le « patient » (qui mérite bien son nom) a déjà consulté de nombreux médecins. Dans cette éventualité, le diagnostic de la maladie est déjà fait. Si ce n'est pas le cas, il y a peu de chances que l'homéopathe y arrive mieux que ses confrères. C'est surtout au niveau de la thérapeutique qu'il va donner un nouvel espoir au consultant. C'est justement au moment du diagnostic thérapeutique que la consultation prend un tour spécifique à l'homéopathie. Le médecin va rechercher les signes particuliers appartenant en propre au mode **réactionnel** (> *VOIR CE MOT*) du malade à sa maladie. Il n'est pas question de soigner comme en **allopathie** (> *VOIR CE MOT*), par exemple un ulcère d'estomac, à l'aide d'un schéma thérapeutique conventionnel et préétabli. Le médecin homéopathe doit trouver le traitement de monsieur X, ulcéreux, avec ses symptômes particuliers, qui sont différents des symptômes de monsieur Y, autre ulcéreux. Le temps du diagnostic thérapeutique est donc très délicat en homéopathie.

Il s'appuie sur l'examen physique, qui est identique à celui de tous les médecins, avec peut-être une attention supplémentaire pour certains signes que l'on peut découvrir au niveau du cuir chevelu, de la langue, de la peau, des ongles, etc., signes qui sont susceptibles d'aider à trouver le médicament indiqué (exemple : les ongles mous font penser à Thuya occidentalis). Si des examens de laboratoire et des radiographies s'avèrent nécessaires, ils sont, bien entendu, demandés. Enfin, vient le temps de la prescription et du commentaire de l'ordonnance (> *VOIR CE MOT*). Cette consultation, qui ressemble à celle des autres médecins et en même temps présente, par certains détails, un caractère particulier, exige de la part de la personne qui veut guérir une collaboration que nous allons maintenant définir.

Comment la consultation doit-elle être vécue par le patient ?

Tout d'abord, vous pouvez la préparer en sachant ce qu'est l'homéopathie. Pour cela, consultez les rubriques Maladies, Médicament homéopathique, Ordonnance, Théorie homéopathique.

Ensuite, vous pouvez aider le médecin dans son interrogatoire en portant une attention minutieuse aux questions qu'il vous pose. Répondez instinctivement, sans réfléchir, en employant des mots simples, tels qu'ils vous viennent et semblent qualifier au mieux vos symptômes.

Ne cherchez pas à savoir (du moins pas tout de suite) pourquoi le médecin vous pose telle ou telle question, occupez-vous seulement de tout tenter pour donner une réponse aussi objective que possible. N'essayez pas d'orienter le médecin dans sa recherche thérapeutique, sauf pour ajouter un détail qui vous paraît important.

N'ayez pas de fausse pudeur, un symptôme de caractère intime peut être capital. Jamais un médecin homéopathe ne sourira si vous lui dites que votre acné est sortie à la suite d'une déception sentimentale ou que votre intestin vous gêne comme si vous aviez quelque chose de vivant dans le ventre. Au contraire, cela peut l'aider à établir la bonne ordonnance ; plus le symptôme est personnalisé, « frappant, singulier, extraordinaire, caractéristique », plus il est utile au diagnostic thérapeutique.

Décrivez votre **angoisse** (> *VOIR CE MOT*) si elle trouble votre vie, mais ne la laissez pas parasiter la consultation. Toute réponse intéressante peut être retenue contre votre maladie.
Enfin, sachez écouter. Le médecin homéopathe a des conseils à vous donner, non seulement sur les médicaments appropriés à votre cas, mais aussi sur le plan de l'hygiène et de la diététique. Si vous savez vivre votre consultation, vous repartirez avec une provision d'espoir. La guérison ne sera plus alors qu'une question de patience.

- constipation pendant les règles :
GRAPHITES 9 CH.
- constipation sans faux besoin :
HYDRASTIS CANADENSIS 9 CH.
- constipation pendant la grossesse ou après l'accouchement :
HYDRASTIS CANADENSIS 9 CH.
- constipation en voyage :
IGNATIA AMRA 9 CH.
- constipation avec pensées constantes d'aller à la selle :
NATRUM MURIATICUM 9 CH.
- Constipation avec faux besoins inefficaces :
NUX VOMICA 9 CH.
- Constipation par abus de laxatifs :
NUX VOMICA 9 CH.
- constipation chez l'enfant qui se retient d'aller à la selle :
NUX VOMICA 9 CH.
- Aspect de billes rondes, comme des « crottes de mouton » :
MAGNESIA MURIATICA 9 CH.
> *VOIR AUSSI* BALLONNEMENT, OCCLUSION INTESTINALE, STRESS, VENTRE.

CONSTITUTIONS

> *VOIR TYPOLOGIE.*

CONSULTATION HOMÉOPATHIQUE

> *VOIR ENCADRÉ PAGE CI-CONTRE.*

CONTINENCE (TROUBLES DUS À LA)

> *VOIR SEXUELS (TROUBLES).*

CONTRACEPTION

> *VOIR ENCADRÉ PAGE SUIVANTE.*

CONTRACTURE

> *VOIR MUSCLES.*

CONTRARIÉTÉS (SUITE DE)

> *VOIR ÉMOTIONS.*

CONTUSION

> *VOIR BLESSURES.*

CONVALESCENCE

Pour la convalescence d'une maladie infectieuse (quelle qu'elle soit), on peut prendre pendant 15 jours :
SULFUR IODATUM 9 CH,
PULSATILLA 9 CH,
AVIAIRE 9 CH,
trois granules de chaque trois fois par jour.

CONVULSIONS FÉBRILES

Les convulsions dues à la fièvre se produisent lorsque celle-ci dépasse 40 °C. Si elles ne durent pas longtemps, il n'y aura pas de séquelles ; elles constitueront seulement un mauvais souvenir. Encore faut-il agir correctement, et dans l'ordre suivant :
— appeler le médecin de toute manière ;
— en attendant son arrivée, mettre l'enfant dans un bain à 1 °C au-dessous de la température qu'il a lui-même ;
— lui mettre sur la langue, toutes les deux minutes, trois granules de :
BELLADONNA 5 CH.
> *VOIR AUSSI ÉPILEPSIE, FIÈVRE.*

COQUELUCHE

La coqueluche est très facile à soigner par l'homéopathie. Il est habituel de dire que la coqueluche est grave si elle atteint un nourrisson âgé de moins de 1 an. Avec l'homéopathie, il n'y a jamais de danger, même à cet âge. Il n'est donc pas indispensable de faire une vaccination anticoquelucheuse.
Si la coqueluche se déclare chez un nourrisson, consulter un médecin. Pour le grand enfant, on peut consulter (c'est préférable) ou essayer les conseils suivants. Choisir un ou plusieurs des médicaments indiqués et en donner trois granules de chaque trois fois par jour.
• En cas de quintes entrecoupées de périodes de somnolence,
ANTIMONIUM TARTARICUM 9 CH.
• Si le larynx est très douloureux,
BELLADONNA 9 CH.
• Mucus épais et incolore pendant la quinte,
COCCUS CACTI 9 CH.
• L'enfant étouffe avant la quinte, son visage devient pourpre pendant celle-ci,
CORALLIUM RUBRUM 9 CH.
• Si les quintes sont calmées en buvant froid,
CUPRUM METALLICUM 9 CH.

CONTRACEPTION

Pilule, patch, stérilet, préservatif : chaque couple doit trouver le mode de contraception qui lui convient. Le médecin n'intervient que dans un second temps, après le choix, pour apporter son aide technique. Il donne son avis, oriente, sans véritablement trancher.
La pilule (sans parler de ses contre-indications classiques : cholestérol, séquelles de jaunisse, de phlébite, varices des membres inférieurs) s'immisce de manière artificielle dans l'équilibre biologique de l'organisme féminin et modifie son imprégnation hormonale. Elle est donc à éviter (sauf pour de courtes périodes). Toutefois, si vous l'utilisez déjà, sachez qu'elle n'empêche pas les médicaments homéopathiques d'agir. Il n'existe pas de contraceptif agissant par voie homéopathique.

Et les éventuelles complications ?
• Mauvaise tolérance du stérilet
CUPRUM METALLICUM 9 CH,
trois granules matin et soir aussi longtemps que le stérilet est utilisé.
• Allergie au latex du préservatif
SULFUR 12 CH,
une dose au moment de la crise, à ne pas répéter sans avis médical.
• Troubles digestifs liés à la pilule
NUX VOMICA 9 CH,
trois granules en même temps que chaque absorption de pilule.
• Intolérance de tous les moyens contraceptifs
SEPIA OFFICINALIS 9 CH,
trois granules trois fois par jour, régulièrement.
> *VOIR AUSSI GROSSESSE EXTRA-UTÉRINE.*

- En cas de « chant du coq »,
DROSERA ROTUNDIFOLIA 9 CH.
- En cas de saignement de nez pendant la quinte,
DROSERA ROTUNDIFOLIA 9 CH.
- Nausées en fin de quinte,
IPECA 9 CH.
- Éructations pendant la quinte,
SANGUINARIA CANADENSIS 9 CH.
- Larmoiement ou éternuements pendant la quinte,
SQUILLA MARITIMA 9 CH.
- Toux rauque, comme un aboiement,
SPONGIA TOSTA 9 CH.

COR AU PIED

Appliquer localement pour soulager **POMMADE ARNICA MONTANA 4 %** (sauf en cas de plaie).

CORONARITE

> *VOIR ANGINE DE POITRINE.*

CORYZA

> *VOIR RHUME.*

CORYZA SPASMODIQUE

> *VOIR RHINITE ALLERGIQUE.*

COU (DOULEURS DU)

> *VOIR COLONNE VERTÉBRALE.*

COUDE (DOULEURS DU)

Consulter la rubrique Rhumatismes, et ajouter systématiquement au choix effectué :
RHUS TOXICODENDRON 9 CH,
trois granules trois fois par jour.
> **VOIR ÉGALEMENT** *ÉPICONDYLITE.*

COUP

> *VOIR BLESSURES.*

COUP DE CHALEUR

S'il s'agit d'un nourrisson, le faire boire beaucoup. S'il refuse, appelez le médecin.
Un degré de plus et c'est l'épuisement dû à la canicule. Notre organisme est, dans les circonstances habituelles, capable de résister à la chaleur.
Un adulte en bonne santé peut tolérer une variation d'environ 3 °C de sa température interne sans que ses performances physiques et mentales en soient affectées de façon importante. En revanche, si les conditions sont extrêmes, il peut survenir un dangereux syndrome d'épuisement avec crampes, élévation de la température, maux de tête, vertiges, vomissements, accélération de la respiration et du pouls, troubles de la vue, perte de connaissance.
Au cours des vagues de chaleur, l'évaporation de la transpiration (donc la déperdition d'eau et de sel) est importante, ce qui peut conduire à la déshydratation et à la compensation par une accélération du cœur. Les enfants et les personnes âgées sont particulièrement sensibles à ces phénomènes.
Au moindre signe, il est impératif de placer la personne dans un endroit aussi frais que possible et aéré, de l'allonger, de la faire boire et d'appeler les secours.
On peut en outre faire fondre dans l'eau de boisson dix granules de chacun des médicaments suivants (ou au moins de ceux qu'on a sous la main) :
BELLADONNA 9 CH,
CHINA RUBRA 9 CH,
NATRUM CARBONICUM 9 CH.

COUPEROSE

CURES THERMALES

Par leurs effets naturels, les cures thermales sont un bon complément des traitements homéopathiques. Elles agissent dans le même sens et sur le même type de maladies.

En cas d'urgence, on peut utiliser la dilution que l'on trouve, même si ce n'est pas la 9 CH.
> *VOIR AUSSI* CLIMAT, MILIAIRE, SOLEIL (INSOLATION).

COUPEROSE

La couperose installée ne rétrocède pas, car le fin lacis de veinules qui la constitue est une modification anatomique, donc irréversible. Toutefois, on peut arrêter le processus avec :
CARBO ANIMALIS 9 CH,
trois granules trois fois par jour, vingt jours par mois.

COUPURE

> *VOIR* BLESSURES.

COURBATURES

Par la fatigue
ARNICA MONTANA 9 CH,
RHUS TOXICODENDRON 9 CH,
trois granules de chaque trois fois par jour.
> *VOIR ÉGALEMENT* SPORT.

Pendant la fièvre
PYROGENIUM 9 CH,
RHUS TOXICODENDRON 9 CH,
trois granules de chaque trois fois par jour.

COXARTHROSE

> *VOIR* HANCHES.

COXITE TRANSITOIRE

La coxite transitoire, ou « rhume de hanche », est une inflammation bénigne et passagère de l'articulation de la hanche, sans doute d'origine virale, qui apparaît généralement chez un enfant entre 3 et 10 ans, qui le fait boiter et lui donne une légère fièvre.
Le repos et un médicament homéopathique feront l'affaire, à condition que le diagnostic soit sûr, et donc établi par un médecin.
Faire prendre à l'enfant :
RHUS TOXICODENDRON 5 CH,
trois granules trois fois par jour jusqu'à guérison.

CRAMPES

Crampe de l'écrivain
ARGENTUM NITRICUM 9 CH,
MAGNESIA PHOSPHORICA 9 CH,
trois granules de chaque trois fois par jour.

Crampes d'estomac
> *VOIR* ESTOMAC.

Crampes musculaires
CUPRUM METALLICUM 9 CH,
NUX VOMICA 9 CH,
trois granules de chaque trois fois par jour.
Les crampes sont des contractions spontanées et douloureuses due à un manque d'oxygène au niveau des muscles.
Au moment de la crampe, étirer le muscle douloureux : par exemple, en cas de crampe du mollet, faire une flexion dorsale forcée du pied en tirant progressivement les orteils et le pied vers la face antérieure de la jambe.
> *VOIR AUSSI* DIALYSE.

CREVASSES

Traitement général
- si les crevasses ont un fond légèrement purulent, en tout cas jaunâtre,
GRAPHITES 9 CH,
trois granules trois fois par jour.
- si les crevasses ont un fond sanguinolent,
NITRICUM ACIDUM 9 CH,
trois granules trois fois par jour.

Traitement local
Pommade au **CASTOR EQUI,**
en application deux fois par jour.

CROISSANCE

Retard de croissance
CALCAREA CARBONICA 9 CH,
SILICEA 9 CH,
trois granules de chaque trois fois par jour, quinze jours par mois.
> *VOIR ÉGALEMENT* RACHITISME, SCHEUERMANN (MALADIE DE).

Pour fortifier un enfant qui grandit trop vite
CALCAREA PHOSPHORICA 9 CH,
trois granules trois fois par jour, pendant deux ou trois mois.

CROUP
> *VOIR* DIPHTÉRIE.

CROÛTES DE LAIT
> *VOIR* CHEVELU (CUIR).

CUIR CHEVELU
> *VOIR* CHEVELU (CUIR).

CUTI-RÉACTION
> *VOIR ENCADRÉ CI-DESSOUS*.

CYPHOSE
Courbure convexe de la colonne vertébrale.
> *VOIR* COLONNE VERTÉBRALE.

CYSTITE
> *VOIR* URINAIRE (INFECTION).

CUTI-RÉACTION

Une question est souvent posée au médecin homéopathe : « Dois-je laisser faire une cuti à mon enfant ? » Certains parents ont remarqué que leur enfant est sensible à l'effet de la cuti-réaction et qu'ensuite il présente une baisse de l'état général, une tendance aux rhumes ou aux otites. Trop de parents ont remarqué ce phénomène pour que l'on puisse douter de sa réalité. Le médecin homéopathe en est lui-même le témoin. Si l'enfant est sensible et qu'une cuti vient de déclencher des troubles, lui donner :
TUBERCULINUM 30 CH,
une dose à répéter au bout de quinze jours.
Il faut, bien entendu, éviter la multiplication des cutis. Si l'on doit en faire, préférer le « timbre tuberculinique ».
Si l'on ne connaît pas la sensibilité de l'enfant à la tuberculine, être prudent (enfants allergiques). Pour les autres enfants, laisser faire la cuti en étant prêt à intervenir à l'aide du médicament indiqué ci-contre.
Il n'est pas question d'interdire systématiquement la cuti, ce serait contraire à la loi. Il faut simplement être prudent et vigilant.

Remèdes

CACTUS GRANDIFLORUS

Substance de base : **le cactus à grandes fleurs.**
Symptômes les plus caractéristiques traités par CACTUS GRANDIFLORUS
Sensation de constriction un peu partout, spécialement au niveau du cœur, qui semble pris dans un étau ; palpitations violentes ; tendance aux hémorragies.
Principaux usages cliniques
Douleurs nerveuses du cœur ; angine de poitrine (agit sur l'élément spasmodique) ; névralgies diverses.

CALCAREA CARBONICA

Substance de base : **le carbonate de calcium tiré de la couche moyenne de l'écaille d'huître.**
Convient de préférence : aux sujets à tête ronde, à peau pâle, aux dents carrées, aux membres courts et qui, dans leur plus grande extension, n'atteignent pas tout à fait 180° ; à l'enfant en retard dans sa croissance (spécialement retard de la fermeture des fontanelles), assimilant mal.
Symptômes les plus caractéristiques traités par CALCAREA CARBONICA
Sensations de froid localisées ; transpiration de la tête et des pieds ; désir d'œufs ; acidité du tube digestif ; selles argileuses ; règles abondantes et revenant à la moindre émotion ; éruptions du cuir chevelu ; ganglions ; facilité à prendre froid.
Principaux usages cliniques
Rachitisme ; colique hépatique ; colique néphrétique ; diarrhée acide ; croûte de lait ; retard de croissance ; anémie ; polypes ; infections à répétition des voies aériennes supérieures.

CALCAREA FLUORICA

Substance de base : **le fluorure de calcium.**
Convient de préférence : au sujet d'aspect asymétrique, aux dents plantées irrégulièrement, aux membres lâches et qui, dans leur plus grande extension, font un angle supérieur à 180°.
Symptômes les plus caractéristiques traités par CALCAREA FLUORICA
Relâchement des tissus ; varices ; tendance aux nodosités osseuses ; induration de la peau, des ganglions, des os, des organes génitaux.
Principaux usages cliniques
Rachitisme ; varices ; ulcères variqueux ; fibromes.

le saviez-vous ?

LE CALCIUM
Le calcium est présent, à des degrés divers, dans un nombre incalculable de minéraux (marbre, craie, mine de plomb, etc.) et d'organismes vivants, des plantes au squelette des vertébrés en passant par la coquille des mollusques. Son utilisation en tant que médicament remonte à l'Antiquité, où il était ingéré sous forme d'écailles d'huître, de craie ou de coquilles d'œuf pilées. L'eau de chaux (de l'oxyde de calcium allongé avec de l'eau), par exemple, était réputée pour calmer les gastrites et jouer le rôle d'antipoison.

CALCAREA PHOSPHORICA

Substance de base : **le phosphate tricalcique.**
Convient de préférence : au sujet de grande taille, aux dents rectangulaires et plus hautes que larges, aux membres longs et qui, dans leur plus grande extension, font un angle de 180°.
Symptômes les plus caractéristiques traités par CALCAREA PHOSPHORICA
Os fragiles ; maux de tête par travail intellectuel ; grande facilité à prendre froid (rhume, rhinopharyngite, amygdalite, inflammation des poumons, etc.) ; ganglions ; diarrhée verte avec gaz fétides ; fistule anale ; phosphates dans les urines.
Principaux usages cliniques
Anémie ; rachitisme ; fractures ; infections à répétition des voies aériennes supérieures.

CALENDULA OFFICINALIS

Substance de base : **le souci des jardins.**
Convient de préférence : aux plaies infectées.
Symptômes les plus caractéristiques traités par CALENDULA OFFICINALIS
Plaies lacérées et infectées ; ulcères douloureux et purulents.

Principal usage clinique
Application locale de la teinture mère sur les plaies.

CAMPHORA

Substance de base : **le camphre.**
Convient de préférence : aux suites de refroidissement.
Symptômes les plus caractéristiques traités par CAMPHORA
État de « choc » après coup de froid, avec peau froide au toucher, haleine froide (et cependant le sujet refuse d'être couvert) ; perte des forces ; crampes ; diarrhée profuse avec urines rares.

Principaux usages cliniques
Début de tous les coups de froid sévères ; coryza ; choléra.

CANTHARIS

Substance de base : **la cantharide, ou mouche de Milan.**
Symptômes les plus caractéristiques traités par CANTHARIS
Envie permanente d'uriner avec douleurs incessantes de la vessie et de l'urètre ; sang dans les urines ; écoulement goutte à goutte des urines ; excitation sexuelle, soif intense avec impossibilité de boire ; grosses vésicules cutanées.

Principaux usages cliniques
Cystite violente ; diarrhée avec infection urinaire ; brûlures cutanées avec cloques.

le saviez-vous ?

LA CANTHARIDE
Ce coléoptère de couleur vert doré à reflets métalliques, qui dégage une odeur désagréable, vit principalement dans les troènes, les seringas, les lilas et les frênes du pourtour méditerranéen (il est aussi nommé « mouche d'Espagne » ou « mouche de Milan », bien qu'il n'ait rien à voir avec l'ordre des diptères). Si, en tant que médicament, la cantharide fut préconisée par Hippocrate pour traiter les brûlures ou l'hydropisie (gonflement généralisé), c'est pour son effet aphrodisiaque qu'elle est célèbre depuis l'Antiquité. L'insecte sécrète en effet une substance fort toxique, la cantharidine, qui a un effet vasodilatateur lorsqu'elle est prise à très faible dose. C'est pour cet effet que le marquis de Sade offrit à des prostituées des dragées à l'anis et à la cantharide lors d'une bacchanale, une façon de « séduire » considérée comme particulièrement perverse par ses concitoyens et qui mena le divin marquis en prison, l'une des femmes ayant été prise de vomissements et s'étant crue empoisonnée...

CAPSICUM ANNUUM

Substance de base : **le piment des jardins.**
Symptômes les plus caractéristiques traités par CAPSICUM ANNUUM
Sensation de brûlure des muqueuses, spécialement de la gorge (comme si on avait avalé du poivre) ; douleurs de gorge irradiant aux oreilles ; inflammation de la mastoïde ; grande soif ; frissons en buvant.

Principaux usages cliniques
Angine ; otite ; mastoïdite.

CARBO VEGETABILIS

Substance de base : **le charbon végétal.**

Symptômes les plus caractéristiques traités par CARBO VEGETABILIS
Stagnation du sang dans les vaisseaux; congestion veineuse; essoufflement; désir d'air frais, besoin d'être éventé; ballonnement de l'estomac avec douleurs constrictives; intolérance aux graisses; tête chaude avec corps froid; enrouement, surtout le soir; épuisement de l'énergie.

Principaux usages cliniques
Mauvaise digestion; « aérophagie »; asthme; troubles circulatoires; migraines; début de coqueluche.

CARDUUS MARIANUS

Substance de base : **le chardon-marie.**
Symptômes les plus caractéristiques traités par CARDUUS MARIANUS
Douleurs et augmentation de volume de la partie gauche du foie; vomissements bilieux; constipation; peau jaune; ulcères variqueux; vertiges.

Principaux usages cliniques
Hépatite; calculs biliaires; insuffisance hépatique; colique hépatique.

CAULOPHYLLUM THALICTROÏDES

Substance de base : **le cohosh bleu.**
Symptômes les plus caractéristiques traités par CAULOPHYLLUM THALICTROÏDES
Retard à l'accouchement par rigidité du col utérin; fausses douleurs d'accouchement; douleurs de règles rappelant celles de l'accouchement.

Principaux usages cliniques
Faciliter l'accouchement; règles douloureuses.

CAUSTICUM

Substance de base : **préparation à base de chaux et de potasse.**
Convient de préférence : au sujet triste et déprimé, sensible au malheur des autres, ayant l'appréhension d'un danger imminent.

Symptômes les plus caractéristiques traités par CAUSTICUM
Paralysies localisées, d'installation lente et progressive, évoluant sur le mode chronique, spécialement après exposition au froid sec; raideurs et déformations articulaires, améliorées par temps humide; sensation de brûlure des muqueuses; émission d'urine en toussant; peau sèche et jaune; verrues larges, saignant facilement; vieilles cicatrices douloureuses.

Principaux usages cliniques
Paralysies, en particulier paralysie faciale; verrues; rhumatismes déformants; constipation; laryngite; incontinence d'urine.

CEANOTHUS AMERICANA

Substance de base : **le thé de Jersey.**
Convient de préférence : aux séquelles de paludisme.
Symptômes les plus caractéristiques traités par CEANOTHUS AMERICANA
Grosse rate douloureuse; diarrhée.

Principaux usages cliniques
Maladies de la rate.

CEDRON

Substance de base : **le cédron, un arbre d'Amérique.**
Symptômes les plus caractéristiques traités par CEDRON
Douleur frontale allant d'une tempe à l'autre; fièvre avec engourdissement des membres; périodicité régulière des symptômes (ils reviennent tous les jours à la même heure).

Principaux usages cliniques
Migraines; névralgies faciales.

CHAMOMILLA VULGARIS

CHAMOMILLA VULGARIS

Substance de base : **la camomille.**
Convient de préférence : à l'enfant coléreux, agité, douillet, ayant une joue rouge et l'autre pâle.
Symptômes les plus caractéristiques traités par CHAMOMILLA VULGARIS
Douleurs violentes et surtout mal supportées ; elles sont améliorées quand l'enfant est porté dans les bras ou roulé en voiture ; agitation ; sueurs chaudes de la tête ; diarrhée verte ; humeur coléreuse.

Principaux usages cliniques
Troubles de la dentition ; névralgie faciale ; douleurs de règles ; douleurs d'accouchement ; insomnie ; rhumatismes ; diarrhée ; nervosité des enfants.

CHEIRANTHUS CHEIRI

Substance de base : **la giroflée.**
Principal usage clinique
Inflammation de la dent de sagesse.

CHELIDONIUM MAJUS

Substance de base : **la grande chélidoine.**
Symptômes les plus caractéristiques traités par CHELIDONIUM MAJUS
Douleurs de la région de la vésicule biliaire ; douleur à l'angle inférieur de l'omoplate droite ; gros foie ; peau jaune ; yeux jaunes ; urines foncées ; selles décolorées flottant sur l'eau ; prurit anal ; mal de tête.

Principaux usages cliniques
Spasmes ou inflammation des voies biliaires ; hépatite ; « jaunisse » ; troubles pulmonaires avec complications bilieuses ; rhumatismes ; migraines.

CHIMAPHILA UMBELLATA

Substance de base : **la pyrole en ombelle.**
Symptômes les plus caractéristiques traités par CHIMAPHILA UMBELLATA
Urines pleines de mucus ; sensation de balle dans le périnée ; grosse prostate ; on doit forcer pour uriner.

Principaux usages cliniques
Catarrhe de vessie ; troubles prostatiques.

CHINA RUBRA

Substance de base : **l'écorce de quinquina.**
Convient de préférence : au sujet anémique ; aux suites de perte de liquides vitaux (hémorragie, vomissements, diarrhée, etc.) ; aux antécédents de paludisme.
Symptômes les plus caractéristiques traités par CHINA RUBRA :
Ballonnement de tout le ventre ; diarrhée sans douleur mais avec épuisement après la selle ; gros foie ; grosse rate ; fièvre un jour sur deux ; hémorragie de sang foncé ; saignement de nez ; sensibilité au toucher et à la lumière ; bourdonnement d'oreilles ; mal de tête battant ; rhumatismes avec articulations enflées ; épuisement considérable ; retour périodique des symptômes.

Principaux usages cliniques
Mauvaise digestion ; diarrhée ; colique hépatique ; « jaunisse » ; bourdonnement d'oreilles ; rhumatismes ; allaitement épuisant ; séquelles d'hémorragie, d'anémie ; séquelles de paludisme ; fièvres diverses ; fatigue.

le saviez-vous ?

LE QUINQUINA
Le quinquina est un arbre tropical dont l'écorce a des propriétés fébrifuges traditionnellement utilisées par les Indiens du Pérou, qui le firent connaître aux Espagnols lorsque

ceux-ci conquirent l'Amérique du Sud. Le nom latin de la plante, *Cinchona,* et son surnom, « poudre de la comtesse », tirent leur origine de l'épouse du vice-roi du Pérou, la comtesse El Cinchon, qui aurait été guérie en 1631 d'une vilaine fièvre grâce à l'emploi de cette écorce (que l'on retrouve sous le nom « China » en homéopathie). Le quinquina atteint la France en 1679 grâce à un Anglais, Robert Talbot, qui s'en sert pour guérir le Dauphin. Trois ans plus tard, Jean de La Fontaine écrit un poème de quelques centaines de vers à la gloire de ce remède, alors devenu un véritable phénomène de mode : « ... Doublez, s'il est besoin, l'usage de l'écorce ; / Selon que le malade a plus ou moins de force, / Il demande un quina plus ou moins véhément. / Laissez un peu de temps agir la maladie ; / Cela fait, tranchez court ; quelquefois un moment / Est maître de toute une vie. »

CHIONANTHUS VIRGINICUS

Substance de base : **l'arbre de neige.**
Symptômes les plus caractéristiques traités par CHIONANTHUS VIRGINICUS
Migraines bilieuses périodiques ; gros foie ; grosse rate ; peau jaune.
Principaux usages cliniques
Migraines bilieuses ; « jaunisse ».

CICUTA VIROSA

Substance de base : **la ciguë vireuse.**
Symptômes les plus caractéristiques traités par CICUTA VIROSA
Spasmes violents de toutes sortes ; dilatation des pupilles ; comportement infantile.
Principal usage clinique
Convulsions.

CINA

Substance de base : **le Semen contra, une sorte d'armoise.**
Convient de préférence : à l'enfant vermineux, agité, grinçant des dents, aux yeux cernés.
Symptômes les plus caractéristiques traités par CINA
Faim insatiable ; démangeaison du nez ; douleurs du ventre, surtout au niveau du nombril ; toux ; démangeaison de l'anus ; agitation nerveuse.
Principaux usages cliniques
Verminose (pour combattre les symptômes, mais le produit ne tue pas les vers) ; enfant nerveux ; coqueluche.

CISTUS CANADENSIS

Substance de base : **le ciste du Canada.**
Symptômes les plus caractéristiques traités par CISTUS CANADENSIS
Rhume au moindre air froid avec sensation de froid dans le nez ; catarrhe chronique ; ganglions cervicaux.
Principaux usages cliniques
Rhume ; pharyngite ; ganglions.

COCCULUS INDICUS

Substance de base : **la coque du Levant.**
Symptômes les plus caractéristiques traités par COCCULUS INDICUS
Vertiges à la vue du mouvement (quand on regarde passer les voitures, par exemple) ; mal de tête (dans la région de l'occiput), avec l'impression de quelque chose qui s'ouvre et se ferme à ce niveau ; engourdissement musculaire douloureux ; lenteur dans l'exécution des mouvements ; ralentissement intellectuel.
Principaux usages cliniques
Mal des transports ; migraine ; vertiges ; crise de spasmophilie ; règles douloureuses.

le saviez-vous ?

LA COQUE DU LEVANT

Les drupes sombres de cet arbrisseau des régions tropicales d'Asie (Malabar et Moluques) renferment une amande blanchâtre contenant de la picrotoxine, une substance qui assurait aux anciens des pêches quasi miraculeuses. Il suffit en effet de jeter dans l'eau les fruits desséchés de la coque du Levant pour que les poissons se mettent à tourner en rond, puis s'immobilisent ventre en l'air ; il ne reste plus aux pêcheurs qu'à se baisser pour les « cueillir ». On a longtemps cru que la chair de ces poissons était exempte de toxines pour l'homme, mais l'inverse est aujourd'hui tenu pour acquis, aussi cette méthode de pêche a-t-elle été interdite.

COCCUS CACTI

Substance de base : **la cochenille.**
Symptômes les plus caractéristiques traités par COCCUS CACTI
Inflammation des muqueuses ; toux avec mucosités abondantes, épaisses, difficiles évacuer ; chatouillement dans le larynx.

Principaux usages cliniques
Toux spasmodique ; coqueluche ; laryngite.

COFFEA CRUDA

Substance de base : **le café non torréfié.**
Symptômes les plus caractéristiques traités par COFFEA CRUDA
Insomnie avec abondance d'idées ; activité incessante de l'esprit ; agitation physique ; palpitations violentes ; douleurs intolérables.

Principaux usages cliniques
Insomnie ; cœur nerveux ; névralgies dentaires.

COLCHICUM AUTUMNALE

Substance de base : **le colchique d'automne.**
Symptômes les plus caractéristiques traités par COLCHICUM AUTUMNALE
Crise aiguë de goutte avec rougeur de l'articulation, extrême sensibilité au toucher ; la crise se déplace rapidement d'une articulation à l'autre ; nausées à l'odeur des aliments ; diarrhée d'automne.

Principaux usages cliniques
Goutte ; diarrhée.

COLLINSONIA CANADENSIS

Substance de base : **le collinsonia.**
Symptômes les plus caractéristiques traités par COLLINSONIA CANADENSIS
Constipation marquée, surtout pendant la grossesse ; hémorroïdes avec saignement et douleurs piquantes, comme par un paquet d'aiguilles ; hémorroïdes concomitantes de troubles gynécologiques ; alternance d'hémorroïdes et de palpitations, d'hémorroïdes et de maux de tête.

Principaux usages cliniques
Constipation ; hémorroïdes ; prurit anal.

COLOCYNTHIS

Substance de base : **la coloquinte.**
Symptômes les plus caractéristiques traités par COLOCYNTHIS
Douleurs crampoïdes violentes, améliorées par la chaleur et la pression forte ; irritabilité par la douleur.

Principaux usages cliniques
Colique hépatique ; colique néphrétique ; colique abdominale ; sciatique ; névralgie faciale ; règles douloureuses.

CONIUM MACULATUM

Substance de base : **la grande ciguë.**
Convient de préférence : aux suites de traumatismes des glandes, seins en particulier.
Symptômes les plus caractéristiques traités par CONIUM MACULATUM
Vertiges en tournant la tête sur le côté, améliorés en fermant les yeux ; larmoiement ; paralysies diverses avec marche difficile ; jet urinaire intermittent ; induration et hypertrophie des ganglions, des seins, des ovaires, de la prostate ; incapacité de faire un effort mental.
Principaux usages cliniques
Vertiges ; mastose ; ganglions ; paralysies.

CORALLIUM RUBRUM

Substance de base : **le corail rouge.**
Symptômes les plus caractéristiques traités par CORALLIUM RUBRUM
Toux rapide comme une mitraillade, avec figure congestionnée, pourpre ; mucus abondant dans l'arrière-nez ; saignement de nez ; l'air inspiré semble froid.
Principaux usages cliniques
Coqueluche ; rhume ; toux spasmodique.

CRATAEGUS OXYACANTHA

Substance de base : **l'aubépine.**
Symptômes les plus caractéristiques traités par CRATAEGUS OXYACANTHA
Hypertension artérielle, pouls faible.
Principal usage clinique
Hypertension artérielle.

CROCUS SATIVUS

Substance de base : **le safran.**
Symptômes les plus caractéristiques traités par CROCUS SATIVUS
Sensation de quelque chose de vivant dans le ventre ; spasmes musculaires ; humeur variable, où prédomine l'envie de rire.
Principal usage clinique
Crises de nerfs.

CROTON TIGLIUM

Substance de base : **l'huile du pignon d'Inde.**
Symptômes les plus caractéristiques traités par CROTON TIGLIUM
Éruptions vésiculeuses très démangeantes, mais le grattage est douloureux ; éruptions, particulièrement des parties génitales ; alternance d'éruptions et de diarrhées.
Principaux usages cliniques
Eczéma ou zona des régions génitales.

CUPRUM METALLICUM

Substance de base : **le cuivre.**
Symptômes les plus caractéristiques traités par CUPRUM METALLICUM
Crampes musculaires ; spasmes musculaires violents ; hoquet ; toux spasmodique calmée en buvant de l'eau froide ; diarrhée avec douleurs crampoïdes.
Principaux usages cliniques
Crampes ; spasmes ; convulsions ; coqueluche ; toux.

CYCLAMEN EUROPAEUM

Substance de base : **le cyclamen.**
Symptômes les plus caractéristiques traités par CYCLAMEN EUROPAEUM
Migraine ophtalmique avec scintillements multicolores ; vertige « transparent » (on voit en même temps les objets à leur place et en train de bouger) ; hoquet pendant la grossesse ; scrupulosité exagérée.
Principaux usages cliniques
Migraine ophtalmique ; migraine menstruelle ; mélancolie.

Troubles et maladies

DANGER DE L'HOMÉOPATHIE

> *VOIR ENCADRÉ CI-DESSOUS.*

DARTRES

Éruption croûteuse dans diverses maladies de peau.

Traitement général
GRAPHITES 9 CH,
MEZEREUM 9 CH,
trois granules de chaque trois fois par jour, jusqu'à disparition.

Traitement local
POMMADE AU CALENDULA,
une ou deux fois par jour.

DÉCALAGE HORAIRE

Les déplacements intercontinentaux provoquent une désynchronisation des rythmes biologiques. L'horloge interne est perturbée dès que l'on franchit rapidement quatre fuseaux horaires, spécialement si l'on se déplace vers l'est. On observe de la fatigue, un manque de concentration, des troubles du sommeil. Il faut deux ou trois jours pour réajuster le cycle veille-sommeil. Prendre :
COCCULUS INDICUS 9 CH,
trois granules chaque soir au coucher pendant toute la durée du voyage.
> *VOIR ÉGALEMENT VOYAGE (L'HOMÉOPATHIE EN).*

DÉCALCIFICATION

> *VOIR DÉMINÉRALISATION, OS.*

DÉCHAUSSEMENT DES DENTS

> *VOIR DENTS.*

DÉCOLLEMENT DE RÉTINE

> *VOIR YEUX.*

DÉCOLLEMENT DU VITRÉ

> *VOIR YEUX.*

DÉFINITION DE L'HOMÉOPATHIE

> *VOIR THÉORIE HOMÉOPATHIQUE.*

DANGER DE L'HOMÉOPATHIE

Y a-t-il des médicaments homéopathiques dangereux ?
À partir du moment où ils sont suffisamment dilués, il n'y a aucun danger, quel que soit le médicament homéopathique, même si le nom évoque un produit toxique, comme **ARSENICUM** ou **OPIUM**. On peut dire qu'à partir de la dilution 3 CH (> *VOIR INFINITÉSIMAL*) il n'y a plus de possibilité d'intoxication. Au-dessous, cela dépend de la substance de base.

Donc, par principe, il convient de se méfier (il vaut mieux être prudent par excès) de tous les médicaments (même provenant d'un laboratoire homéopathique) :
— en teinture mère (TM) ;
— en décimale (X ou D) ;
— en 1 CH ou 2 CH.
Beaucoup d'entre eux sont inoffensifs, mais seul un médecin homéopathe ou un pharmacien peuvent vous le dire avec précision pour chaque cas.

DÉGÉNÉRESCENCE MACULAIRE LIÉE À L'ÂGE (DMLA)

> VOIR YEUX.

DÉGLUTITION

> VOIR AVALER (DIFFICULTÉ POUR).

DÉLIRE

Le délire est peu sensible à la thérapeutique homéopathique. Le médecin homéopathe arrive rarement à se contenter de sa méthode ; à plus forte raison, le lecteur aura peu de chance d'y réussir. Néanmoins, en cas d'isolement, essayer :
• en cas de délire aigu avec hallucinations,
BELLADONNA 9 CH,
trois granules tous les quarts d'heure ou toutes les heures ;
• de délire avec besoin de chercher querelle et excitation sexuelle,
HYOSCYAMUS NIGER 9 CH,
même posologie ;
• de délire loquace avec excitation de nature religieuse, **STRAMONIUM 9 CH,**
même posologie.
• délire avec force inhabituelle,
STRAMONIUM 9 CH,
même posologie.
> VOIR AUSSI CONFUSION MENTALE.

DELIRIUM TREMENS

Il s'agit d'un état de confusion mentale avec agitation et hallucinations, survenant chez une personne alcoolodépendante à la suite d'un sevrage brutal. Si le cas est pris au début, l'homéopathie peut suffire. Tout en déclenchant les secours médicaux, donner au patient une dose de :

STRAMONIUM 30 CH.
On peut la répéter quelques heures plus tard si les symptômes semblent recommencer.
> VOIR AUSSI ALCOOL (PROBLÈMES D').

DÉMANGEAISON, PRURIT

Si la démangeaison accompagne une lésion de peau,
> VOIR LA RUBRIQUE CORRESPONDANTE : ECZÉMA, PSORIASIS, URTICAIRE, etc.
Si la démangeaison est isolée, sans lésion apparente sur la peau, prendre l'un des médicaments qui suivent, à raison de trois granules trois fois par jour jusqu'à disparition du trouble.

Selon l'origine
• démangeaison sans cause,
DOLICHOS PRURIENS 9 CH.
• démangeaison chez une personne âgée,
DOLICHOS PRURIENS 9 CH.
• démangeaison par contrariété,
IGNATIA AMARA 9 CH.

Selon les modalités
Aggravations
• démangeaison par l'alcool,
CHLORALUM 9 CH.
• par la chaleur,
DOLICHOS PRURIENS 9 CH.
• la nuit,
DOLICHOS PRURIENS 9 CH.
• par la laine,
HEPAR SULFURIS CALCAREUM 9 CH.
• par le grattage,
MEZEREUM 9 CH.
• au moindre contact,
RANUNCULUS BULBOSUS 9 CH.
• au déshabillage,
RUMEX CRISPUS 9 CH.
• au grand air,
RUMEX CRISPUS 9 CH.

Amélioration
• par la chaleur,
ARSENICUM ALBUM 9 CH.
• en faisant saigner,
DOLICHOS PRURIENS 9 CH.
• par l'eau froide,
FAGOPYRUM ESCULENTUM 9 CH.
• par le grattage,
RHUS TOXICODENDRON 9 CH.

Selon la sensation
• sensation de brûlure améliorée par la chaleur,
ARSENICUM ALBUM 9 CH.
• sensation de brûlure améliorée par le froid,
SULFUR 9 CH.
• en cas de démangeaison très violente,
MEZEREUM 9 CH.
• si la démangeaison se déplace (au fur et à mesure que l'on gratte à un endroit, elle recommence spontanément ailleurs),
STAPHYSAGRIA 9 CH.
• en cas de démangeaisons semblables à des piqûres d'aiguille,
URTICA URENS 9 CH.

Selon les troubles concomitants
• démangeaison avec troubles hépatiques ou constipation,
DOLICHOS PRURIENS 9 CH.
• démangeaison avec frilosité,
MEZEREUM 9 CH.
Localement : appliquer du talc au **CALENDULA**.
> *VOIR ÉGALEMENT ANUS (démangeaison), GROSSESSE.*

DÉMINÉRALISATION

La déminéralisation (ou manque de sels minéraux) se marque en particulier par des taches blanches sur les ongles. Prendre :
CALCAREA PHOSPHORICA 6 DH,
NATRUM MURIATICUM 6 DH,
deux comprimés de chaque aux deux principaux repas, vingt jours par mois, pendant quatre mois.
Attention : les taches se déplacent lentement vers le bord libre des ongles ; il leur faut donc quelques mois pour disparaître.

DENGUE

Il s'agit d'une maladie virale des pays tropicaux, transmise par un moustique, et qui se traduit par un état grippal avec douleurs musculaires et osseuses. Prendre :
EUPATORIUM PERFOLIATUM 9 CH,
trois granules six fois par jour jusqu'à guérison.

DENTISTES HOMÉOPATHES

> *VOIR ENCADRÉ PAGE SUIVANTE.*

DENTITION DE L'ENFANT

Sortie d'une dent
Choisir, selon le trouble qui accompagne la sortie d'une dent, un ou plusieurs des médicaments qui suivent, à raison de trois granules trois fois par jour :
• fièvre,
ACONITUM NAPELLUS 9 CH.
• douleurs dentaires,
CHAMOMILLA VULGARIS 9 CH.
• joue rouge,
CHAMOMILLA VULGARIS 9 CH.
• diarrhée,
PODOPHYLLUM 9 CH.

Retard de la dentition
CALCAREA CARBONICA 9 CH,
SILICEA 9 CH,
trois granules de chaque trois fois par jour.

DENTS

Abcès dentaire
MERCURIUS SOLUBILIS 9 CH,
trois granules trois fois par jour.

Allergie à la prothèse dentaire
ISOTHÉRAPIQUE 9 CH,
trois granules trois fois par jour.
L'isothérapique (> *VOIR CE MOT*) sera préparé à partir de la résine utilisée pour la fabrication de la prothèse.

Carie dentaire
• si les dents cariées sont noires,
KREOSOTUM 9 CH,
trois granules trois fois par jour.
• si les dents cariées sont grises,
MERCURIUS SOLUBILIS 9 CH,
trois granules trois fois par jour.

Déchaussement
LYCOPODIUM CLAVATUM 9 CH,
MERCURIUS SOLUBILIS 9 CH,
trois granules de chaque trois fois par jour, quinze jours par mois, pendant plusieurs mois.

Dentition de l'enfant
> *VOIR RUBRIQUE PRÉCÉDENTE.*

Douleurs dentaires
Trois granules trois par jour ou toutes les heures de l'un des médicaments suivants :
• pour les douleurs améliorées par l'eau chaude,
ARSENICUM ALBUM 9 CH.
• pour les douleurs très violentes,
CHAMOMILLA VULGARIS 9 CH.
• pour les douleurs aggravées en parlant,
CHAMOMILLA VULGARIS 9 CH.
• pour les douleurs améliorées par l'eau froide,
COFFEA CRUDA 9 CH.
• pour les douleurs améliorées en se frottant les joues,
MERCURIUS SOLUBILIS 9 CH.
• pour les douleurs dentaires pendant les règles,
STAPHYSAGRIA 9 CH.
Localement, appliquer sur la gencive, au niveau de la dent douloureuse, quelques gouttes de :
PLANTAGO TM.

Émail dentaire (perte de l')
CALCAREA FLUORICA 9 CH,
trois granules trois fois par jour, vingt jours par mois, pendant quelques mois ; on arrêtera ainsi la progression du trouble.

Extraction
Avant une extraction, prendre :
ARNICA MONTANA 9 CH,
GELSEMIUM SEMPERVIRENS 9 CH,
trois granules de chaque trois fois par jour, en commençant la veille.

Fistule dentaire
MERCURIUS SOLUBILIS 9 CH,
SILICEA 9 CH,
trois granules de chaque trois fois par jour.

Fluxion dentaire
MERCURIUS SOLUBILIS 9 CH,
trois granules trois fois par jour.

Forme des dents,
> *VOIR TYPOLOGIE.*

Grincement de dents (bruxisme)
BELLADONNA 9 CH,
trois granules tous les soirs au coucher jusqu'à cessation.

Névralgie dentaire
BELLADONNA 9 CH,

DENTISTES HOMÉOPATHES

Il existe des dentistes pratiquant l'homéopathie. Ils peuvent préparer les patients aux travaux dentaires, calmer les douleurs dentaires, traiter les affections simples de la bouche sans médication allopathique.
> *VOIR ÉGALEMENT DENTS.*

DÉSÉQUILIBRE À LA MARCHE

DÉODORANTS

L'homéopathe se méfie des déodorants, comme de tout ce qui est artificiel. Leur usage est moins logique que le lavage (plusieurs fois par jour s'il le faut, et au savon de Marseille). Même les déodorants qui ne freinent pas la transpiration sont à éviter, sauf emploi une fois en passant pour une raison précise.

trois granules trois fois par jour.
> *VOIR AUSSI* AMALGAMES DENTAIRES.

Parodontose (pyorrhée)
> *VOIR CI-APRÈS* Pyorrhée.

Préparation aux travaux dentaires
> *VOIR CI-AVANT* Extraction.

Pyorrhée alvéolo-dentaire
Elle se manifeste par la suppuration et la rétraction des gencives. Prendre :
GUN POWDER 3 DH TRIT.,
trois mesurettes trois fois par jour,
et
MERCURIUS SOLUBILIS 9 CH,
trois granules trois fois par jour.

Sagesse
Pour tous les troubles dus à la dent de sagesse :
CHEIRANTHUS CHEIRI 9 CH,
trois granules trois fois par jour.

HYDRASTIS COMPOSÉ 3 DH,
trois granules trois fois par jour.

DERMATOSE

Synonyme de « maladie de peau ».
> *VOIR* PEAU.

DERMITE DE PRÉS

La dermite des prés se produit chez certaines personnes quand trois conditions sont réunies : contact prolongé avec l'herbe, peau mouillée par la sueur ou les bains, exposition au soleil. Prendre :
APIS MELLIFICA 9 CH,
CANTHARIS 9 CH,
RHUS TOXICODENDRON 9 CH,
trois granules de chaque médicament trois fois dans la journée.
> *VOIR AUSSI* HERBE COUPÉE.

DÉODORANTS

> *VOIR ENCADRÉ CI-DESSUS.*

DERMOGRAPHISME

> *VOIR* URTICAIRE.

DÉPRESSION NERVEUSE

> *VOIR ENCADRÉ PAGES SUIVANTES.*

DESCENTE D'ORGANES

> *VOIR* PROLAPSUS.

DÉPURATIF

C'est le traitement de fond homéopathique (à demander à un médecin) qui est le meilleur « dépuratif ». En attendant, on peut prendre :

DÉSÉQUILIBRE À LA MARCHE

> *VOIR* MARCHE.

DÉPRESSION NERVEUSE

Déprime ou dépression nerveuse ?
C'est une question de degré. Plus qu'un état d'âme, la « déprime » est un début de dépression nerveuse, un mal de vivre qui précède la pathologie proprement dite.

La dépression elle-même est faite de tristesse, ralentissement de la pensée, perte du plaisir dans les activités habituellement considérées comme attrayantes, manque d'intérêt pour la sexualité, sentiment de dévalorisation et de culpabilité. Elle s'accompagne parfois de pensées suicidaires.

Cette maladie a des répercussions physiques, comme la fatigue, la perte d'appétit ou encore les troubles du sommeil.

Dans certains cas, elle prend une forme masquée où les symptômes physiques sont au premier plan, comme les migraines, les douleurs du dos ou du ventre.

Les symptômes psychiques existent, mais ils ne s'expriment que de manière discrète. Les causes de la dépression nerveuse sont multiples. Il peut s'agir d'une structure interne de la personne qui semble faite pour vivre déprimée. Dans d'autres cas plus transitoires, la dépression constitue une réaction à un événement précis, responsable d'un véritable traumatisme psychisme, comme la perte d'un proche. Signalons à ce propos que le deuil est nécessaire ; non seulement lors de la disparition d'un proche mais pour toutes sortes de privations que la vie peut nous imposer : séparation d'avec le conjoint, perte d'emploi, etc. À chaque fois, si l'on veut repartir dans la vie, le deuil doit être mené à son terme.

Les antidépresseurs et la psychothérapie sont les traitements recommandés par la plupart des médecins. Toutefois, il faut savoir que les antidépresseurs classiques peuvent entraîner des effets indésirables : perte de vigilance, somnolence, excitation. L'homéopathie est préférable à chaque fois qu'elle est possible.

L'homéopathie est-elle suffisante pour traiter une dépression nerveuse ?
Elle l'est certainement pour une dépression nerveuse qui commence. Dès que le sujet devient triste, pleure de façon incontrôlable, perd de l'intérêt pour son travail ou ses activités annexes, il faut beaucoup l'entourer, le choyer, prendre sur soi si possible une partie de son poids moral, l'inciter à faire de la gymnastique (occuper le corps aide à guérir l'esprit) et, bien sûr, consulter un médecin pratiquant l'homéopathie. Si pour une raison ou une autre ce n'est pas possible dans l'immédiat, il faut lui donner un ou plusieurs des médicaments qui suivent, à raison de trois granules de chaque trois fois par jour.

Selon la cause
- mise à la retraite,
GERMANIUM METALLICUM 9 CH.
- après un événement qui a laissé une impossibilité de s'exprimer,
GERMANIUM METALLICUM 9 CH.
- pour une dépression nerveuse après contrariété, chagrin, deuil,
IGNATIA AMARA 9 CH.
- après surmenage intellectuel,
KALIUM PHOSPHORICUM 9 CH.
- après ennuis professionnels,
LYCOPODIUM CLAVATUM 9 CH.
- après déception sentimentale,
NATRUM MURIATICUM 9 CH.
- pendant les règles ou après un accouchement (baby blues),
SEPIA OFFICINALIS 9 CH.

DÉPRESSION NERVEUSE

• dépression saisonnière (l'automne et l'hiver, par manque de lumière),
SEPIA OFFICINALIS 9 CH.

Selon les modalités
Aggravation
• par la consolation,
NATRUM MURIATICUM 9 CH.
• par la musique,
NATRUM SULFURICUM 9 CH.
• dans le noir,
PHOSPHORUS 9 CH.
Amélioration
• en mangeant,
ANACARDIUM ORIENTALE 9 CH.
• en compagnie,
ARSENICUM ALBUM 9 CH.

Selon les sensations
• impression comme si on avait été battu,
ARNICA MONTANA 9 CH.
• anxiété et dépression en même temps,
ARSENICUM ALBUM 9 CH.
• en cas de désespoir de guérir (« À quoi bon se soigner ? »),
ARSENICUM ALBUM 9 CH.
• en cas de dégoût de vivre, d'idées suicidaires, de douleur morale,
AURUM METALLICUM 9 CH.
• si le sujet se fait des reproches à lui-même,
AURUM METALLICUM 9 CH.
• en cas d'indifférence à tout ou d'épuisement intellectuel,
PHOSPHORICUM ACIDUM 9 CH.

Selon les troubles concomitants
• si l'excitation alterne avec de la dépression,
HYOSCYAMUS NIGER 9 CH.
• dépression avec oppression respiratoire,
IGNATIA AMARA 9 CH.

• avec lenteur intellectuelle,
KALIUM PHOSPHORICUM 9 CH.
• avec perte de mémoire,
KALIUM PHOSPHORICUM 9 CH.
• avec amaigrissement,
NATRUM MURIATICUM 9 CH.
• avec tendance à ruminer les problèmes,
NATRUM MURIATICUM 9 CH.
• avec soif,
NATRUM MURIATICUM 9 CH.
• dépression masquée,
NATRUM MURIATICUM 9 CH.
• avec besoin de manger du chocolat,
SEPIA OFFICINALIS 9 CH.
• avec frilosité,
SILICEA 9 CH.

Peut-on associer homéopathie et médecine allopathique dans un cas de dépression nerveuse ?

Dans la plupart des cas, ce n'est pas nécessaire. Il suffit de commencer directement par l'homéopathie. Dans certains cas graves (risque de suicide), il est parfois utile d'agir extrêmement fort avec des médicaments chimiques. C'est au médecin de décider. Enfin, évoquons le cas où un traitement de la dépression nerveuse est déjà en cours avec l'allopathie. Souvent le patient va mieux, mais la dépression n'en finit pas. Il doit alors consulter un médecin homéopathe, qui le fera passer sans à-coup d'un traitement à l'autre ; il laissera sans doute, au début, les deux traitements se superposer, pour ne garder dans un second temps que les médications homéopathiques.

Le traitement homéopathique peut ainsi guérir une « queue de dépression » qui n'en finit pas.

> *VOIR AUSSI MANIACO-DÉPRESSION, STRESS.*

DÉSHYDRATATION DU NOURRISSON

> **VOIR** TOXICOSE.

DIABÈTE

L'excès permanent de sucre dans le sang correspond, selon les cas, soit à l'incapacité du pancréas à produire de l'insuline (diabète de type 1, que l'on voit principalement chez l'enfant et l'adolescent), soit à l'incapacité de l'organisme à réagir correctement à l'action de l'insuline produite par le pancréas (diabète de type 2, beaucoup plus fréquent). Il y a environ 150 millions de diabétiques dans le monde, près de 3 millions en France. Le régime et l'activité physique sont essentiels pour combattre cette maladie, quoique de nombreux diabétiques n'en soient pas vraiment persuadés.

Les antidiabétiques de médecine classique sont obligatoires. Le traitement homéopathique ne guérit pas le diabète, cependant il contribue à la prévention des complications : atteinte de la rétine, des reins, des artères, du cœur, du système nerveux, de la peau (furoncles, ulcérations). L'association du diabète avec l'hypertension artérielle, l'hypercholestérolémie, l'obésité et/ou le tabagisme complique encore la situation. En outre, dans certains cas, le traitement de fond permet de diminuer la quantité d'antidiabétiques classiques dans la mesure où il procure un meilleur équilibre au patient. Consulter.

DIAGNOSTIC

> *VOIR ENCADRÉ PAGE CI-CONTRE.*

DIALYSE

Les crampes musculaires chez les personnes sous dialyse rénale peuvent être combattues à l'aide de :
CUPRUM ARSENICOSUM 9 CH,

trois granules trois fois par jour les jours de dialyse.

DIARRHÉE

Les diarrhées récentes peuvent être traitées en suivant les conseils qui suivent. Prendre trois granules trois fois par jour d'un ou de plusieurs des médicaments sélectionnés selon les symptômes.

Selon la cause
• après coup de froid sur le ventre,
ACONITUM NAPELLUS 9 CH.
• après excès alimentaire,
ANTIMONIUM CRUDUM 9 CH.
• après consommation d'aliments sucrés,
ARGENTUM NITRICUM 9 CH.
• pendant la dentition,
CHAMOMILLA VULGARIS 9 CH.
• pour les diarrhées d'origine infectieuse (intoxication alimentaire, turista, etc.),
ARSENICUM ALBUM 9 CH.
• après une coupe de cheveux,
BELLADONNA 9 CH.
• diarrhée émotive (avant un événement important ou après une mauvaise nouvelle),
GELSEMIUM SEMPERVIRENS 9 CH.
• par les huîtres,
LYCOPODIUM CLAVATUM 9 CH.
• par le lait,
MAGNESIA MURIATICA 9 CH.
• après excès d'alcool,
NUX VOMICA 9 CH.
• après abus de laxatifs,
NUX VOMICA 9 CH.
• par le gras,
PULSATILLA 9 CH.
• par les glaces,
PULSATILLA 9 CH.
• après avoir mangé de la rhubarbe,
RHEUM OFFICINALE 9 CH.
• après un rhume,
SANGUINARIA CANADENSIS 9 CH.
• par les fruits,

DIAGNOSTIC

Au cours de sa consultation, un médecin homéopathe fait deux diagnostics, l'un clinique, l'autre thérapeutique.
> *VOIR CONSULTATION HOMÉOPAHITQUE.*

VERATRUM ALBUM 9 CH.
• pendant les règles,
VERATRUM ALBUM 9 CH.

Selon les modalités
• diarrhée aggravée après les repas, spécialement le petit-déjeuner,
NATRUM SULFURICUM 9 CH.
• diarrhée aggravée le matin de bonne heure, tirant le patient du lit,
SULFUR 9 CH.

Selon l'aspect des selles
• selles mi-solides, mi-liquides,
ANTIMONIUM CRUDUM 9 CH.
• selles comme de l'eau,
CHINA RUBRA 9 CH.
• selles décolorées, blanches,
PHOSPHORICUM ACIDUM 9 CH.
• selles jaunes contenant de la bile,
PODOPHYLLUM PELTATUM 9 CH.
• selles vertes,
CHAMOMILLA VULGARIS 9 CH.

Selon les troubles concomitants
• diarrhée avec selle involontaire, qu'on ne peut retenir,
ALOE SOCOTRINA 9 CH.
• avec selles de très mauvaise odeur,
ARSENICUM ALBUM 9 CH.
• avec épuisement après être allé à la selle,
CHINA RUBRA 9 CH.
• sans douleur,
CHINA RUBRA 9 CH.
• avec douleurs améliorées quand on se plie en deux,
COLOCYNTHIS 9 CH.

• avec selles explosives sortant en force,
CROTON TIGLIUM 9 CH.
• avec selles brûlantes et vomissements bilieux,
IRIS VERSICOLOR 9 CH.
• avec selles d'odeur acide,
MAGNESIA CARBONICA 9 CH.
• avec sensation de vide dans le ventre après être allé à la selle,
PODOPHYLLUM PELTATUM 9 CH.
• avec sueurs froides,
VERATRUM ALBUM 9 CH.
• avec nausées, langue propre,
IPECA 9 CH.
• en cas de sensation de pierre à l'estomac,
BRYONIA ALBA 9 CH.
Consulter s'il n'y a pas amélioration très rapide, surtout pour les enfants

DIATHÈSE

On ne peut mieux définir la diathèse que ne le fait *Le Petit Robert* : « Disposition générale d'une personne à être atteinte par un ensemble d'affections de même nature, simultanément ou successivement. »
> *VOIR TERRAIN.*

DIÈTE

La diète ne s'impose dans les maladies infectieuses aiguës que s'il y a simultanément des troubles digestifs. Sinon, la fièvre étant déjà source de fatigue, il n'y a pas lieu de diminuer les apports alimentaires. Bien sûr, on consommera des mets simples.

107

DIÉTÉTIQUE

> VOIR RÉGIME.

DIGESTION DIFFICILE

Voici une série de conseils qui vous aideront en cas de dyspepsie, ou mauvaise digestion.
Les médicaments seront pris à raison de trois granules trois fois par jour du ou des médicaments retenus, avant ou après les repas, selon les cas.

Pesanteur après les repas
• en cas de sensation d'estomac trop plein avec langue blanche, comme si la peau du lait était étalée dessus,
ANTIMONIUM CRUDUM 9 CH.
• les aliments restent plusieurs heures dans l'estomac,
LYCOPODIUM CLAVATUM 9 CH.
• en cas de ballonnement après les repas,
LYCOPODIUM CLAVATUM 9 CH.
• besoin de faire une longue sieste (une courte sieste aggrave la situation),
LYCOPODIUM CLAVATUM 9 CH.
• besoin de faire une courte sieste, qui fait du bien,
NUX VOMICA 9 CH.
• en cas de sensation d'estomac trop plein, avec langue chargée dans sa partie postérieure,
NUX VOMICA 9 CH.
Avant un « bon repas », si vous avez peur de ne pas digérer, prenez systématiquement :
NUX VOMICA 9 CH,
trois granules une demi-heure avant.

Intolérance à certains aliments
Beurre : **PULSATILLA 9 CH.**
Bière : **KALIUM BICHROMICUM 9 CH.**
Café : **IGNATIA AMARA 9 CH.**
Carottes : **LYCOPODIUM CLAVATUM 9 CH.**
Choucroute : **BRYONIA ALBA 9 CH.**
Choux : **PETROLEUM 9 CH.**
Confiture : **ARGENTUM NITRICUM 9 CH.**
Écrevisses : **ASTACUS FLUVIATILIS 9 CH.**
Fraises : **FRAGARIA VESCA 9 CH.**
Fromage : **PTELEA TRIFOLIATA 9 CH.**
Fruits : **CHINA RUBRA 9 CH.**
Glaces : **PULSATILLA 9 CH.**
Gras : **PULSATILLA 9 CH.**
Homard, langouste :
HOMARUS GAMMARUS 9 CH.
Huîtres : **LYCOPODIUM CLAVATUM 9 CH.**
Lait : **NITRICUM ACIDUM 9 CH.**
Légumes : **HYDRASTIS CANADENSIS 9 CH.**
Miel : **ARGENTUM NITRICUM 9 CH.**
Œufs : **FERRUM METALLICUM 9 CH.**
Oignons : **LYCOPODIUM CLAVATUM 9 CH.**
Pain : **BRYONIA ALBA 9 CH.**
Pâtisserie : **PULSATILLA 9 CH.**
Poisson : **CHININUM ARSENICOSUM 9 CH.**
Pommes de terre : **ALUMINA 9 CH.**
Sel : **PHOSPHORUS 9 CH.**
Sucre : **ARGENTUM NITRICUM 9 CH.**
Thé : **SELENIUM 9 CH.**
Viande :
— en général : **FERRUM METALLICUM 9 CH.**
— porc : **PULSATILLA 9 CH.**
— veau : **KALIUM NITRICUM 9 CH.**
Vin : **NUX VOMICA 9 CH.**
Vinaigre : **ANTIMONIUM CRUDUM 9 CH.**

Intolérance à l'odeur de la nourriture
COLCHICUM AUTUMNALE 9 CH.

Intoxication alimentaire
ARSENICUM ALBUM 9 CH,
PYROGENIUM 9 CH,
trois granules de chaque trois fois par jour.

Indigestion après une contrariété
IGNATIA AMARA 9 CH,
trois granules trois fois dans la journée.

Urticaire d'origine alimentaire
> VOIR URTICAIRE.
> VOIR AUSSI BALLONNEMENT, FLATULENCES.

DILATATION DES BRONCHES

La dilatation des bronches correspond à une destruction des cartilages bronchiques et ne

DILUTION

La dilution est le premier temps de la préparation d'un médicament homéopathique. On prend un produit de base et on le dilue au 1/100, puis on dilue le produit obtenu à nouveau au 1/100, et ainsi de suite jusqu'à trente fois. Entre chaque dilution, on procède au second temps de la préparation, c'est-à-dire à la **dynamisation** (> *VOIR CE MOT*).

Dans la conversation courante, dès que l'on veut qualifier une petite dose, on parle de « dose homéopathique », mais en général il s'agit encore d'une quantité que l'on peut peser, ce qui n'a rien à voir avec l'exiguïté de la dose homéopathique.
> *VOIR THÉORIE HOMÉOPATHIQUE.*

relève pas de l'homéopathie.
On peut toutefois soigner les poussées infectieuses surajoutées.
> *VOIR ÉGALEMENT BRONCHITE.*

DILUTION

> *VOIR ENCADRÉ CI-DESSUS.*

DIPHTÉRIE

La diphtérie peut très bien se soigner par homéopathie. Le seul problème est de déterminer à coup sûr le bon traitement pour chaque cas particulier, étant donné qu'en homéopathie il n'y a jamais de traitement routinier convenant à tout le monde. Le sérum antidiphtérique de la médecine classique, utilisé à temps, est efficace à 100 %. Parfois il laisse des séquelles, mais il n'y a pas lieu de s'en plaindre dans la mesure où une vie a été sauvée.

En conclusion, seul un médecin entraîné peut se contenter d'un traitement homéopathique, et encore avec prudence. Il peut donner un traitement pendant quelques heures : si une amélioration s'amorce, il continue ; sinon, il passe au sérum antidiphtérique.

DIVERTICULOSE COLIQUE

> *VOIR COLITE.*

DOIGTS

Crampes
MAGNESIA PHOSPHORICA 9 CH,
trois granules trois fois par jour.

Déformés, noueux
KALIUM IODATUM 9 CH,
trois granules trois fois par jour, quinze jours par mois pendant quelques mois.

DOSE

La dose administrée à chaque prise de médicament homéopathique est infinitésimale (> *VOIR THÉORIE HOMÉOPATHIQUE*). Dans un sens restreint, on appelle « dose » le petit tube de globules (ou parfois le petit sachet de poudre) à prendre en une seule fois et à ne reprendre que sur indication du médecin.
> *VOIR MÉDICAMENT, ORDONNANCE.*

DOPAGE

DOULEURS

La douleur constitue un signal d'alarme, et, à ce titre, elle a sa raison d'être. Elle indique un organe en souffrance et donne, en quelque sorte, l'alerte. Sans douleur du ventre, les personnes présentant une appendicite mourraient de péritonite. De même, une crise d'angine de poitrine permet de réduire les efforts et de se soigner avant la survenue d'un infarctus du myocarde. Il faut tout faire pour calmer la douleur, essayer en même temps de comprendre pourquoi elle survient, et consulter si nécessaire. Dans certaines conditions, la douleur a une dimension émotionnelle qui doit être décodée. La douleur se calme sous l'effet d'un traitement homéopathique, à condition (comme toujours) de soigneusement sélectionner le médicament indiqué. Il n'y a pas de médicament spécifique «contre la douleur». À chaque cas particulier convient une préparation en fonction de la cause, des sensations, des symptômes d'accompagnement, des circonstances d'aggravation ou d'amélioration, des horaires, etc.

Pour les douleurs récentes, consulter ce guide en fonction de la localisation ou du nom de la maladie.

Écrasés
ARNICA MONTANA 9 CH,
HYPERICUM PERFORATUM 9 CH,
trois granules de chaque d'heure en heure, ou trois fois par jour en alternance, selon l'intensité des douleurs.

Engelures
> *VOIR CE MOT.*

Fissures
> *VOIR CREVASSES, ECZÉMA.*

Sensation de doigts morts
SECALE CORNUTUM 5 CH,
trois granules trois fois par jour.

Rhumatisme
KALIUM IODATUM 9 CH,
trois granules trois fois par jour, à prendre systématiquement en plus d'un traitement choisi dans la rubrique Rhumatismes.

DOPAGE

> *VOIR SPORT.*

DOS

> *VOIR COLONNE VERTÉBRALE.*

DOSE

> *VOIR ENCADRÉ PAGE PRÉCÉDENTE.*

DOULEURS

> *VOIR ENCADRÉ CI-DESSUS.*

DRAINAGE

Certains médecins utilisent dans leurs prescriptions, outre le traitement de fond homéopathique et le traitement des symptômes, des associations de médicaments constituant le drainage. Il s'agit de formules préparant les organes à l'action des autres médicaments. Il y a ainsi des gouttes pour le foie, l'estomac, l'intestin, la peau, etc.

Les formules composées répondent en gros à la définition du drainage.

> *VOIR COMPOSÉES (FORMULES).*

DROGUE

> *VOIR* TOXICOMANIE.

DUODÉNUM

L'ulcère du duodénum se soigne comme l'ulcère d'estomac.
> *VOIR* ESTOMAC.

DUPUYTREN (MALADIE DE)

Il s'agit de la rétraction et du durcissement des tendons fléchisseurs de la paume de la main. Lorsque la maladie est installée et gênante, la seule solution est chirurgicale. Lorsqu'elle débute, on peut freiner son évolution avec :
TUBERCULINUM RESIDUUM 9 CH,
trois granules trois fois par jour, vingt jours par mois.

DURILLON

> *VOIR* COR AU PIED.

DYNAMISATION

> *VOIR ENCADRÉ CI-DESSOUS.*

DYNAMISME

> *VOIR ENCADRÉ PAGE SUIVANTE.*

DYSENTERIE

Comme il n'est pas question, lors de l'automédication, d'établir soi-même le diagnostic de dysenterie, se reporter à la rubrique Diarrhée.
Le médecin, consulté si nécessaire, aura à faire les examens indispensables afin d'assurer le diagnostic et de prescrire le traitement homéopathique le plus approprié.

DYSHIDROSE

> *VOIR* ECZÉMA.

DYSLEXIE

La dyslexie est une difficulté durable à identifier, à comprendre et à reproduire les symboles écrits. Elle se produit chez 8 à 10 % des enfants normalement scolarisés, sans déficience sensorielle ni maladie neurologique ou mentale. On observe une confusion des lettres de forme voisine (b et d par exemple), une confusion phonétique des sons voisins (f et v), des difficultés à combiner les lettres en syllabes et en mots. Les dyslexiques ont des problèmes pour apprendre à lire et font des fautes en écrivant. Sur le plan homéopathique, le médicament de ces enfants (à faire vérifier par un médecin homéopathe) est en général **LYCOPODIUM CLAVATUM.**

DYNAMISATION

Second temps de la préparation des médicaments homéopathiques (la première étant la dilution). Après chacune des déconcentrations, ou « dilutions » (qui constituent le premier temps), on procède à des secousses mécaniques afin de provoquer une agitation moléculaire : c'est la dynamisation. Si l'on omet ce temps, la préparation n'est pas active.
> *VOIR THÉORIE HOMÉOPATHIQUE.*

DYSMÉNORRHÉE

DYNAMISME

Les médicaments homéopathiques n'agissent évidemment pas par leur quantité, qui est infinitésimale (> *VOIR THÉORIE HOMÉOPATHIQUE*). La seule approche explicative que l'on puisse faire actuellement de leur action est de leur accorder une puissance dynamique. Par leur énergie, ils fourniraient à l'organisme une sorte de message codé qui le pousse à réagir. Dans cette conception, la bonne santé est le retour à l'équilibre dynamique, c'est-à-dire l'équilibre entre les agents externes qui attaquent l'organisme et l'organisme lui-même, qui leur résiste.
> *VOIR RÉACTIONNEL (MODE)*.

DYSMÉNORRHÉE

Douleurs de **règles** (> *VOIR CE MOT*).

DYSPEPSIE

Difficulté de la **digestion** (> *VOIR CE MOT*).

DYSPNÉE

Difficulté de respirer.
> *VOIR ESSOUFFLEMENT*.

DYSURIE

Difficulté pour **uriner** (> *VOIR CE MOT*).

ÉCOLOGIE

> *VOIR ENCADRÉ PAGE CI-CONTRE*.

ECSTASY

> *VOIR TOXICOMANIE*.

ECZÉMA

L'eczéma est l'une des maladies où l'homéopathie est le plus spectaculaire. Essayer, selon le trouble éprouvé, un ou deux des médicaments qui suivent, à raison de trois granules trois fois par jour.

Selon la cause
- en cas d'eczéma chez un gros mangeur,
ANTIMONIUM CRUDUM 9 CH.
- en cas d'eczéma après une vaccination,
MEZEREUM 9 CH.

Selon les modalités
Aggravation
- eczéma aggravé à la mer,
NATRUM MURIATICUM 9 CH.
- aggravé au soleil,
NATRUM MURIATICUM 9 CH.
- aggravé l'hiver,
PETROLEUM 9 CH.
- aggravé par l'eau,
SULFUR 9 CH.
- aggravé par la chaleur,
SULFUR 9 CH.

Amélioration
- eczéma amélioré par la chaleur,
ARSENICUM ALBUM 9 CH.
- amélioré par le froid,
SULFUR 9 CH.

Selon l'aspect
- eczéma rosé,
APIS MELLIFICA 9 CH.

ÉJACULATION PRÉCOCE

• sec, en fine poudre,
ARSENICUM ALBUM 9 CH.
• sec, en grosses squames,
ARSENICUM IODATUM 9 CH.
• avec peau rouge,
BELLADONNA 9 CH.
• avec grosses bulles,
CANTHARIS 9 CH.
• avec suintement,
GRAPHITES 9 CH.
• avec surinfection qui s'étend en tache d'huile en direction de la peau saine,
HEPAR SULFURIS CALCAREUM 9 CH.
• avec croûtes,
MEZEREUM 9 CH.
• avec fissures à fond sanglant,
NITRICUM ACIDUM 9 CH.
• avec vésicules,
RHUS TOXICODENDRON 9 CH.
• en cas de dyshidrose (petits grains transparents sous la peau),
RHUS VENENATA 9 CH.

Selon la localisation
• Anus
BERBERIS VULGARIS 9 CH.
• Bouche (tour de bouche)
SEPIA OFFICINALIS 9 CH.
• Cuir chevelu
OLEANDER 9 CH.
• Coude (pli du coude)
BERBERIS VULGARIS 9 CH.
• Front
NATRUM MURIATICUM 9 CH.
• Genou (creux du genou)
CEREUS BOMPLANDII 9 CH.
• Main
– dos : **PIX LIQUIDA 9 CH.**
– paume : **ANAGALLIS ARVENSIS 9 CH.**
– bout des doigts : **PETROLEUM 9 CH.**
• Menton
PRIMULA OBCONICA 9 CH.
• Oreilles
– derrière les oreilles : **GRAPHITES 9 CH.**
– dans le conduit auditif : **PSORINUM 9 CH.**
• Parties génitales
CROTON TIGLIUM 9 CH.
• Pied
– eczéma corné : **ANTIMONIUM CRUDUM 9 CH.**
– eczéma fissuré : **LYCOPODIUM CLAVATUM 9 CH.**
• Poignet
PRIMULA OBCONICA 9 CH.
Dans les cas où il y a démangeaisons, ajouter :
CROTUM TIGLIUM 5 CH,
trois granules trois fois par jour aussi longtemps que nécessaire.
Consulter un médecin homéopathe en cas d'eczéma chronique.
> *VOIR AUSSI ALLERGIE, ATOPIE.*

ÉJACULATION PRÉCOCE

> *VOIR SEXUELS (TROUBLES).*

ÉCOLOGIE

L'homéopathie est la thérapeutique écologique, « douce », par excellence du fait de son caractère naturel, c'est-à-dire respectant les lois de la nature humaine.
Il n'y a jamais agression de l'organisme comme lorsque l'**allopathie** (> *VOIR CE MOT*) est efficace, mais introduction dans l'organisme d'un médicament incitant ce dernier à chasser lui-même (et sans danger) les symptômes de la maladie.
> *VOIR AUSSI POLLUTION.*

EMBARRAS GASTRIQUE

> *VOIR* DIGESTION.

EMBOLIE ARTÉRIELLE

Quel qu'en soit le siège, l'embolie artérielle n'est pas du domaine de l'homéopathie. Le traitement classique d'urgence s'impose. On peut consulter un homéopathe au stade des séquelles.

EMBOLIE PULMONAIRE

L'embolie pulmonaire est l'obstruction d'une ou de plusieurs artères pulmonaires par un caillot. Le traitement allopathique de toute urgence est obligatoire. On peut ajouter :
BOTHROPS LANCEOLATUS 5 CH,
trois granules trois fois par jour pendant dix jours.

ÉMOTIONS, CONTRARIÉTÉS

Selon la cause, prendre trois granules trois fois par jour de l'un des médicaments suivants :
• en cas de suite de peur,
ACONITUM NAPELLUS 9 CH.
• de suite d'appréhension d'un événement,
ARGENTUM NITRICUM 9 CH.
• de troubles après une colère,
COLOCYNTHIS 9 CH.
• de suite de mauvaise nouvelle,
GELSEMIUM SEMPERVIRENS 9 CH.
• de suite de contrariété, chagrin, deuil,
IGNATIA AMARA 9 CH.
• de suite de surmenage intellectuel,
KALIUM PHOSPHORICUM 9 CH.
• de suite d'amour déçu,
NATRUM MURIATICUM 9 CH.
• suite de vexation, refoulement, frustration,
STAPHYSAGRIA 9 CH.
Selon les symptômes éprouvés,

> *VOIR LES RUBRIQUES CORRESPONDANTES*, notamment ANGOISSE, COLÈRE, PEURS.

EMPHYSÈME

Le véritable emphysème (dû à la dilatation et au durcissement des alvéoles du poumon) n'est pas du ressort de l'homéopathie. On peut cependant retrouver du confort avec :
AMMONIUM CARBONICUM 12 CH,
une dose par semaine, très régulièrement.

EMPIRISME

> *VOIR* PHILOSOPHIE.

EMPOISONNEMENT

Les empoisonnements (accidentels ou volontaires) sont du domaine du centre antipoison. À la sortie de l'hôpital, on peut prendre :
ISOTHÉRAPIQUE 9 CH,
trois granules trois fois par jour pendant deux mois.
Le médicament sera préparé avec le produit ayant entraîné l'intoxication (> *VOIR ISOTHÉRAPIQUES*) : il évitera les séquelles.

ENCÉPHALITE

L'encéphalite a plusieurs causes, dont certaines sont virales et bénignes, et peuvent donc être efficacement traitées par l'homéopathie. Consulter un médecin pratiquant l'homéopathie. En cas de séquelles d'une encéphalite ancienne, on peut utiliser :
HELLEBORUS NIGER 9 CH,
trois granules trois fois par jour, vingt jours par mois pendant quelques mois.

ÉNERGIE VITALE

> *VOIR* DYNAMISME.

ENFANTS (MALADIES DES)

Un sondage réalisé par BVA pour le laboratoire Dolisos en janvier-février 2004 montrait que 58% des mères de famille de toutes les régions de France avaient eu recours à l'homéopathie dans les douze derniers mois pour soigner principalement les enfants. Parmi les personnes interrogées, 34 % déclaraient avoir eu recours à l'homéopathie en automédication, 31 % sur prescription médicale uniquement, et 35 % l'utilisaient autant en automédication que sur prescription.

L'homéopathie donne de bons résultats chez le nourrisson et chez l'enfant. Les médicaments sont bien acceptés (du fait de leur goût légèrement sucré), et les résultats sont rapides. Il existe d'ailleurs des pédiatres homéopathes. Tout au long de ce guide, on trouvera des rubriques qui conviendront particulièrement aux enfants.

> *VOIR EN PARTICULIER* ACÉTONE, ALLAITEMENT, APPÉTIT, ASTHME, COQUELUCHE, CHEVELU (CUIR) *au paragraphe* « croûte de lait », DÉMINÉRALISATION, DENTITION, DIARRHÉE, ÉNURÉSIE, ÉRYTHÈME FESSIER, FONTANELLES, OREILLONS, OTITE, RETARD, RHINO-PHARYNGITE, ROUGEOLE, RUBÉOLE, VARICELLE.

Pour plus d'informations, on peut également consulter *Homéopathie pour mes enfants* (même auteur, même éditeur). Le dosage des médicaments et le nombre de granules sont les mêmes pour le nourrisson, l'enfant ou l'adulte. Cela tient au fait que les substances n'agissent pas par leur masse, mais par leur présence.

Pour l'enfant nerveux, utiliser les conseils qui suivent, en lui donnant trois granules trois fois par jour du médicament sélectionné, pendant quelques semaines. Consulter si l'état est ancien.

Agitation
• pendant la dentition,
CHAMOMILLA VULGARIS 9 CH.
• pour l'enfant qui ne tient jamais en place,
TARENTULA HISPANICA 9 CH.

Amour (besoin d'), peur qu'on ne l'aime plus
PULSATILLA 9 CH.

Bain (aversion pour le)
ANTIMONIUM CRUDUM 9 CH.

Bégaiement
STRAMONIUM 9 CH.

Bouderie
NATRUM MURIATICUM 9 CH.

Caprices (tendance aux)
CHAMOMILLA VULGARIS 9 CH.

Colère (tendance à la)
NUX VOMICA 9 CH.

Confiance (manque de)
L'enfant n'a pas confiance en lui, alors qu'il travaille bien en classe,
SILICEA 9 CH.

Cruauté (envers les animaux, les autres enfants)
Fait souffrir par plaisir,
MERCURIUS SOLUBILIS 9 CH.

Douillet
Ne supporte absolument pas la moindre douleur,
CHAMOMILLA VULGARIS 9 CH.

Feu (aime jouer avec le)
HEPAR SULFURIS CALCAREUM 9 CH.

Grognon
ANTIMONIUM CRUDUM 9 CH.

Imaginatif
L'enfant bâtit des châteaux en Espagne,
SULFUR 9 CH.

Irritabilité
• Irritabilité constante,
CHAMOMILLA VULGARIS 9 CH.
• au moment d'une crise de vers,
CINA 9 CH.

ENFLURE

• au bord de la mer,
NATRUM MURIATICUM 9 CH.

Jaloux
HYOSCYAMUS NIGER 9 CH.

Moquerie (tendance à la)
HYOSCYAMUS NIGER 9 CH.

Nouveauté (n'aime pas la)
Se cache lorsque quelqu'un arrive à la maison,
LYCOPODIUM CLAVATUM 9 CH.

Peureux
• si l'enfant a peur des voleurs,
NATRUM MURIATICUM 9 CH.
• s'il a peur du noir,
STRAMONIUM 9 CH.

Pleurniche pour un rien
PULSATILLA 9 CH.

Sommeil de l'enfant
• s'il crie en dormant,
APIS MELLIFICA 9 CH.
• s'il ne peut s'endormir,
BELLADONNA 9 CH.
• s'il transpire en dormant,
CALCAREA CARBONICA 9 CH.
• en cas de somnambulisme,
KALIUM BROMATUM 9 CH.
• s'il bave en dormant,
MERCURIUS SOLUBILIS 9 CH.
• s'il a des terreurs nocturnes,
STRAMONIUM 9 CH.

Tics
AGARICUS MUSCARIUS 9 CH.

Touche à tout sans arrêt
CHAMOMILLA VULGARIS 9 CH.

Urine
perd de temps en temps une goutte d'urine dans sa culotte, le jour,
PHOSPHORUS 9 CH.

ENFLURE

> *VOIR ŒDÈME.*

ENGELURES

Ce trouble circulatoire des extrémités est habituellement dû au froid. Ne pas tremper les mains dans l'eau chaude mais dans l'eau froide, c'est elle qui calmera la douleur. En outre, faire le traitement qui suit.

Traitement général
Trois granules trois fois par jour de l'un des médicaments ci-après.

Selon les modalités
Aggravation
• par le froid,
AGARICUS MUSCARIUS 9 CH.
• par le toucher,
NITRICUM ACIDUM 9 CH.
• par la chaleur,
PULSATILLA 9 CH.

Amélioration
• par le froid,
APIS MELLIFICA 9 CH.
• par la chaleur,
ARSENICUM ALBUM 9 CH.

Selon la couleur des engelures
• si la peau est rouge,
AGARICUS MUSCARIUS 9 CH.
• si elle est rosée,
APIS MELLIFICA 9 CH.
• si elle est noirâtre,
ARSENICUM ALBUM 9 CH.
• si elle est violette,
PULSATILLA 9 CH.

Selon les sensations
• sensation d'aiguilles de glace,
AGARICUS MUSCARIUS 9 CH.
• engelures avec démangeaisons,
RHUS TOXICODENDRON 9 CH.

Selon les symptômes concomitants
• en cas d'engelures avec ulcérations,
NITRICUM ACIDUM 9 CH.
• avec fissures,
PETROLEUM 9 CH.

Traitement local
Pommade **AGARICUS MUSCARIUS 4 %,**
deux ou trois fois par jour.

ENGOURDISSEMENT (SENSATION D')

En cas d'engourdissement au niveau d'une extrémité, prendre :
COCCULUS INDICUS 9 CH,
trois granules toutes les heures. Consulter si le trouble persiste.
> *VOIR ÉGALEMENT* SPASMOPHILIE.

ENROUEMENT

> *VOIR* LARYNGITE.

ENSEIGNEMENT

> *VOIR ENCADRÉ PAGE SUIVANTE.*

ENSEMBLE DES SYMPTÔMES

Notion capitale en homéopathie.
> *VOIR* SYMPTÔMES.

ENTÉRITE

Il n'y a pas lieu ici de faire la différence entre « diarrhée » et « entérite » : cela ne changerait rien aux conseils thérapeutiques.
> *VOIR* DIARRHÉE.

ENTORSE

L'entorse grave doit avoir un traitement de contention. L'entorse bénigne se soigne efficacement avec l'homéopathie.
Bien sûr, seul un médecin peut faire la différence entre les deux types d'entorses, d'où la conduite à tenir : consulter d'emblée en cas d'hématome. S'il n'y en a pas, on peut essayer le traitement qui suit, mais consulter au bout de 48 heures s'il n'y a pas une nette amélioration.

Traitement général de l'entorse
ARNICA MONTANA 9 CH,
RHUS TOXICODENDRON 9 CH,
RUTA 9 CH,
trois granules de chaque trois fois par jour.

Traitement local
RHUS TOXICODENDRON TM,
vingt-cinq gouttes sur une compresse, trois fois par jour.

Traitement de l'entorse à répétition
Prendre :
NATRUM CARBONICUM 9 CH,
trois granules trois fois par jour, quinze jours par mois pendant quelques mois.
> *VOIR AUSSI* LUXATION, SPORT.

ÉNURÉSIE

L'enfant qui mouille son lit la nuit après l'âge de 3 ans a une maladie comme une autre : l'énurésie. Il ne faut pas dramatiser la situation : ne pas lui faire des reproches en cas d'accident, ni le féliciter à chaque fois que son lit est sec le matin. Ne pas utiliser d'appareil qui le réveille en cas d'émission d'urine. Bien savoir que l'enfant est aussi gêné que ses parents. Pour l'aider, on peut consulter un médecin pratiquant l'homéopathie. Le traitement sera long (au moins un an).

ÉPANCHEMENT DE SYNOVIE

Voici quelques indications pour attendre la consultation.
• en cas de sommeil agité, si l'enfant parle en dormant et rêve qu'il urine,
BELLADONNA 9 CH,
trois granules trois fois par jour.
• si les urines ont une odeur forte,
BENZOÏCUM ACIDUM 9 CH,
même posologie.
• en cas d'énurésie sans symptôme particulier,
EQUISETUM HIEMALE 6 DH,
trois granules trois fois par jour.
• si l'enfant perd en même temps ses matières et ses urines,
HYOSCYAMUS NIGER 9 CH,
même posologie.
• en cas d'énurésie du premier sommeil (l'enfant n'urine jamais dans la deuxième partie de la nuit),
SEPIA OFFICINALIS 9 CH,
même posologie.
• si l'enfant a de l'énurésie et, en même temps, perd ses urines dans la journée,
CAUSTICUM 9 CH,
même posologie.

ÉPANCHEMENT DE SYNOVIE

> *VOIR SYNOVITE.*

ÉPAULE

> *VOIR ALGODYSTROPHIE RÉFLEXE, CAPSULITE RÉTRACTILE, PÉRIARTHRITE CALCIFIANTE DE L'ÉPAULE, TENDINITE.*

ÉPICONDYLITE

L'épicondylite, ou tennis-elbow (douleur des tendons de la partie externe du coude), n'est pas réservée aux joueurs de tennis. Ceux-ci devront revoir leur technique s'ils souffrent d'épicondylite. Ils prendront, de même que ceux qui l'ont pour une autre raison :
RHUS TOXICODENDRON 9 CH,
trois granules trois fois par jour.
Localement, appliquer :
RHUS TOXICODENDRON TM,
vingt-cinq gouttes sur une compresse trois fois par jour.

ÉPIDIDYMITE

Inflammation de l'épididyme, petit corps allongé à la partie supérieure du testicule, contenant le canal qui véhicule les spermatozoïdes. Prendre :
RHODODENDRON CHRYSANTHUM 9 CH,
SPONGIA TOSTA 9 CH,
trois granules de chaque trois fois par jour.
> *VOIR AUSSI TESTICULES.*

ÉPILEPSIE

L'épilepsie n'est malheureusement pas guérissable par l'homéopathie. La consultation chez un médecin pratiquant l'homéopathie permet seulement de réduire les doses de médicaments classiques indiqués, et de calmer l'état nerveux concomitant.
> *VOIR AUSSI CONVULSIONS FÉBRILES.*

ENSEIGNEMENT

Il existe des cours d'homéopathie dans certaines facultés de médecine au titre de l'enseignement post-universitaire. Dans les autres régions, les cours sont privés.
> *VOIR PHARMACIEN HOMÉOPATHE, RECHERCHE SCIENTIFIQUE.*

ÉPINE CALCANÉENNE

Il s'agit d'une excroissance osseuse située à la face inférieure d'un des talons (sur le calcanéum, l'os principal), et qui fait très mal à la marche. Prendre :
HEKLA LAVA 5 CH,
trois granules trois fois par jour aussi longtemps que nécessaire.

ÉPIPHYSITE DE CROISSANCE

> *VOIR* SCHEUERMANN (MALADIE DE).

ÉPISIOTOMIE

> *VOIR* ACCOUCHEMENT.

ÉPISTAXIS

Nom scientifique du saignement de nez.
> *VOIR* HÉMORRAGIES.

ÉQUILIBRE

> *VOIR* MARCHE.

ÉRECTION (TROUBLES DE L')

> *VOIR* SEXUELS (TROUBLES).

ÉRÉSIPÈLE

> *VOIR* ÉRYSIPÈLE.

ÉRUCTATIONS, AÉROPHAGIE, RENVOIS

Prendre trois granules trois fois par jour d'un ou de plusieurs des médicaments suivants, selon les circonstances.
• en cas d'éructations très abondantes,
ARGENTUM NITRICUM 9 CH.
• éructations très sonores,
ARGENTUM NITRICUM 9 CH.
• éructations après contrariété,
ARGENTUM NITRICUM 9 CH.
• éructations ayant le goût d'œuf pourri,
ARNICA MONTANA 9 CH.
• l'air se déplace progressivement de bas en haut le long de l'œsophage, provoquant ainsi la sensation de « boule qui remonte »,
ASA FOETIDA 9 CH.
• éructations qui soulagent le ballonnement,
CARBO VEGETABILIS 9 CH.
• éructations ayant le goût des aliments,
CARBO VEGETABILIS 9 CH.
• éructations après une alimentation copieuse,
CARBO VEGETABILIS 9 CH.
• les éructations ne soulagent pas le ballonnement,
CHINA RUBRA 9 CH.
• en cas d'éructations provoquées par le pain,
HYDRASTIS CANADENSIS 9 CH.
> *VOIR AUSSI* BALLONNEMENT, FLATULENCES.

ÉRUPTIONS

> *VOIR* PEAU.

ÉRYSIPÈLE

Affection rare de nos jours et relativement sérieuse à cause de la fièvre. Il s'agit d'une éruption de vésicules en bouquets, due au microbe streptocoque. Il faut consulter (l'homéopathie est efficace).

ÉRYTHÈME FESSIER DU NOURRISSON

Le nourrisson à fesses rouges recevra avec succès :
MEDORRHINUM 9 CH,

BELLADONNA 9 CH,
trois granules de chaque trois fois par jour pendant quelques jours.
Localement, appliquer de la pommade au **CALENDULA.**

ÉRYTHÈME NOUEUX

Éruption de taches rouges et indurées de nature rhumatismale, due au microbe streptocoque. Peut être traitée par l'homéopathie. Consulter.

ESCARRES

Chez les personnes alitées depuis longtemps, croûtes noirâtres de la peau au niveau des parties en contact avec le lit. Au début, elles peuvent se soigner par l'homéopathie.

Traitement général
ARNICA MONTANA 9 CH,
LACHESIS MUTUS 9 CH, } aa q.s.p 30 ml
trois granules de chaque trois fois par jour.

Traitement local
ARNICA MONTANA TM,
CALENDULA TM,
Appliquer ce mélange deux fois par jour sur les escarres.

ESSOUFFLEMENT, DYSPNÉE

Prendre trois granules, trois fois par jour, d'un ou de plusieurs des médicaments qui suivent, selon les circonstances et les causes.
• en cas d'essoufflement à l'effort,
QUEBRACHO 5 CH.
• en cas d'essoufflement lorsqu'on avale,
BROMIUM 9 CH.
• en cas d'essoufflement par ballonnement digestif,

CARBO VEGETABILIS 9 CH.
• en cas de suffocation par la toux,
DROSERA ROTUNDIFOLIA 9 CH.
• en cas d'essoufflement en s'endormant,
GRINDELIA ROBUSTA 9 CH.
• en cas d'essoufflement par oppression nerveuse,
IGNATIA AMARA 9 CH.
• sensation d'essoufflement en approchant un mouchoir du nez, ou quand la main ou un foulard frôlent le cou,
LACHESIS MUTUS 9 CH.
• en cas d'essoufflement par temps humide,
NATRUM SULFURICUM 9 CH.
• en cas d'essoufflement pendant les règles,
SPONGIA TOSTA 9 CH.
• pour l'essoufflement dû au cœur ou à l'emphysème, consulter.
• pour l'essoufflement dû à l'**asthme** ou à la **bronchite**, (> *VOIR CES MOTS).*

ESTHÉTIQUE (CHIRURGIE)

> *VOIR ENCADRÉ PAGE CI-CONTRE.*

ESTOMAC

Prendre trois granules trois fois par jour d'un ou de plusieurs médicaments suivants.

Acidité, aigreurs
IRIS VERSICOLOR 9 CH.

Brûlures
• avec soif de petites quantités d'eau froide fréquemment répétées,
ARSENICUM ALBUM 9 CH.
• avec soif, mais la moindre quantité de liquide aggrave les douleurs,
CANTHARIS 9 CH.
• non seulement dans l'estomac mais dans tout l'ensemble du tube digestif,
IRIS VERSICOLOR 9 CH.

ESTHÉTIQUE (CHIRURGIE)

La chirurgie plastique consiste en la reconstitution, parfaitement légitime, d'un élément corporel disparu après un accident ou une maladie. Plus discutable est la chirurgie purement esthétique. Quels que soient ses traits ou son tour de hanches, un être humain est respectable. S'il pense le contraire, c'est qu'il est complexé par son aspect physique. Il a donc des problèmes intérieurs, et la chirurgie esthétique interviendra sur quelqu'un fatigué et en état de déséquilibre nerveux. Il y a donc risque de mauvaise cicatrisation. Bien sûr, un chirurgien compétent sait tenir compte de ce facteur.

Pour bien se préparer à une opération farouchement voulue, consulter les rubriques suivantes : *ANGOISSE, INTERVENTION CHIRURGICALE, CICATRICES.*

• avec soif de grandes quantités d'eau froide,
PHOSPHORUS 9 CH.

Crampes
• améliorées par les éructations,
CARBO VEGETABILIS 9 CH.
• améliorées par une bouillotte chaude,
MAGNESIA PHOSPHORICA 9 CH.
• avec sensibilité à la pression de la région de l'estomac,
NUX VOMICA 9 CH.
• améliorées après une courte sieste,
NUX VOMICA 9 CH.

Douleurs
> *VOIR DANS CETTE RUBRIQUE Acidité, Brûlures, Crampes, Pesanteur.*

Gastrite
> *VOIR DANS CETTE RUBRIQUE Acidité, Crampes et Brûlures.*

Hernie hiatale
> *VOIR HERNIE.*

Indigestion
> *VOIR DIGESTION.*

Pesanteur
• après les repas (au moment où l'on éprouve cette sensation),
NUX VOMICA 9 CH.

Ulcère de l'estomac ou du duodénum
ARGENTUM NITRICUM 9 CH,
KALIUM BICHROMICUM 9 CH,

trois granules de chaque trois fois par jour, en période de crise.
> *VOIR ÉGALEMENT BALLONNEMENT, ÉRUCTATIONS, HOQUET, NAUSÉES, RÉGIME, SOMNOLENCE, VOMISSEMENTS.*

ÉTERNUEMENTS

> *VOIR RHUME.*

ÉTOURDISSEMENT

> *VOIR VERTIGES.*

ÉTRANGLEMENT HERNIAIRE

> *VOIR HERNIE.*

ÉTUDES D'HOMÉOPATHIE

> *VOIR ENSEIGNEMENT.*

ÉTYMOLOGIE DU TERME « HOMÉOPATHIE »

> *VOIR HOMÉOPATHIE.*

EUGÉNISME PRÉNATAL

EXPÉRIMENTATION

L'expérimentation des substances à usage homéopathique se fait chez l'homme. On administre à des individus en bonne santé les futurs médicaments à des doses n'atteignant pas le seuil de toxicité. L'ensemble des symptômes recueillis chez les divers expérimentateurs pour une substance donnée s'appelle « pathogénésie ». Il suffira ensuite d'appliquer le principe de similitude (> *VOIR THÉORIE HOMÉOPATHIQUE*) en prescrivant le produit qui a donné le même ensemble de symptômes. Cette base expérimentale de l'homéopathie lui confère toute sa fiabilité, son sérieux, son caractère scientifique.
> *VOIR RECHERCHE SCIENTIFIQUE EN HOMÉOPATHIE.*

EUGÉNISME PRÉNATAL

L'eugénisme consiste, en théorie, à donner à la future maman un traitement qui permettra au bébé de venir au monde dans les meilleures conditions de santé possibles.
Sans avis particulier sur cette pratique et sans entrer dans les considérations polémiques, on peut recommander :
LUESINUM 30 CH,
MEDORRHINUM 30 CH,
TUBERCULINUM 30 CH,
une dose de chaque tous les dix jours en alternance (ce qui revient à prendre une dose de chaque par mois), pendant toute la grossesse.
> *VOIR AUSSI GROSSESSE.*

ÉVANOUISSEMENT

> *VOIR SYNCOPE.*

EXAMENS (PRÉPARATION AUX)

> *VOIR TRAC.*

EXCITATION SEXUELLE

> *VOIR SEXUELS (TROUBLES).*

EXHIBITIONNISME

> *VOIR SEXUELS (TROUBLES).*

EXPÉRIMENTATION

> *VOIR ENCADRÉ CI-DESSUS.*

EXTRASYSTOLES

> *VOIR PALPITATIONS.*

Remèdes

DIGITALIS PURPUREA

Substance de base : **la digitale.**
Symptômes les plus caractéristiques traités par
DIGITALIS PURPUREA
Pouls lent, irrégulier, faible ; palpitations au moindre mouvement ; sensation que le cœur va s'arrêter de battre ; besoin d'être immobile ; gros foie.
Principaux usages cliniques
Pouls lent ; jaunisse chez un cardiaque.

DIOSCOREA VILLOSA

Substance de base : **l'igname sauvage.**
Symptômes les plus caractéristiques traités par
DIOSCOREA VILLOSA
Douleurs crampoïdes du ventre, améliorées quand on se redresse ou quand on se penche en arrière ; douleurs des doigts, des oreilles.
Principaux usages cliniques
Coliques (abdominale, hépatique, néphrétique) ; sciatique ; panaris.

DOLICHOS PRURIENS

Substance de base : **le poil à gratter.**
Symptômes les plus caractéristiques traités par
DOLICHOS PRURIENS
Démangeaisons de la peau sans éruption ; peau jaune.
Principaux usages cliniques
Démangeaisons sans cause ; démangeaisons de la personne âgée ; démangeaisons de la jaunisse.

DROSERA ROTUNDIFOLIA

Substance de base : **le droséra, ou rosée du soleil, ou rossolis.**
Symptômes les plus caractéristiques traités par
DROSERA ROTUNDIFOLIA
Toux aboyante par paroxysmes incessants, avec suffocation, chatouillement dans le larynx, voix rauque, saignement de nez et reprise inspiratoire (« chant du coq ») ; douleurs dans la poitrine et le ventre en toussant ; aggravation en buvant ; aggravation dès qu'on est allongé.
Principaux usages cliniques
Toux ; asthme ; coqueluche ; laryngite.

le saviez-vous ?

LE DROSÉRA
Tourbières, bord des marécages et terrains humides sont les lieux de prédilection du droséra. Ses feuilles, longues et étroites, en forme de spatule, sont parsemées de poils glanduleux qui sécrètent à leur extrémité une petite goutte d'une substance brillant au soleil et qui attire les insectes. De ces gouttelettes, qui contrairement à la rosée ne sèchent pas au soleil, provient l'origine latine du nom courant de la plante, *rossolis*, « rosée du soleil ». Les insectes qui s'approchent trop de ces attrayantes perles étincelantes se retrouvent englués, emprisonnés par les poils (qui se recourbent vers le limbe de la feuille) et petit à petit digérés. Pas de doute, le droséra est bien une plante carnivore...

DULCAMARA

Substance de base : **la douce-amère.**
Convient de préférence : au sujet sensible au temps humide.
Symptômes les plus caractéristiques traités par
DULCAMARA
Douleurs rhumatismales par temps humide ; urticaire avant les règles ; verrues larges, plates, lisses ; diarrhée par temps humide.
Principaux usages cliniques
Rhumatismes ; catarrhes des muqueuses ; verrues ; névralgies faciales ; diarrhée.

ECHINACEA ANGUSTIFOLIA

Substance de base : **l'échinacéa.**
Symptômes les plus caractéristiques traités par ECHINACEA ANGUSTIFOLIA
Courbatures fébriles par septicémie ; excrétions fétides.
Principaux usages cliniques
Érysipèle ; septicémie.

EUGENIA JAMBOSA

Substance de base : **le jambosier.**
Symptômes les plus caractéristiques traités par EUGENIA JAMBOSA
Acné juvénile sous forme de papules indurées et douloureuses.
Principal usage clinique
Acné juvénile.

EUPATORIUM PERFOLIATUM

Substance de base : **l'eupatoire, ou herbe à la fièvre.**
Symptômes les plus caractéristiques traités par EUPATORIUM PERFOLIATUM
Fièvre avec sensation d'avoir les os brisés ; soif avant le frisson ; fièvre sans transpiration ; vomissements bilieux pendant la fièvre ; douleurs dans les globes oculaires.
Principaux usages cliniques
Grippe ; fièvre bilieuse.

EUPHRASIA OFFICINALIS

Substance de base : **l'euphraise, ou casse-lunettes.**
Symptômes les plus caractéristiques traités par EUPHRASIA OFFICINALIS
Inflammation des yeux avec larmoiement abondant, excoriant la paupière inférieure ; gêne par la lumière ; clignement des yeux ; inflammation du nez avec écoulement non irritant.
Principaux usages cliniques
Conjonctivite ; complications oculaires de la rougeole ; coryza ; rhume des foins.

le saviez-vous ?

L'EUPHRAISE
L'euphraise est une plante d'une taille de 5 à 30 centimètres qui pousse dans les prairies jusqu'à 3 000 mètres d'altitude, à la limite des neiges éternelles. Elle porte des petites fleurs blanches à gorge jaune et lèvre supérieure striée de violet, qui font penser à un œil. Cela a valu à cette plante ses divers noms vernaculaires (casse-lunettes, luminet, délice des yeux ou herbe aux myopes) ainsi que sa réputation de « remède des yeux ». Elle est d'ailleurs utilisée depuis le Moyen Âge pour le traitement des ophtalmies et des conjonctivites.

Troubles et maladies

FACE

Névralgie faciale
En cas de douleurs soudaines et violentes de la face, prendre trois granules de trois à dix fois par jour de l'un des médicaments suivants :
• après un coup de froid sec,
ACONITUM NAPELLUS 9 CH.
• améliorée par les applications chaudes,
ARSENICUM ALBUM 9 CH.
• très violente,
BELLADONNA 9 CH.
• avec face rouge et chaude,
BELLADONNA 9 CH.
• aggravée par le mouvement, en mangeant, en parlant,
BRYONIA ALBA 9 CH.
• améliorée par les applications froides,
COFFEA CRUDA 9 CH.
• aggravée par le bruit,
SPIGELIA ANTHELMIA 9 CH.

Paralysie faciale
• si le cas est récent,
ACONITUM NAPELLUS 9 CH,
trois granules trois fois par jour.
• si le cas est ancien,
CAUSTICUM 9 CH,
trois granules trois fois par jour.
> *VOIR ÉGALEMENT* ALGIES VASCULAIRES DE LA FACE.

FAIBLESSE

> *VOIR* FATIGUE, FORTIFIANT.

FAIM

Absence de faim
> *VOIR* ANOREXIE MENTALE, APPÉTIT.

Toujours faim
> *VOIR* BOULIMIE.

FAMILLE (MÉDECIN DE)

> *VOIR* HOMÉOPATHE.

FATIGUE

> *VOIR ENCADRÉ PAGE SUIVANTE.*

FATIGUE CHRONIQUE

On appelle « syndrome de fatigue chronique » une fatigue intense, invalidante, perçue pendant plus de six mois, et suffisamment sévère pour réduire l'activité habituelle d'au moins 50 %, sans explication logique, avec des analyses sanguines normales. Autrement dit, il n'y a pas de cause identifiable, ni sur le plan physique ni sur le plan psychiatrique.
Cet état survient le plus souvent chez des adultes jeunes, principalement des femmes. L'hypothèse virale est la plus vraisemblable, mais certains médecins estiment que le point de départ est mental. Est-ce une grande protestation contre le mal-être ou une maladie au sens clinique du terme ?
Dans tous les cas, c'est une véritable gêne, presque un handicap, qui interfère avec la capacité des personnes à assumer les tâches les plus simples de la vie quotidienne. Prendre :
SARCOLACTICUM ACIDUM 5 CH,
SEPIA OFFICINALIS 9 CH,
trois granules de chaque trois fois par jour aussi longtemps que nécessaire.

FAUSSE-COUCHE

> *VOIR* INTERRUPTION DE GROSSESSE.

FAUX CROUP

> *VOIR* LARYNGITE.

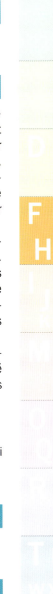

FATIGUE

Plus que tout autre symptôme, la fatigue a un retentissement important sur la qualité de vie. Il faut la considérer comme un signe d'alerte, donc un « bon » symptôme quand elle n'est pas trop envahissante. Après un exercice physique intense (le transport d'un meuble par exemple) ou après une journée de travail, la fatigue est le signe qu'on doit s'arrêter, mais elle n'a rien d'anormal. Un degré de plus et c'est le rythme de la vie qui est en cause. Il faut faire face simultanément au travail, aux transports, aux enfants et à l'organisation de la maison. Le surmenage est un grand pourvoyeur de fatigue. Que survienne un stress et la décompensation se fait d'un seul coup.

Reste enfin le cas de la fatigue liée à une maladie physique ou psychique, aiguë ou chronique : maladie infectieuse (aussi bien la simple grippe que l'hépatite ou le sida), anémie, cancer, maladie neurologique (parkinson, sclérose en plaques, etc.), trouble glandulaire (en particulier thyroïdien), maladie cardiaque, rénale, dépression nerveuse, etc. Certains médicaments peuvent fatiguer (en particulier les hypotenseurs). Dans ces cas, le repos n'a aucun effet tant que la cause n'est pas traitée directement. Consulter si l'on n'obtient pas un résultat rapide.

> *VOIR* FATIGUE CHRONIQUE, FORTIFIANT, STRESS.

FESSES ROUGES DU NOURRISSON

> *VOIR ÉRYTHÈME.*

FIABILITÉ DE L'HOMÉOPATHIE

> *VOIR ENCADRÉ PAGE 132.*

FIBRILLATION AURICULAIRE

Il s'agit de la contraction spontanée et anarchique, à peine perceptible, de certaines fibres musculaires du cœur, plus précisément des oreillettes. Cela peut survenir par crises ou être permanent, se produire chez un cardiaque connu ou sur cœur sain. Le patient se plaint de palpitations, d'essoufflement, parfois de douleurs de la poitrine et de fatigue, mais la maladie est souvent sans symptôme. Le pouls est irrégulier. Le traitement anticoagulant est indispensable pour éviter les embolies. Prendre, en plus de l'allopathie :
DIGITALIS PURPUREA 5 CH,
IBERIS AMARA 5 CH,
trois granules trois fois par jour aussi longtemps que nécessaire.

> *VOIR AUSSI CŒUR.*

FIBROME

Le traitement homéopathique du fibrome utérin est possible, sauf complications, heureusement rares (importante hémorragie ou compression du petit bassin). Dans quelques cas heureux, le traitement homéopathique amène une régression du fibrome. La plupart du temps, il freine seulement l'évolution, empêche la survenue des complications et permet ainsi d'attendre la ménopause tranquillement. À la ménopause, le fibrome régresse spontanément. Le traitement doit être établi par un médecin pratiquant l'homéopathie.

Si l'on est obligé d'attendre le rendez-vous, prendre :
FRAXINUS AMERICANA 5 CH,
trois granules trois fois par jour jusqu'à la date de la consultation.
En cas de saignement du fibrome, ajouter :
CHINA RUBRA 9 CH,
trois granules trois fois par jour jusqu'à la date de la consultation.
> *VOIR ÉGALEMENT HÉMORRAGIES, UTÉRUS.*

FIBROMYALGIE

> *VOIR ENCADRÉ CI-DESSOUS.*

FIÈVRE

La fièvre est un bon symptôme. Elle est le signe que l'organisme lutte contre la présence d'un agent infectieux (microbe, virus, parasite). Elle a pour effet de tuer l'intrus, ou au moins de l'empêcher de proliférer. Il ne faut donc pas, sauf complications dues à la fièvre elle-même (convulsions en particulier), la casser brutalement par un traitement à base d'aspirine (ou autres fébrifuges) ou la masquer avec des antibiotiques. Au-dessous de 39 °C, on peut s'accorder quelques heures, voire un jour ou deux, pour soigner soi-même la fièvre.
Voici quelques indications courantes. On prendra trois granules trois fois par jour d'un ou de plusieurs des médicaments cités, en fonction des symptômes présents.
Si le résultat n'est pas rapide, consulter.

Selon la cause
• en cas de fièvre par temps froid et sec,
ACONITUM NAPELLUS 9 CH.
• fièvre si l'on a pris froid par temps chaud et sec,
ACONITUM NAPELLUS 9 CH.
• fièvre par temps humide,
DULCAMARA 9 CH.
• après un bain froid,
RHUS TOXICODENDRON 9 CH.

Selon les symptômes concomitants
• en cas de fièvre avec agitation anxieuse, peur de la mort,
ACONITUM NAPELLUS 9 CH.
• avec vertige et pâleur en s'asseyant dans le lit,
ACONITUM NAPELLUS 9 CH.
• sans transpiration,
ACONITUM NAPELLUS 9 CH.

FIBROMYALGIE

Il s'agit d'un état chronique de douleurs diffuses situées au niveau des insertions musculaires, associé à de la fatigue et à des troubles du sommeil, et qui résiste aux traitements classiques habituels.
L'examen médical est normal en dehors du fait que la pression réveille les points douloureux. Il pourrait s'agir d'un abaissement du seuil de la douleur qui ferait percevoir comme pénibles des sensations considérées par les autres personnes comme normales. Ce n'est sans doute pas une maladie d'origine psychique, mais le stress la favorise. Malgré sa reconnaissance par l'Organisation mondiale de la santé, elle reste très controversée.
Prendre :
COCCULUS INDICUS 5 CH,
RHUS TOXICODENDRON 5 CH,
SEPIA OFFICINALIS 9 CH,
trois granules de chaque trois fois par jour aussi longtemps que nécessaire.
> *VOIR AUSSI STRESS.*

FIÈVRE DE MALTE

- avec transpiration,
BELLADONNA 9 CH.
- avec joues rouges et chaudes,
BELLADONNA 9 CH.
- avec pupilles dilatées,
BELLADONNA 9 CH.
- avec faim,
PHOSPHORUS 9 CH.
- avec somnambulisme, convulsions ou marmonnement (à la limite du délire),
BELLADONNA 9 CH.
- avec besoin de rester immobile,
BRYONIA ALBA 9 CH.
- avec bouffées de chaleur aux joues ou saignement de nez,
FERRUM PHOSPHORICUM 9 CH.
- avec sensation d'abrutissement ou d'engourdissement,
GELSEMIUM SEMPERVIRENS 9 CH.
- avec frilosité,
NUX VOMICA 9 CH.
- avec douleurs musculaires,
PYROGENIUM 9 CH.
- avec douleurs osseuses,
EUPATORIUM PERFOLIATUM 9 CH.
- avec besoin musculaire de bouger,
RHUS TOXICODENDRON 9 CH.
- fièvre à prédominance nocturne,
MERCURIUS SOLUBILIS 9 CH.

- fièvre qui dure plusieurs jours,
MERCURIUS SOLUBILIS 9 CH.
> *VOIR AUSSI CONVULSIONS FÉBRILES.*
La fièvre n'étant pas en elle-même un diagnostic, on pourra consulter d'autres rubriques, correspondant aux maladies, si des symptômes particuliers apparaissent.

FIÈVRE DE MALTE

> *VOIR BRUCELLOSE.*

FISSURES

> *VOIR ANUS, CREVASSES, ECZÉMA.*

FISTULE

> *VOIR ANUS, DENTS.*

FIV

> *VOIR PROCRÉATION MÉDICALEMENT ASSISTÉE.*

FLATULENCES

> *VOIR BALLONNEMENT, ÉRUCTATIONS.*

FIABILITÉ DE L'HOMÉOPATHIE

Le principe de similitude (> *VOIR THÉORIE HOMÉOPATHIQUE*) est fiable : à chaque fois qu'il est soigneusement respecté, dans le domaine des indications propres à l'homéopathie (> *VOIR MALADIE*), des résultats positifs sont obtenus. Cette fiabilité est nécessairement moins grande en suivant les indications du présent guide qu'en consultant un médecin homéopathe. Celui-ci peut mieux individualiser le cas. Le **médicament** (> *VOIR CE MOT*) homéopathique est fiable parce qu'il est préparé par des **laboratoires** (> *VOIR CE MOT*) très sûrs de leurs techniques de préparation. Le médecin homéopathe doit, lui aussi, avoir une technique fiable. C'est le cas de la plupart des médecins homéopathes français.

Pour les émissions de gaz par le rectum, prendre trois granules trois fois par jour de l'un des médicaments qui suivent.
• si les gaz sont chauds,
ALOE SOCOTRINA 9 CH.
• en cas de gaz pendant la diarrhée,
ALOE SOCOTRINA 9 CH.
• si les gaz sont d'odeur fétide,
ARSENICUM ALBUM 9 CH.
• si les gaz sont froids,
CONIUM MACULATUM 9 CH.
• si les gaz sortent mal,
LYCOPODIUM CLAVATUM 9 CH.
• si les gaz améliorent le ballonnement,
LYCOPODIUM CLAVATUM 9 CH.
• si les gaz semblent coincés sous le cœur,
MOMORDICA BALSAMINA 9 CH.
• si les gaz sont très malodorants,
TUBER MELANOSPORUM 9 CH.
> *VOIR AUSSI* BALLONNEMENT.

FLUXION DENTAIRE

> *VOIR* DENTS.

FOIE

La « crise de foie » est une expression typiquement française recouvrant des symptômes et des maladies variables selon la personne qui en est victime. Voici des conseils pour soigner une crise de foie passagère et répondant aux plus fréquentes éventualités.
Prendre trois granules trois fois par jour d'un ou de plusieurs médicaments jusqu'à guérison.
• en cas de « piqués » dans la région du foie,
BRYONIA ALBA 9 CH.
• en cas de nausées en appuyant sur le foie,
CARDUUS MARIANUS 9 CH.
• pour les douleurs de la région du foie irradiées à l'omoplate droite,

CHELIDONIUM MAJUS 9 CH.
• pour le teint jaune,
CHELIDONIUM MAJUS 9 CH.
• si la digestion est difficile, avec amélioration par les boissons chaudes,
CHELIDONIUM MAJUS 9 CH.
• si les selles sont jaune d'or et flottent sur l'eau,
CHELIDONIUM MAJUS 9 CH.
• pour les douleurs dans la région du foie améliorées en le massant,
PODOPHYLLUM PELTATUM 9 CH.
• crise avec pâleur du visage et yeux cernés,
SEPIA OFFICINALIS 9 CH.
• en cas de démangeaison anale,
TEUCRIUM MARUM 9 CH.
Si l'on hésite entre plusieurs médicaments, prendre plutôt :
CHELIDONIUM COMPOSÉ,
dix gouttes trois fois par jour.
> *VOIR ÉGALEMENT* BALLONNEMENT, COLIQUE HÉPATIQUE, DIARRHÉE, HÉMORROÏDES, MIGRAINE, NAUSÉES, VERTIGES, VOMISSEMENTS.

FOINS (RHUME DES)

> *VOIR* RHUME.

FOLIE

> *VOIR* PSYCHOSE.

FONCTIONNELLES (MALADIES)

> *VOIR ENCADRÉ PAGE SUIVANTE.*

FOND (MÉDICAMENT DE)

> *VOIR* TERRAIN.

FONTANELLES

En cas de retard à la fermeture des fontanelles, donner à l'enfant (on en a peu besoin dans les pays développés, où la prise de vitamine D par les nourrissons sur avis médical est systématique) :
CALCAREA CARBONICA 9 CH,
SILICEA 9 CH,
trois granules de chaque trois fois par jour pendant un mois ou deux.
> *VOIR ÉGALEMENT* RACHITISME.

FORCE VITALE

> *VOIR* DYNAMISME.

FORTIFIANT

Le fortifiant n'existe pas en homéopathie, ou bien existe à des dizaines, voire des centaines, d'exemplaires différents. En effet, le médicament correctement choisi d'après les symptômes du malade est le meilleur « fortifiant » qu'on puisse lui donner. Néanmoins, si l'on a besoin d'un stimulant passager, prendre trois granules trois fois par jour de l'un des médicaments ci-après.
• fatigue après un excès d'effort physique ou un traumatisme,
ARNICA MONTANA 9 CH.
• fatigue à l'effort chez une personne cardiaque,
ARNICA MONTANA 9 CH.
• fatigue lors d'une croissance trop rapide,
CALCAREA PHOSPHORICA 9 CH.
• fatigue après perte liquidienne importante (diarrhée, règles abondantes, sueurs profuses, vomissements),
CHINA RUBRA 9 CH.
• en cas de fatigue après veilles ou insomnies prolongées,
COCCULUS INDICUS 9 CH.
• fatigue après une mauvaise nouvelle,
GELSEMIUM SEMPERVIRENS 9 CH.
• en cas de fatigue avec maigreur tout en mangeant bien,
IODUM 9 CH.
• en cas de fatigue psychique,
KALIUM PHOSPHORICUM 9 CH.
• pour la convalescence d'une maladie infectieuse,
PULSATILLA 9 CH.
• pour les courbatures après le sport,
RHUS TOXICODENDRON 9 CH.
• fatigue avec traits tirés,
SEPIA OFFICINALIS 9 CH.
• fatigue après un accouchement,
SEPIA OFFICINALIS 9 CH.

FOULE (PEUR DE LA)

Prendre avant de sortir de chez soi :
ACONITUM NAPELLUS 9 CH,
trois granules, à renouveler au bout d'une heure si nécessaire.
> *VOIR ÉGALEMENT* AGORAPHOBIE.

FONCTIONNELLES (MALADIES)

Une maladie fonctionnelle est une maladie dans laquelle les symptômes ne sont pas dus à la lésion d'un organe, mais à un trouble de son fonctionnement. C'est le cas des palpitations, de la diarrhée sans cause précise, des migraines. Le siège du trouble est un organe sain, mais qui n'assure plus son rôle physiologique normal.
La maladie fonctionnelle est l'exemple même de la bonne indication de l'homéopathie ; elle y réussit particulièrement. Son contraire est la maladie **organique** (> *VOIR CE MOT*).

FOULURE

> *VOIR* ENTORSE.

FOURMILLEMENTS DES EXTRÉMITÉS

Prendre :
ACONITUM NAPELLUS 9 CH,
COCCULUS INDICUS 9 CH,
MAGNESIA PHOSPHORICA 9 CH,
trois granules de chaque trois fois par jour aussi longtemps que nécessaire.
> *VOIR ÉGALEMENT* SPASMOPHILIE.

FRACTURE

Pour aider à la consolidation d'une fracture, prendre jusqu'à la suppression du plâtre :
SYMPHYTUM OFFICINALE 9 CH,
trois granules trois fois par jour,
et
CALCAREA PHOSPHORICA 6 DH,
deux comprimés trois fois par jour.

FRAYEUR (SUITE DE)

> *VOIR* ÉMOTIONS, PEURS.

FRIGIDITÉ

> *VOIR* SEXUELS (TROUBLES).

FRILOSITÉ

La frilosité est un signe de mauvaise défense de l'organisme vis-à-vis des agressions extérieures ou de trouble de la répartition du sang dans le corps. Les causes en sont multiples, il est donc difficile de donner ici des conseils thérapeutiques ; il vaut mieux consulter.
On peut cependant essayer de prendre :
PSORINUM 30 CH,
une dose par semaine pendant deux ou trois mois (à condition de ne pas avoir eu d'eczéma dans les antécédents).

FRINGALE

> *VOIR* BOULIMIE.

FRISSONS

Si vous devez consulter un médecin pratiquant l'homéopathie au cours d'une fièvre avec frissons, notez l'horaire de ceux-ci, cela peut permettre de trouver plus aisément le médicament qui convient.

FROID (TENDANCE À PRENDRE)

La tendance à prendre froid facilement, à avoir des rhumes au moindre courant d'air peut se combattre avec :
TUBERCULINUM 30 CH,
une dose par semaine pendant deux ou trois mois chaque hiver.
> *VOIR ÉGALEMENT* FRILOSITÉ, HIVER.

FURONCLE

> *VOIR* ABCÈS.

GALE

Il faut d'abord faire un traitement classique par voie externe pour se débarrasser du parasite de la gale. Prendre ensuite pendant trois mois :
PSORINUM 30 CH,
une dose par semaine pour éviter les séquelles.

Si on n'a pas la possibilité de consulter un médecin pratiquant l'homéopathie, on peut prendre :
ANTHRACINUM 9 CH,
ARSENICUM ALBUM 9 CH,
SECALE CORNUTUM 9 CH,
trois granules de chaque trois fois par jour.

GANGLIONS, ADÉNITE

La présence d'un ganglion n'est pas en elle-même un diagnostic. Il faut voir un médecin pour en connaître l'origine.
En attendant, on peut prendre :
MERCURIUS SOLUBILIS 9 CH,
trois granules trois fois par jour.

GANGRÈNE

Il y a des médicaments contre la gangrène en homéopathie ; cependant, ils n'agiront que partiellement dans cette maladie lésionnelle.

GARGARISMES

Quelle que soit la cause de la maladie de gorge, on peut faire des gargarismes avec :
PHYTOLACCA DECANDRA TM,
CALENDULA TM, } aa q.s.p. 15 ml
vingt-cinq gouttes dans un verre d'eau tiède bouillie, trois fois par jour.

GASTRITE, GASTRALGIE

> *VOIR ESTOMAC.*

GASTRO-ENTÉRITE

La gastro-entérite est une inflammation de l'estomac et de l'intestin, d'origine infectieuse, qui se manifeste avant tout par des douleurs d'estomac, des vomissements et de la diarrhée. En cas de gastro-entérite chez un adulte ou un grand enfant, se reporter aux rubriques *ESTOMAC, DIARRHÉE, INTOXICATION ALIMENTAIRE.*
En cas de gastro-entérite chez un nourrisson, consulter.

GAUCHERIE

La gaucherie ne doit pas être facteur de contrariété ; est-il encore besoin de l'écrire ? Il n'y a évidemment pas de traitement. Un adulte anxieux par gaucherie contrariée depuis l'enfance se trouvera bien de prendre :
ARGENTUM NITRICUM 9 CH,
trois granules trois fois par jour, par cures de dix jours de temps à autre.

GAZ (ÉMISSION DE)

Par l'extrémité supérieure du tube digestif
> *VOIR ÉRUCTATIONS.*

Par l'extrémité inférieure
> *VOIR BALLONNEMENT, FLATULENCES.*

GELURES

Après un coup de froid sur un endroit quelconque de la peau :
SECALE CORNUTUM 9 CH,
trois granules trois fois par jour,
HYPERICUM PERFORATUM TM,
quelques gouttes deux fois par jour en application locale.
> *VOIR AUSSI ENGELURES.*

GEMMOTHÉRAPIE

> *VOIR PARA-HOMÉOPATHIE.*

GENCIVES

> *VOIR* BOUCHE.

GENOU

Consulter les rubriques *ENTORSE, RHUMATISMES, SYNOVITE*, selon la nécessité, et ajouter systématiquement au traitement retenu :
BENZOÏCUM ACIDUM 9 CH,
trois granules trois fois par jour.
En cas de lésion d'un ménisque, prendre régulièrement :
PETROLEUM 5 CH,
trois granules trois fois par jour.

GERÇURES

> *VOIR* CREVASSES.

GILBERT (MALADIE DE)

La maladie de Gilbert est une affection chronique, parfaitement bénigne et qui n'évolue pas. Elle est présente dès la naissance mais ne se remarque que vers l'âge de 15 ou 20 ans, avec la survenue des premiers symptômes. Ils sont d'ailleurs très discrets : le blanc de l'œil a tendance à être jaune, il y a un peu de fatigue et de légers troubles digestifs. Cet état correspond à un déficit d'origine génétique en une enzyme, la glucuronyl-transférase, ce qui provoque un relargage permanent de bilirubine (un pigment biliaire) dans le sang. Prendre :
SEPIA OFFICINALIS 9 CH,
trois granules matin et soir, quinze jours par mois, très régulièrement.

GINGIVITE

> *VOIR* BOUCHE, au paragraphe « Gencives ».

GLANDES (MALADIE DES)

Lorsque les troubles glandulaires sont d'origine **fonctionnelle** (> *VOIR CE MOT*), l'homéopathie agit bien.
Lorsque la maladie est **organique** (> *VOIR CE MOT*), l'homéopathie ne peut que limiter les troubles ou ralentir la marche de l'affection.
> *VOIR ÉGALEMENT* ADDISON (MALADIE D'), PANCRÉATITE, THYROÏDE.

GLANDES SALIVAIRES

> *VOIR* GRENOUILLETTE.

GLAUCOME

Le glaucome, dû à une tension anormale du liquide contenu dans l'œil, est une affaire de spécialiste ; si possible, consulter un ophtalmologiste à orientation homéopathique.
En attendant, si l'on connaît le diagnostic, on peut commencer à prendre :
BELLADONNA 5 CH,
SPIGELIA ANTHELMIA 5 CH,
trois granules de chaque trois fois par jour.

GLOBULES

Présentation sous forme de globules des médicaments homéopathiques
> *VOIR* MÉDICAMENTS.

Globules rouges
> *VOIR* ANÉMIE.

GLUTEN (INTOLÉRANCE AU)

> *VOIR* CŒLIAQUE (MALADIE).

GOÎTRE

> *VOIR* THYROÏDE.

GONOCOCCIE

> *VOIR* BLENNORRAGIE.

GORGE

Pour les diverses maladies de la gorge, consulter les rubriques appropriées : ANGINE, PHARYNGITE, PHLEGMON.
> *VOIR* BOUCHE.

GOUTTE

La goutte est du domaine de l'homéopathie. Il s'agit d'une précipitation de cristaux d'acide urique dans une articulation, ce qui la rend rouge et enflée. Les localisations les plus fréquentes sont le gros orteil et le genou. Cette maladie touche 1 % des hommes dans les pays développés.

Crise aiguë
BELLADONNA 9 CH,
COLCHICUM AUTUMNALE 9 CH,
NUX VOMICA 9 CH,
trois granules de chaque toutes les heures en alternance, jusqu'à disparition des douleurs.

Traitement de fond
Il sera établi par le médecin. Il comportera un régime (pauvre en abats d'animaux, vins et alcools divers), des médicaments homéopathiques (vraisemblablement **LYCOPODIUM CLAVATUM, NUX VOMICA,** ou **SULFUR**), et des dosages réguliers de l'acide urique.
> *VOIR ÉGALEMENT* CHONDROCALCINOSE ARTICULAIRE.

GRAIN DE BEAUTÉ

> *VOIR* NÆVUS.

GRANULES

> *VOIR* MÉDICAMENTS.

GREFFES

On remplace des organes ou des tissus (foie, cœur, poumons, pancréas, reins ; cornée, peau, os, etc.) lorsqu'ils n'assurent plus leur fonction. Les complications les plus sérieuses sont les crises de rejet et les infections. Les crises de rejet de l'organe greffé sont dues à la différence, on peut même dire l'incompatibilité, entre le système immunitaire du receveur et celui du donneur. Elles sont combattues par les indispensables médicaments immunosuppresseurs. Avant et après une greffe on a intérêt à consulter un médecin homéopathe pour bien préparer l'intervention à l'aide d'un traitement personnalisé. Pour mieux tolérer les immunosuppresseurs, on peut prendre en automédication :
NUX VOMICA 9 CH,
trois granules trois fois par jour très régulièrement.
> *VOIR AUSSI* INTERVENTION CHIRURGICALE.

GRENOUILLETTE

Il s'agit d'un kyste bénin dû au gonflement d'une glande salivaire. Prendre :
AMBRA GRISEA 9 CH,
trois granules trois fois par jour aussi longtemps que nécessaire.

GRINCEMENT DE DENTS

> *VOIR* DENTS.

GRIPPE

La prévention de la grippe se fait avec :
INFLUENZINUM 30 CH,
trois granules une fois par semaine d'octobre à avril.
Il ne s'agit pas d'un vaccin, mais le mécanisme de prévention en est très proche. En raison des inconvénients du vaccin classique à dose forte, il faut réserver celui-ci aux sujets fragiles (cardiaques, diabétiques, vieillards) que l'on veut être sûr d'avoir soigneusement vaccinés. Pour les autres personnes, se contenter du conseil ci-dessus, qui protégera la grande majorité de ceux qui le suivront.

Traitement de l'attaque grippale aiguë
OSCILLOCOCCINUM® 200,
une dose dès que possible (plus on attaque la grippe tôt, plus le traitement est spectaculaire).
Prendre ensuite :
SULFUR 30 CH,
une dose trois heures plus tard.
Puis régulièrement jusqu'à guérison :
EUPATORIUM PERFOLIATUM 9 CH,
GELSEMIUM SEMPERVIRENS 9 CH,
RHUS TOXICODENDRON 9 CH,
trois granules de chaque trois fois par jour.
Ne pas confondre la grippe (fièvre élevée avec courbatures et maux de tête) et le **rhume** (> *VOIR CE MOT*).

GROSSESSE

La grossesse entraîne une métamorphose profonde du corps, de l'esprit et des habitudes quotidiennes. Elle induit une réorganisation de la personnalité et du couple autour d'un événement biologique et sociologique d'une importance capitale. L'homéopathie est particulièrement recommandée chez les femmes enceintes puisqu'elle n'est pas toxique et n'a pas d'effet secondaire.

Prendre trois granules trois fois par jour du médicament sélectionné.

Constipation pendant la grossesse
COLLINSONIA CANADENSIS 9 CH.

Crampes
CUPRUM METALLICUM 9 CH.

Creux à l'estomac
IGNATIA AMARA 9 CH.

Cystite
POPULUS TREMULOÏDES 9 CH.

Démangeaisons cutanées
DOLICHOS PRURIENS 5 CH.

Dépression nerveuse
SEPIA OFFICINALIS 9 CH.

Diarrhée
PHOSPHORUS 9 CH.

Douleurs
• pour les douleurs du ventre par les mouvements du fœtus,
ARNICA MONTANA 9 CH.
• pour les douleurs de la colonne vertébrale,
KALIUM CARBONICUM 9 CH.
• pour les douleurs des dents, de l'estomac, des seins ou de la tête,
SEPIA OFFICINALIS 9 CH.

Fatigue, marche impossible
BELLIS PERENNIS 9 CH.

Grossesse nerveuse
THUYA OCCIDENTALIS 9 CH.

Hémorroïdes
COLLINSONIA CANADENSIS 9 CH.

Herpès
SEPIA OFFICINALIS 9 CH,
(signaler la tendance à l'herpès à l'accoucheur).

Hoquet
CYCLAMEN EUROPAEUM 9 CH.

Irritabilité
ACTEA RACEMOSA 9 CH.

Jambes lourdes
BELLIS PERENNIS 5 CH.

GROSSESSE EXTRA-UTÉRINE

Masque de grossesse
SEPIA OFFICINALIS 9 CH.

Nausées, vomissements
SEPIA OFFICINALIS 9 CH.

Odorat hypersensible
SEPIA OFFICINALIS 9 CH.

Palpitations
LILIUM TIGRINUM 9 CH.

Pertes blanches
SEPIA OFFICINALIS 9 CH.

Pertes des urines en toussant
CAUSTICUM 5 CH.

Peur de l'accouchement
ACTEA RACEMOSA 9 CH.

Pression du ventre vers le haut
NUX VOMICA 9 CH.

Reflux gastro-œsophagien
IRIS VERSICOLOR 5 CH.

Salivation
KREOSOTUM 9 CH.

Somnolence
NUX MOSCHATA 9 CH.

Varices
BELLIS PERENNIS 9 CH.

Vergetures
CALCAREA FLUORICA 5 CH.

Le traitement doit être pris préventivement car, une fois établies, les vergetures ne peuvent disparaître. En cas d'échec, consulter la rubrique générale correspondant au trouble éprouvé. Aucun médicament homéopathique n'est dangereux pour la croissance du futur bébé.

> *VOIR ÉGALEMENT* ACCOUCHEMENT, ALLAITEMENT, AMNIOCENTÈSE, EUGÉNISME, GROSSESSE EXTRA-UTÉRINE, INFERTILITÉ, INTERRUPTION DE GROSSESSE, LISTÉRIOSE.

GROSSESSE EXTRA-UTÉRINE

La grossesse extra-utérine correspond à l'implantation de l'œuf fécondé hors de la cavité utérine. Quelques jours après un retard de règles survient une hémorragie génitale ou encore, de façon très caractéristique, des pertes de couleur chocolat.
Une consultation médicale s'impose d'urgence pour éviter la rupture de la trompe ou de l'angle droit ou gauche de l'utérus.
Le nombre de grossesses extra-utérines s'est accru en France de 17 % entre 1992 et 2002. Ce chiffre semble être lié avant tout à une augmentation du tabagisme chez les femmes en mesure de procréer et à une augmentation de la fréquence de la chlamydiose, une maladie sexuellement transmissible.
L'homéopathie est ici au second plan, mais on peut s'aider, sans retarder les soins médicaux, de :
CHINA RUBRA 5 CH,
trois granules tous les quarts d'heure jusqu'au moment de l'opération.

> *VOIR ÉGALEMENT* CHLAMYDIOSE, MALADIES SEXUELLEMENT TRANSMISSIBLES.

GUÊPE (PIQÛRE DE)

> *VOIR* INSECTES.

GUÉRISON

> *VOIR ENCADRÉ PAGE CI-CONTRE.*

GUÉRISSEURS

Il existe des guérisseurs soignant par l'homéopathie. Généralement, ils recommandent des **complexes** (> *VOIR CE MOT*), ne pratiquent pas l'individualisation du cas et offrent beaucoup moins de chances de réussite qu'un médecin ayant soigneusement étudié l'homéopathie.

> *VOIR* THÉORIE HOMÉOPATHIQUE.

GUIDI (SÉBASTIEN DES)

Introducteur de l'homéopathie en France.
> *VOIR* HISTOIRE DE L'HOMÉOPATHIE.

GYNÉCOLOGIE (L'HOMÉOPATHIE EN)

> *VOIR ENCADRÉ PAGE SUIVANTE.*

HAHNEMANN (CHRISTIAN SAMUEL)

Fondateur de la doctrine homéopathique.
> *VOIR* HISTOIRE DE L'HOMÉOPATHIE.

HALEINE

Le médicament le plus apte à faire passer la mauvaise haleine est :
MERCURIUS SOLUBILIS 9 CH,
à raison de trois granules trois fois par jour pendant les périodes où l'haleine est forte.

En cas de persistance malgré ce traitement, consulter un médecin (ou un dentiste) pratiquant l'homéopathie.

HALLUCINATIONS

Elles ne sont pas guérissables par l'homéopathie, mais on peut les atténuer dans certains cas avec :
STRAMONIUM 9 CH,
trois granules matin et soir, indéfiniment.
> *VOIR AUSSI* DÉLIRE.

HALLUX VALGUS

> *VOIR* OIGNON.

HANCHE

En cas de douleur de la hanche, consulter la rubrique *RHUMATISMES*, et ajouter systématiquement au traitement choisi :
ALLIUM SATIVUM 9 CH,
COLOCYNTHIS 5 CH,

GUÉRISON

Pour l'homéopathe, la maladie est un état de déséquilibre de l'organisme, une perturbation du **dynamisme** (> *VOIR CE MOT*) général. La guérison est donc, tout naturellement, un retour à l'état d'équilibre antérieurement rompu. La guérison est souvent possible par l'homéopathie : les symptômes disparaissent, la personne se sent « bien dans sa peau ». Parfois, on peut même guérir des maladies dont on ne connaît pas la cause. Lorsque l'ensemble des symptômes du malade correspond à un médicament homéopathique, qu'importe l'étiquette, le patient guérit. Évidemment, l'homéopathe préfère connaître ce qu'il soigne mais, s'il ne le peut pas, il sait tout même prescrire efficacement. On peut guérir des personnes qui « ne croient pas » à l'homéopathie. Il faut seulement leur donner le traitement approprié à leur cas. Pour cela, le médecin a besoin de leur collaboration objective lors de l'interrogatoire. Si on répond de travers aux questions posées, si par exemple on dit qu'on a toujours trop chaud alors qu'on est frileux, le médecin pensera à un médicament qui ne sera pas le bon, et le traitement ne fera rien. La guérison est souvent annoncée par une **aggravation** (> *VOIR CE MOT*) passagère.

HARCÈLEMENT

GYNÉCOLOGIE (L'HOMÉOPATHIE EN)

Les troubles gynécologiques d'origine **fonctionnelle** (> *VOIR CE MOT*) sont du ressort de l'homéopathie, en particulier les troubles des règles.
Les maladies gynécologiques d'origine infectieuse peuvent être soignées par un médecin pratiquant l'homéopathie.

Les maladies **organiques** (> *VOIR CE MOT*) sont freinées dans leur évolution.
Il existe des gynécologues homéopathes. Après l'âge de 40 ans, consulter systématiquement un gynécologue une fois par an.
> *VOIR AUSSI* FIBROME, OVAIRES, RÈGLES.

---

trois granules de chaque trois fois par jour, aussi longtemps que nécessaire.
> *VOIR AUSSI* COXITE TRANSITOIRE.

HARCÈLEMENT

> *VOIR ENCADRÉ PAGE CI-CONTRE.*

HASHIMOTO (MALADIE DE)

Dans la maladie de Hashimoto, l'organisme fabrique lui-même des anticorps qui agissent contre la glande thyroïde et provoquent son inflammation. Sa production hormonale est accélérée ou ralentie selon les cas. Cet état survient le plus souvent chez une femme. Il est favorisé par le stress.
Prendre, en restant sous surveillance médicale et en suivant le traitement classique recommandé :
NATRUM MURIATICUM 9 CH,
trois granules trois fois par jour aussi longtemps que nécessaire.
> *VOIR AUSSI* STRESS.

HÉMATOME

> *VOIR* BLESSURES.

HÉMIPLÉGIE

> *VOIR* ACCIDENT VASCULAIRE CÉRÉBRAL.

HÉMOPHILIE

L'hémophilie n'est pas vraiment du domaine de l'homéopathie, car il y a dans cette maladie des déficits congénitaux en certains facteurs de la coagulation du sang. Néanmoins, on se trouvera bien de donner systématiquement à l'hémophile (les hématomes seront ainsi moins fréquents) :
PHOSPHORUS 9 CH,
trois granules une fois par jour, vingt jours par mois.

HÉMORRAGIE

Les hémorragies diverses sont répertoriées ici avec un conseil pour l'urgence, ce qui n'empêchera pas de demander l'avis d'un médecin. Selon l'importance de l'hémorragie, prendre trois granules toutes les cinq minutes, toutes les heures, ou trois fois par jour de l'un des médicaments qui suivent.

Anus
COLLINSONIA CANADENSIS 5 CH.

Cérébrale (hémorragie)
> *VOIR* ACCIDENT VASCULAIRE CÉRÉBRAL.

Estomac
IPECA 5 CH.

Nez (épistaxis)
Ne pas arrêter un saignement de quelques minutes et se produisant exceptionnellement, surtout chez un sujet ayant une hypertension artérielle ; l'hémorragie est alors une élimination bénéfique, une sorte de « soupape de sécurité ». Si l'hémorragie est abondante ou dure plus d'un quart d'heure, prendre :
CHINA RUBRA 5 CH,
MILLEFOLIUM 4 CH,
trois granules de chaque en alternance.
On ajoutera, selon la cause :
• en cas de coup sur le nez,
ARNICA MONTANA 9 CH ;
• d'hémorragie nasale pendant un mal de tête,
BELLADONNA 9 CH ;
• pendant la fièvre,
FERRUM PHOSPHORICUM 9 CH.

Poumons (hémorragie dans un effort de toux)
IPECA 5 CH.

Urines
CANTHARIS 5 CH.

Utérus (saignement en dehors de la période des règles)
CHINA RUBRA 5 CH.

HÉMORROÏDES

Pour les hémorroïdes elles-mêmes
AESCULUS COMPOSÉ,
dix gouttes trois fois par jour.
Localement :
pommade et suppositoires AESCULUS COMPOSÉ, une ou deux applications par jour.

Pour les complications
• avec douleurs intenses,
NUX VOMICA 5 CH,
RATANHIA 5 CH,
trois granules de chaque trois fois par jour pendant dix jours.
• hémorroïdes très congestives,
PAEONIA OFFICINALIS 5 CH.
• en cas de fistule,
BERBERIS 9 CH,
SILICEA 9 CH,
trois granules de chaque trois fois par jour.
• en cas de caillot, ou thrombose,
LACHESIS MUTUS 5 CH,
trois granules toutes les heures ou trois fois par jour, selon l'intensité de la douleur,
• en cas de fissure anale,
GRAPHITES 9 CH,
NITRICUM ACIDUM 9 CH,

HARCÈLEMENT

Le harcèlement moral survient fréquemment sur le lieu de travail, mais il peut également se produire en famille. C'est une conduite abusive qui profite d'un rapport d'autorité, d'une position de dominance. Il se manifeste par des comportements répétés, des paroles, des gestes, des écrits pouvant porter atteinte à la dignité d'une personne, et même à son intégrité physique. La victime se sent dévalorisée. Elle subit sans se plaindre.
Le harcèlement sexuel est la forme particulière de harcèlement moral qui cherche à obtenir des gratifications d'ordre sexuel. Il peut s'agir de commentaires, ordres, contacts physiques, avances, promesses de récompense ou de promotion, menaces, contraintes, pressions répétées, agressions, persécutions. Prendre :
STAPHYSAGRIA 9 CH,
trois granules trois fois par jour pendant toute la période où l'on est en souffrance.
> *VOIR ÉGALEMENT STRESS.*

HÉPATIQUE

RATANHIA 9 CH,
trois granules de chaque trois fois par jour.
Appliquer localement :
pommade au **RATANHIA**.

Après une opération sur les hémorroïdes
Prendre pendant 10 jours :
AESCULUS HIPPOCASTANUM 5 CH,
NUX VOMICA 9 CH,
trois granules de chaque trois fois par jour.

HÉPATIQUE

Insuffisance hépatique
> *VOIR FOIE.*

Colique hépatique
> *VOIR COLIQUE.*

HÉPATITE VIRALE

> *VOIR ENCADRÉ CI-DESSOUS.*

HÉPATITE VIRALE

Il s'agit d'une inflammation du foie. Cinq virus ont été identifiés. D'autres sont encore à découvrir ou à caractériser.
• Les virus A et E (les moins agressifs) se transmettent par l'ingestion d'eau ou d'aliments contaminés par les matières fécales de personnes infectées ou par contacts directs avec elles.
• Les virus B et D se transmettent par la voie sanguine (transfusion, seringues contaminées, piercing) et la voie sexuelle.
• Le virus C a une transmission essentiellement sanguine.
• Les virus B et C sont ceux qui donnent le plus facilement une hépatite chronique.
• Le virus B peut se transmettre au nouveau-né au moment de l'accouchement.
Dans la plupart des cas, l'hépatite aiguë de départ passe inaperçue. Il se produit éventuellement une fatigue, des maux de tête, des douleurs articulaires, des urines foncées qui doivent alerter. Il existe une jaunisse dans 10 % des cas seulement. Le virus détruit un certain nombre de cellules du foie, ce qui libère les transaminases (enzymes), dont le taux est alors de 2 à 10 % plus élevé que la normale.
Si elle n'est pas traitée, l'hépatite chronique due aux virus B, C ou D finit par évoluer vers la cirrhose non alcoolique.
Il existe des vaccins pour les hépatites A et B. Le risque de sclérose en plaques imputable au vaccin contre l'hépatite B est suspecté, mais il n'est pas possible d'affirmer quoi ce soit dans l'état actuel des connaissances scientifiques. Par précaution cependant, le ministère de la Santé a décidé la suspension de la vaccination systématique en milieu scolaire.
Tout en restant sous surveillance médicale, prendre en cas d'hépatite :
ARSENICUM ALBUM 9 CH,
PHOSPHORUS 9 CH,
SEPIA OFFICINALIS 9 CH,
trois granules trois fois par jour jusqu'à ce que la guérison soit obtenue.
> *VOIR ÉGALEMENT MALADIES SEXUELLEMENT TRANSMISSIBLES.*

HERBE COUPÉE

En cas d'allergie à l'herbe fraîchement coupée (irritation du nez ou de la peau), prendre :
DULCAMARA 5 CH,
trois granules six fois dans la journée.
> *VOIR AUSSI DERMITE DES PRÉS.*

HERING (CONSTANTIN)

Introducteur de l'homéopathie en Amérique.
> *VOIR HISTOIRE DE L'HOMÉOPATHIE.*

HERNIE

La douleur de la hernie hiatale (hernie de l'estomac à travers le diaphragme) réagira à :
ARGENTUM NITRICUM 9 CH,
IRIS VERSICOLOR 9 CH,
trois granules de chaque avant les trois repas,
À poursuivre pendant toute la vie dans les périodes de douleurs.
L'opération est indispensable en cas de hernie importante.
La hernie inguinale doit être opérée. On peut prendre :
OPIUM 30 CH,
une dose en cas de hernie étranglée.
Ce médicament peut aider à la « réduire » ; on évitera ainsi l'occlusion.
NUX VOMICA 9 CH,
trois granules trois fois par jour, à prendre pendant les trois mois qui suivent l'intervention pour hernie inguinale.
La hernie discale n'est pas du domaine de l'homéopathie.

HERPÈS

> *VOIR ENCADRÉ PAGE SUIVANTE.*

HÉROÏNE

> *VOIR TOXICOMANIE.*

HIDROSADÉNITE

Il s'agit d'une inflammation des glandes des aisselles, avec éventuellement suppuration.
Prendre :
HEPAR SULFURIS CALCAREUM 9 CH,
trois granules trois fois par jour jusqu'à guérison.

HOMÉOPATHE

Qu'est-ce qu'un médecin homéopathe ? C'est un docteur en médecine qui exerce (exclusivement ou partiellement) l'homéopathie. Il a fait des études officielles, puis s'est spécialisé (> *VOIR ENSEIGNEMENT*).
Il vit quotidiennement les problèmes de l'homéopathie, se perfectionne par la fréquentation des congrès, la lecture de revues et de livres professionnels.

C'est un médecin comme un autre, qui a élargi son arsenal thérapeutique. C'est un conseiller (il peut très bien être le médecin de famille), un hygiéniste, un philosophe, voire un écologiste.
Il y a, en France, environ 25 000 médecins qui prescrivent (de façon habituelle ou plus rarement), de l'homéopathie, sur un total de près de 200 000 médecins.

HERPÈS

Deux virus sont impliqués dans le développement de l'herpès ou « bouton de fièvre » : l'Herpes simplex 1, qui donne des petits boutons pleins d'eau, douloureux, solitaires ou en amas, situés autour de la bouche, et l'Herpes simplex 2, qui touche de préférence les organes génitaux ou les fesses. Il y a généralement un ganglion satellite. Ils se propagent par contact intime. Entre les poussées, le virus persiste indéfiniment dans les ganglions nerveux. Il n'en sort qu'en période de fièvre, de fatigue, de contrariété, d'exposition au soleil, de règles, de stress, de traumatisme et, pour l'herpès génital, de rapports sexuels. Une mère, si elle a une crise d'herpès génital au moment de l'accouchement, peut le transmettre à son bébé. Il faut donc signaler la tendance à l'herpès au médecin qui surveille une grossesse. En cas de crise au dernier moment, l'accouchement se fera par césarienne. Une fois qu'une personne est infectée par l'herpès, elle le reste toute sa vie, si bien que 80% des gens sont porteurs de cette maladie, et parmi eux 20% sont victimes de crises à répétition. Certaines personnes, tout en étant porteuses du virus, n'ont aucun symptôme et ne savent donc pas qu'elles sont infectées.

• En cas d'inflammation importante de la bouche avec douleurs et impossibilité de manger (elle se produit lors de la première crise d'herpès buccal), prendre :
MERCURIUS CORRO-SIVUS 9 CH,
trois granules trois fois par jour jusqu'au retour à la normale.

• En cas d'inflammation importante de la vulve et du vagin, ou de la verge (qui a lieu lors de la première crise d'herpès génital), prendre :
MERCURIUS CORROSIVUS 9 CH,
trois granules trois fois par jour jusqu'au retour à la normale.

• Pour l'accès aigu habituel, utiliser
RHUS TOXICODENDRON 9 CH,
MERCURIUS SOLUBILIS 9 CH,
trois granules de chaque trois fois par jour, à prendre dès les signes avant-coureurs de la crise (sensation de cuisson, de picotements ou de démangeaisons).

• Utiliser également CALENDULA TM, une à deux gouttes trois fois par jour en application locale.

• Le traitement de fond sera établi par un médecin pratiquant l'homéopathie pour empêcher (ou espacer) les récidives.

• NATRUM MURIATICUM et SEPIA OFFICINALIS sont les deux médicaments de terrain les plus souvent prescrits pour l'herpès.

• Pour l'herpès circiné, > *VOIR* MYCOSE.

> *VOIR AUSSI* ATOPIE, MALADIES SEXUELLEMENT TRANSMISSIBLES, STRESS.

HIPPOCRATE

Hippocrate (460-377 av. J.-C.) parlait déjà des semblables.
> *VOIR* HISTOIRE DE L'HOMÉOPATHIE.

HISTOIRE DE L'HOMÉOPATHIE

> *VOIR ENCADRÉ PAGE 149.*

HIVER

Pour bien préparer l'hiver, on peut prendre une fois par semaine trois granules d'un ou de plusieurs des médicaments suivants :
• Préventif de la grippe,
INFLUENZINUM 30 CH.
• Préventif des coups de froid,
TUBERCULINUM 30 CH.

• Pour les personnes particulièrement frileuses (contre-indiqué en cas d'antécédents d'eczéma), **PSORINUM 30 CH.**
> *VOIR ÉGALEMENT FROID.*

HODGKIN (MALADIE DE)

Maladie du ressort de l'allopathie, qui d'ailleurs, de nos jours, est efficace. On peut consulter un médecin pratiquant l'homéopathie pour les séquelles.

HOMÉOPATHE

> *VOIR ENCADRÉ PAGE 143.*

HOMÉOPATHIE

> *VOIR ENCADRÉ CI-DESSOUS.*

HÔPITAUX

> *VOIR ENCADRÉ PAGE SUIVANTE.*

HOQUET

En cas de hoquet, prendre :
CUPRUM METALLICUM 9 CH,
HYOSCYAMUS NIGER 9 CH,
trois granules en alternance de deux en deux minutes jusqu'à cessation. Selon les circonstances, on intercalera dans la série trois granules de l'un des médicaments suivants :
• hoquet après excès d'alcool,
RANUNCULUS BULBOSUS 9 CH.
• hoquet d'origine nerveuse,
IGNATIA AMARA 9 CH.
• hoquet après un repas trop copieux,
NUX VOMICA 9 CH.
Ce traitement convient également au hoquet du nourrisson.

HORAIRES

> *VOIR ENCADRÉ PAGE 149.*

HORMONES

> *VOIR MÉNOPAUSE.*

HUMIDITÉ (SENSIBILITÉ À L')

Prendre :
THUYA OCCIDENTALIS 9 CH,
DULCAMARA 9 CH,
trois granules de chaque trois fois par jour, quinze jours par mois pendant quelques mois.

HYDARTHROSE

> *VOIR SYNOVITE.*

HOMÉOPATHIE

Étymologie
Le mot homéopathie vient de deux mots grecs : *homoïos* (« semblable ») et *pathos* (« maladie »). Il donne donc à juste titre la primauté au principe de similitude.

Définition
L'homéopathie est une thérapeutique basée sur le principe de similitude dans laquelle on utilise les médicaments à dose infinitésimale.
> *VOIR AUSSI THÉORIE HOMÉOPATHIQUE.*

HYDROCÈLE

HÔPITAUX

Il y a en France deux hôpitaux (Saint-Jacques à Paris, Saint-Luc à Lyon) où l'on pratique l'homéopathie en consultation externe, ainsi qu'au Service de santé Hannemann. Il n'existe pas de services médicaux où l'on puisse être hospitalisé. C'est relativement peu gênant, car les maladies pour lesquelles on est admis à l'hôpital sont la plupart du temps **organiques** (> *VOIR CE MOT*) et justiciables de l'**allopathie** (> *VOIR CE MOT*).

HYDROCÈLE

> *VOIR TESTICULES.*

HYGIÈNE

En dehors des conseils élémentaires et classiques d'hygiène qu'il donne comme tout médecin, l'homéopathe peut personnaliser ses recommandations en fonction des médicaments homéopathiques indiqués. Par exemple, lorsque le remède de fond du patient est Natrum muriaticum, le médecin sait qu'il faut se méfier des séjours prolongé sur la Côte d'Azur car ils aggravent les symptômes : 50 % des personnes ayant les caractéristiques de Natrum muriaticum sont fatiguées après un séjour de plus d'une semaine dans cette région. Il faut donc leur recommander la prudence.

HYGROMA

Il s'agit d'un épanchement de liquide dans une bourse séreuse (le tapis intérieur d'une articulation), formant une petite boule.
Badigeonner une ou deux fois de la teinture d'iode (ne pas répéter l'opération plus de deux fois en tout) et prendre :
APIS MELLIFICA 9 CH,
RUTA GRAVEOLENS 9 CH,
trois granules de chaque trois fois par jour, jusqu'à disparition.

HYPERACOUSIE

Il s'agit de la perception exagérée des sons. On peut ajouter au traitement de l'ORL :
THERIDION CURRASSAVICUM 9 CH,
trois granules matin et soir aussi longtemps que nécessaire.
> *VOIR AUSSI ACOUPHÈNES.*

HYPERACTIVITÉ

Il ne tient pas en place... Elle est turbulente... L'hyperactivité est un état permanent d'agitation motrice avec mauvaise coordination des mouvements, troubles de l'attention, impulsivité, le tout chez un enfant d'intelligence normale. Ce débordement d'énergie est source de difficultés d'adaptation à l'entourage, de risque de marginalisation à la maison et à l'école. Pour aider l'enfant, on peut lui donner :
AGARICUS MUSCARIUS 9 CH,
trois granules chaque matin.
LYCOPODIUM CLAVATUM 9 CH.
trois granules chaque soir.

HYPERHIDROSE

> *VOIR TRANSPIRATION.*

HORAIRES

L'horaire de prise des médicaments s'établit le plus fréquemment comme suit :
- les doses seront prises le matin à jeun (une heure avant le petit déjeuner) à la date désignée par le médecin ;
- les granules (sauf indication contraire) seront pris trente minutes avant les repas (dix minutes si l'on ne peut pas faire autrement) ; dans ce livre, ils sont généralement au nombre de trois.
- L'horaire de survenue des symptômes (accès de fièvre, recrudescence de la douleur, apparition de frissons, début de la migraine) peut être une indication précieuse pour le médecin pratiquant l'homéopathie. Il faut donc le noter à son intention.

HISTOIRE DE L'HOMÉOPATHIE

Voici les noms marquants de l'histoire de l'homéopathie.

Hippocrate (460-377 av. J.-C.) avait, pour ainsi dire, prévu l'homéopathie puisqu'il affirmait qu'il y a deux manières de soigner : par les contraires et par les semblables. **Paracelse** (1493-1541) connaissait lui aussi cette dualité. Il soignait la diarrhée avec de l'hellébore (sachant très bien que l'hellébore peut provoquer la diarrhée). Il donnait des doses très petites : la vingt-quatrième partie d'une goutte. L'homéopathie va beaucoup plus loin dans la dilution, et n'a pas conservé l'aspect ésotérique de l'œuvre de Paracelse. **Christian Samuel Hahnemann** (1755-1843) fut le véritable fondateur de la méthode homéopathique. Il redécouvrit en 1790 le principe de similitude (> *VOIR THÉORIE HOMÉOPATHIQUE*), et généralisa son utilisation. Il disait : « Que les semblables guérissent les semblables. » Il s'aperçut dans un second temps qu'il suffit de dilutions infinitésimales (> *VOIR THÉORIE HOMÉOPATHIQUE*) pour obtenir cette guérison. Il publia son livre fondamental, *l'Organon de l'art de guérir*, en 1810 en Allemagne. La première traduction française date de 1824. Hahnemann, né en Saxe, termina sa vie à Paris. Il est enterré au cimetière du Père-Lachaise.

Sébastien des Guidi (1769-1863), comte d'origine italienne, médecin, introduisit l'homéopathie en France (et plus précisément à Lyon).

Constantin Hering (1800-1880) introduisit l'homéopathie en Amérique. Il prolongea l'œuvre de Hahnemann en découvrant des médicaments importants, par exemple **LACHESIS MUTUS**.

James Tyler Kent (1849-1916), médecin américain de grande renommée, laissa une empreinte durable sur l'homéopathie en insistant sur la nécessité de ne donner qu'un seul médicament homéopathique à la fois. Il publia un répertoire des symptômes homéopathiques, encore utilisé actuellement. **Antoine Nebel**, à Lausanne, **Léon Vannier**, à Paris, **Charles Rousson**, à Lyon, sont les grands noms du XXe siècle. Par leur enseignement, ils ont contribué au renom de l'homéopathie.

149

HYPERTENSION ARTÉRIELLE

> **VOIR** TENSION ARTÉRIELLE.

HYPOTENSION ARTÉRIELLE

> **VOIR** TENSION ARTÉRIELLE.

HYPOGLYCÉMIE

En cas de sensation de malaise à cause d'une hypoglycémie (abaissement du taux de sucre sanguin), prendre :
SEPIA OFFICINALIS 9 CH,
trois granules trois fois dans la journée.

HYSTÉRIE

> **VOIR** NÉVROSE.

Remèdes

FERRUM METALLICUM

Substance de base : **le fer.**
Convient de préférence : au sujet anémique.
Symptômes les plus caractéristiques traités par
FERRUM METALLICUM
Anémie avec pâleur de la peau et des muqueuses, et bouffées congestives ; tendance aux hémorragies ; diarrhée sans douleur ; rhumatisme de l'épaule ; amélioration par le mouvement lent.
Principaux usages cliniques
Anémie ; hémorragie ; rhumatisme de l'épaule.

FERRUM PHOSPHORICUM

Substance de base : **le phosphate de fer.**
Symptômes les plus caractéristiques traités par
FERRUM PHOSPHORICUM
Fièvre modérément élevée avec face alternativement rouge et pâle ; saignement de nez pendant la fièvre ; douleurs rhumatismales pendant la fièvre ; incontinence d'urine ; inflammation des oreilles, des poumons ; diarrhée.
Principaux usages cliniques
Otite ; bronchite ; congestion pulmonaire ; pneumonie virale ; fièvre avec poussées congestives.

FLUORICUM ACIDUM

Substance de base : **l'acide fluorhydrique.**
Convient de préférence : au sujet âgé, euphorique, indifférent à ses proches.
Symptômes les plus caractéristiques traités par
FLUORICUM ACIDUM
Fistule (dentaire, lacrymale, anale) ; nécroses osseuses ; ulcérations de la peau ou des muqueuses ; varices ; démangeaisons des cicatrices et des orifices ; ongles et cheveux cassants.
Principaux usages cliniques
Fistules ; ulcères ; nécrose osseuse.

FORMICA RUFA

Substance de base : **la fourmi rouge.**
Symptômes les plus caractéristiques traités par
FORMICA RUFA
Crise de goutte avec sueurs profuses ; urines chargées en urates.
Principaux usages cliniques
Goutte ; cystite.

le saviez-vous ?

LA FOURMI ROUGE

La fourmi rousse, dite « fourmi rouge », est l'une des nombreuses espèces que compte le peuple de ces petits insectes hyménoptères. Ses piqûres peuvent être douloureuses à cause d'une substance corrosive qui se trouve à l'état naturel dans son organisme, l'acide formique. Ce dernier, parce qu'il dilate les vaisseaux, était autrefois employé sous diverses formes à des fins médicinales. Par exemple, des fourmis laissées à macérer dans de l'alcool permettaient d'obtenir une teinture nommée « eau de magnanimité » qui, appliquée en emplâtres, était supposée être aphrodisiaque et capable de stimuler les membres paralysés.

FRAXINUS AMERICANA

Substance de base : **le frêne d'Amérique.**
Symptômes les plus caractéristiques traités par
FRAXINUS AMERICANA
Fibrome utérin avec sensation de pesanteur vers le bas ; pertes blanches ; descente d'organes.
Principaux usages cliniques
Fibrome ; descente d'organes.

GALPHIMIA GLAUCA

Substance de base : **une plante originaire du Guatemala et du Mexique.**

Symptômes les plus caractéristiques traités par GALPHIMIA GLAUCA
Éternuements ; démangeaisons des paupières, des coins des yeux, du nez et de la gorge ; larmoiement ; écoulement comme de l'eau ; oppression respiratoire ; toux sèche allergique ; sifflements bronchiques.
Principaux usages cliniques
Asthme allergique ; allergie aux pollens ; rhume des foins.

GELSEMIUM SEMPERVIRENS

Substance de base : **le jasmin de Virginie.**
Convient de préférence : aux suites de mauvaises nouvelles, d'anticipation, de peur ; aux éruptions qui sortent mal.
Symptômes les plus caractéristiques traités par GELSEMIUM SEMPERVIRENS
Émotivité ; lenteur générale ; anxiété d'anticipation ; obnubilation ; tremblements des extrémités ; tremblements de la langue ; incoordination musculaire ; face congestionnée ; mal de tête dans la région de l'occiput avec sensation de paupières lourdes ; diarrhée d'anticipation ; absence de soif ; fièvre avec abrutissement et tremblements ; éruptions sortant mal, avec les symptômes ci-dessus.
Principaux usages cliniques
Fièvres diverses ; grippe ; coryza ; trac ; émotivité ; migraine ; début de rougeole.

GERMANIUM METALLICUM

Substance de base : **le germanium.**
Convient de préférence : aux suites de violence et de colère rentrée.
Symptômes les plus caractéristiques traités par GERMANIUM METALLICUM
Difficultés à verbaliser les affects ; sentiment d'isolement, d'exclusion, d'abandon, d'irréalité ; colères soudaines et violentes, explosives, sans mots.
Principaux usages cliniques
Dépression nerveuse, fatigue.

GLONOÏNUM

Substance de base : **la trinitrine.**
Convient de préférence : aux suites d'insolation ; à la période de la ménopause.
Symptômes les plus caractéristiques traités par GLONOÏNUM
Mal de tête par afflux soudain de sang, avec battements des carotides ; esprit confus ; on se perd dans les rues que l'on connaît bien ; aggravation au soleil et par la chaleur en général.
Principaux usages cliniques
Migraines congestives ; « congestion cérébrale » ; ménopause ; palpitations.

GRAPHITES

Substance de base : **la plombagine.**
Convient de préférence : aux sujets anémiques, obèses, à la peau malsaine, timides, pleurant facilement.
Symptômes les plus caractéristiques traités par GRAPHITES
Éruptions suintantes, ressemblant à du miel, spécialement aux plis de flexion et derrière les oreilles ; induration de la peau ; mauvaises cicatrices ; fissures de la peau avec fond mielleux ; paupières collées le matin ; ongles épais et déformés ; constipation avec grosses selles entourées de mucus ; règles en retard et de sang pâle.
Principaux usages cliniques
Eczéma suintant ; érysipèle ; dartres ; croûte de lait ; impétigo ; mauvaise cicatrisation ; blépharite.

le saviez-vous ?

LA PLOMBAGINE
Contrairement à son nom, la plombagine ne contient absolument pas de plomb mais du carbone, à l'état presque pur (comme le diamant, mais leurs structures physiques sont

différentes). Ce charbon végétal, aussi nommé graphite, se présente sous la forme d'une masse gris foncé à reflets bleus ; il est gras et particulièrement tendre, caractéristiques qui lui permettent d'être employé pour la fabrication de mines de crayon. Il était peu employé – quoique reconnu capable de combattre certaines éruptions grâce à ses propriétés dessiccatives – lorsqu'un médecin allemand apprit par hasard, en visitant une fabrique de miroirs vénitienne, que les ouvriers s'en servaient contre les dartres. Il s'attacha à observer cet effet et en tira un opuscule qui inspira Hahnemann dans sa découverte du graphite en tant que médicament.

HAMAMELIS VIRGINIANA

Substance de base : **le noisetier de la sorcière.**
Symptômes les plus caractéristiques traités par HAMAMELIS VIRGINIANA
Congestion veineuse avec varices douloureuses (sensation de meurtrissure ; aggravation au toucher) ; hémorragie de sang noir ; inflammation des testicules.
Principaux usages cliniques
Varices ; hémorroïdes, ulcères variqueux ; orchite.

HELLEBORUS NIGER

Substance de base : **l'hellébore noir, ou rose de Noël.**
Symptômes les plus caractéristiques traités par HELLEBORUS NIGER
Malade obnubilé, sans réaction, indifférent à tout, apathique ; le regard est fixe, le front froncé, la mâchoire inférieure tombante ; le contrôle musculaire ne se fait pas ; convulsions ; cris pendant la fièvre ; urines rares ; œdème (enflure) de la peau ; haleine fétide.

Principaux usages cliniques
Encéphalite, méningite et leurs séquelles.

HELONIAS DIOÏCA

Substance de base : **l'hélonias.**
Symptômes les plus caractéristiques traités par HELONIAS DIOÏCA
Congestion de l'utérus, qui est perçu spontanément ; utérus descendu ; chaleur dans la région des reins ; fatigue générale ; amélioration par la distraction.
Principaux usages cliniques
Fatigue ; descente d'organes.

HEPAR SULFURIS CALCAREUM

Substance de base : **préparation de Hahnemann à base de fleur de soufre (Sulfur) et de couche moyenne d'huître (Calcarea carbonica).**
Convient de préférence : au sujet impulsif, s'évanouissant facilement, irritable.
Symptômes les plus caractéristiques traités par HEPAR SULFURIS CALCAREUM
Infection de la peau et des muqueuses ; suppuration de mauvaise odeur ; douleurs piquantes ; aggravation par le toucher et à l'air frais ; désir d'acide ; toux rauque ; hypersensibilité générale à l'air froid.
Principaux usages cliniques
Suppurations diverses ; abcès ; furoncles ; phlegmon ; sinusite ; orgelets ; otites ; ulcères de jambe.

HYDRASTIS CANADENSIS

Substance de base : **la racine du sceau d'or.**
Symptômes les plus caractéristiques traités par HYDRASTIS CANADENSIS

HYOSCYAMUS NIGER

Sécrétions jaunes, visqueuses, épaisses, chroniques des muqueuses ; constipation chronique sans faux besoin ; sensation de vide à l'estomac avec dyspepsie aggravée par le pain ; gros foie.

Principaux usages cliniques

Insuffisance hépatique ; constipation ; pharyngite ; sinusite ; dyspepsie ; gastrite.

HYOSCYAMUS NIGER

Substance de base : **la jusquiame noire.**
Symptômes les plus caractéristiques traités par HYOSCYAMUS NIGER

Délire violent avec loquacité incessante, peur d'être empoisonné, tendance à se découvrir, marmonnement, grimaces, rires ; spasmes musculaires ; hoquet après les repas ; toux sèche dès qu'on est allongé ; selles involontaires ; énurésie.

Principaux usages cliniques

Délire fébrile ; convulsions ; hoquet ; toux ; typhoïde.

HYPERICUM PERFORATUM

Substance de base : **le millepertuis.**
Convient de préférence : aux suites de traumatisme des nerfs ; aux blessures des régions richement innervées.

Symptômes les plus caractéristiques traités par HYPERICUM PERFORATUM

Douleurs remontant le long des nerfs, à partir des plaies lacérées, à type de fourmillement intolérable ; aggravation par le toucher ; douleurs du coccyx après une chute, remontant tout le long de la colonne vertébrale ; douleurs des « oignons » (nom scientifique : hallux valgus).

Principaux usages cliniques

Traumatismes des terminaisons nerveuses ; douleurs des plaies ; douleurs du coccyx

Troubles et maladies

ICTÈRE

Nom médical de la « jaunisse ».
Celle-ci a plusieurs causes, notamment l'**hépatite** (> *VOIR CE MOT*) virale, les **calculs** (> *VOIR CE MOT*) biliaires, les lésions du pancréas, etc. Consulter. On recevra un traitement médical homéopathique ou le conseil de se faire opérer, selon le cas.

IDÉES FIXES

Un des symptômes de l'obsession.
> *VOIR NÉVROSE*.

IMMUNOLOGIE

> *VOIR ENCADRÉ CI-DESSOUS*.

IMPATIENCE

Si on a envie de tout avoir terminé avant d'avoir commencé sa tâche :
ARGENTUM NITRICUM 9 CH,
trois granules trois fois par jour.
Si on a envie de faire sauter le bouton récalcitrant sans prendre son temps pour le faire passer dans la boutonnière ; si on désire que l'entourage comprenne ce qu'on veut avant qu'on l'ait exprimé :
NUX VOMICA 9 CH,
trois granules trois fois par jour.
> *VOIR ÉGALEMENT JAMBES au paragraphe « sans repos »*.

IMPÉTIGO

L'impétigo (lésions croûteuses de la peau d'origine infectieuse, notamment chez le jeune enfant) réagit à :
GRAPHITES 9 CH,
MEZEREUM 9 CH,
trois granules de chaque trois fois par jour.

Localement
Pommade au **CALENDULA**,
une ou deux applications par jour.

IMPUISSANCE

> *VOIR SEXUELS (TROUBLES)*.

INCONTINENCE

D'urine
> *VOIR ÉNURÉSIE*.

Des matières
ALOE SOCOTRINA 9 CH,
trois granules trois fois par jour.

IMMUNOLOGIE

L'immunité est l'ensemble des mécanismes de défense de l'organisme contre les agents qui lui sont extérieurs, en particulier les microbes et les produits allergisants. L'immunologie est la science qui étudie les possibilités réactionnelles de l'organisme devant les agressions les plus diverses. Cette définition est à mettre en parallèle avec celle de l'homéopathie (> *VOIR THÉORIE HOMÉOPATHIQUE*).
Elle nous laisse deviner que le lien scientifique entre l'homéopathie et la science se trouve au niveau de l'immunologie.
> *VOIR ÉGALEMENT ALLERGIES, GREFFES, TERRAIN*.

INDIGESTION

> **VOIR** DIGESTION DIFFICILE.

INDIVIDUALISATION

> **VOIR ENCADRÉ CI-DESSOUS.**

INFARCTUS DU MYOCARDE

L'infarctus du myocarde, lésion du cœur par obstruction d'une artère coronaire ou de l'une de ses branches, ne relève pas du domaine de l'homéopathie.

Pour le prévenir
Il faut faire du régime, supprimer le tabac, traiter la **nervosité** (> *VOIR CE MOT*) et l'angine de poitrine.

Pour le soigner
Le traitement classique (dans un service hospitalier spécialisé) est indispensable.
Pour éviter les récidives, prendre régulièrement :
LATRODECTUS MACTANS 9 CH,
trois granules chaque soir au coucher.

INFARCTUS PULMONAIRE

Obstruction d'une artère pulmonaire, responsable de lésions du poumon, avec douleurs et crachements de sang.

L'homéopathie est, dans un tel cas, une thérapeutique adjuvante. Consulter.
Si l'on est loin de tout médecin homéopathe, on peut prendre :
PHOSPHORUS 9 CH,
trois granules trois fois par jour.

INFECTION MICROBIENNE

Prise à temps et soignée correctement, elle est du domaine de l'homéopathie. Le médicament renforce le système de défense de l'organisme, et c'est ce dernier qui chasse lui-même le microbe.

INFERTILITÉ

Les causes de l'infertilité sont la plupart du temps **organiques** (> *VOIR CE MOT*) et doivent être corrigées par l'allopathie ou la chirurgie. Seules les causes psychologiques sont du ressort de l'homéopathie. Consulter un médecin la pratiquant (un gynécologue si possible).
> **VOIR AUSSI** PROCRÉATION MÉDICALEMENT ASSISTÉE.

INFINITÉSIMAL

> **VOIR** MÉDICAMENT HOMÉOPATHIQUE, THÉORIE HOMÉOPATHIQUE.

INDIVIDUALISATION

L'homéopathie est une thérapeutique dans laquelle l'individualisation du cas est indispensable. Ainsi le veut le principe de similitude. Deux personnes ayant la même maladie ne recevront pas obligatoirement le même traitement ; cela dépend de leurs symptômes particuliers. C'est pourquoi les conseils de ce guide familial comportent rarement un seul médicament. Le lecteur aura le plus souvent à opérer un choix en fonction de ce qu'il ressent. Qui dit automédication par l'homéopathie sous-entend bonne observation de soi-même.

INSECTES

• En cas de piqûre d'insecte (abeille, guêpe, moustique, etc.), on utilisera :
APIS MELLIFICA 9 CH,
LEDUM PALUSTRE 9 CH,
trois granules de chaque en alternance toutes les demi-heures ou toutes les heures ; les personnes particulièrement allergiques pourront même les alterner de deux en deux minutes.
LEDUM TM sera appliqué localement, à raison de deux ou trois gouttes trois fois par jour.
LEDUM PALUSTRE 9 CH est également un bon préventif des piqûres d'abeille. Les apiculteurs devront en prendre trois granules quelques minutes avant d'aller s'occuper de leurs ruches. Ils constateront une diminution significative du nombre des piqûres.
En cas d'activité à l'extérieur (pique-nique, promenade, etc.), les personnes qui souffrent d'une allergie importante doivent observer des règles simples qui leur permettront de prévenir les complications :
— porter des vêtements couvrant bien le corps et de couleur claire (les couleurs sombres attirent les insectes piqueurs) ;
— éviter l'usage de parfums ou d'eaux de toilette, car ils attirent les insectes ;
— éviter les zones d'apiculture.
• En cas d'irritation de la peau par une chenille processionnaire, prendre :
THAUMETOPEA PROCESSIONNEA 5 CH,
trois granules toutes les heures jusqu'à guérison.
> *VOIR AUSSI PUCE.*

INSOLATION

> *VOIR SOLEIL.*

INSOMNIE

> *VOIR ENCADRÉ PAGES SUIVANTES.*

INSUFFISANCE CARDIAQUE

> *VOIR CŒUR.*

INTERCOSTALE (DOULEUR)

En cas de douleur intercostale, prendre :
BRYONIA ALBA 9 CH,
RANUNCULUS BULBOSUS 9 CH,
trois granules de chaque trois fois par jour jusqu'à cessation des douleurs.

INTERDICTIONS PENDANT LE TRAITEMENT

Quelles sont les substances interdites pendant un traitement homéopathique ?
> *VOIR ANTIDOTES.*

INTERRUPTION DE GROSSESSE

• En cas de tendance à l'avortement spontané, prendre (en plus des conseils de l'accoucheur) :
SABINA 9 CH,
trois granules trois fois par jour jusqu'à la fin de la grossesse.
• Menace de fausse couche à cause d'un coup, d'un accident :
ARNICA MONTANA 9 CH,
trois granules trois fois par jour pendant quelques jours.
• Suites lointaines de fausse couche ou d'interruption volontaire de grossesse (fatigue, mauvais moral) :
SEPIA OFFICINALIS 9 CH.
trois granules deux fois par jour pendant trois mois.

INTERTRIGO

Infection des plis de la peau. L'intertrigo est traité avec :

INSOMNIE

INSOMNIE

Le sommeil est indispensable à la récupération physique et nerveuse. Il est formé d'une série de cycles d'environ 90 minutes qui se succèdent tout au long de la nuit.
Chaque cycle contient quatre phases :
— une phase d'endormissement au cours de laquelle se produisent une baisse de la vigilance, des bâillements et des clignements des paupières ;
— une phase de sommeil dit « lent léger » au cours de laquelle nous restons réceptifs à tout ce qui peut perturber notre état, le bruit en particulier ; durant cette phase, nos principales fonctions vitales (respiration, fréquence cardiaque, température, tonus musculaire) ralentissent leur activité ;
— une phase de sommeil dit « lent profond » au cours de laquelle nous nous coupons de plus en plus du monde extérieur et pendant laquelle nous récupérons de notre fatigue ; si nous émergeons de cette phase, notre esprit est confus ;
— une phase de sommeil paradoxal pendant laquelle l'activité de notre cerveau est intense, alors que notre sommeil est très profond et que nos muscles sont paralysés ; c'est la période des rêves, que tout le monde connaît, même les personnes qui croient ne pas rêver. Il se produit au cours de cette phase des mouvements oculaires et un relâchement important du tonus musculaire.
Après chaque série de quatre phases survient une courte période d'éveil, tout à fait normale. Certaines personnes ne se souviennent d'ailleurs que des éveils et ont l'impression de ne pas avoir dormi.
Il faut savoir en outre que la quantité de sommeil nécessaire est variable d'une personne à l'autre. Elle se situe entre six et dix heures, soit de trois à six cycles. Cela dépend des habitudes personnelles et du caractère récupérateur ou non du sommeil de chacun.
L'insomnie est un problème majeur, surtout quand elle est quotidienne. Les possibilités individuelles sont variables. De la petite insomnie occasionnelle, liée à une circonstance heureuse ou malheureuse, à l'impossibilité de s'endormir, aux réveils successifs la nuit à longueur d'année, tout est possible. Dans tous les cas, la consommation de tranquillisants et de somnifères n'est pas la solution car, outre l'addiction, cette pratique perturbe la biologie et la physiologie du cerveau.

L'insomnie récente
L'insomnie récente, non habituelle, réagit bien à l'homéopathie. Prendre, selon les cas, trois granules au coucher (à répéter au bout d'une demi-heure, ou à répéter dans la nuit si on se réveille) de l'un des médicaments indiqués ci-après.
• après une frayeur,
ACONITUM NAPELLUS 9 CH.
• pendant les règles,
ACTEA RACEMOSA 9 CH.
• avant un événement important, ARGENTUM NITRICUM 9 CH.
• après un effort musculaire ou un traumatisme,
ARNICA MONTANA 9 CH.
• par agitation anxieuse,
ARSENICUM ALBUM 9 CH.
• malgré l'envie de dormir,
BELLADONNA 9 CH.
• par visions effrayantes dès que l'on ferme les yeux,
BELLADONNA 9 CH.
• due à une intoxication chronique par le café,
CHAMOMILLA VULGARIS 9 CH.
• après perte de liquides vitaux (diarrhée, vomissements, sueurs profuses),
CHINA RUBRA 9 CH.

INSOMNIE

• par les vers intestinaux,
CINA 9 CH.
• à la montagne,
COCA 9 CH.
• à la suite de veilles prolongées, d'une privation de sommeil,
COCCULUS INDICUS 9 CH.
• par abondance d'idées, surexcitation,
COFFEA CRUDA 9 CH.
• après avoir bu du café,
COFFEA CRUDA 9 CH.
• après avoir reçu une bonne nouvelle,
COFFEA CRUDA 9 CH.
• à cause d'une névralgie,
COFFEA CRUDA 9 CH.
• après une colère,
COLOCYNTHIS 9 CH.
• par appréhension de ne pas dormir,
GELSEMIUM SEMPERVIRENS 9 CH.
• après avoir reçu une mauvaise nouvelle,
GELSEMIUM SEMPERVIRENS 9 CH.
• après une contrariété,
IGNATIA AMARA 9 CH.
• après un surmenage intellectuel,
KALIUM PHOSPHORICUM 9 CH.
• à cause d'un deuil non fait,
NATRUM MURIATICUM 9 CH.
• à cause de crampes,
NUX VOMICA 9 CH.
• après excès d'alcool,
NUX VOMICA 9 CH.
• après un excès alimentaire ou à cause de troubles digestifs,
NUX VOMICA 9 CH.
• par surmenage physique, fatigue musculaire,
RHUS TOXICODENDRON 9 CH.
• après une vexation,
STAPHYSAGRIA 9 CH.
• par peur du noir, on doit garder une lampe allumée,
STRAMONIUM 9 CH.
• à cause des pieds brûlants, on doit les sortir du lit,
SULFUR 9 CH.
• par intolérance au moindre bruit,
THERIDION CURRASSAVICUM 9 CH.
• avec jambes agacées, besoin incessant de les remuer,
ZINCUM METALLICUM 9 CH.

L'insomnie ancienne

L'insomnie ancienne est difficile à soigner, sauf chez les personnes ayant beaucoup de volonté.
Voici comment il faut éventuellement procéder : supprimer brutalement tous les somnifères chimiques, ne rien prendre (sauf à utiliser l'un des conseils donnés ci-dessus pour l'insomnie récente). Pendant de nombreux jours (au moins dix jours), on ne dort pas. Puis, une nuit, le sommeil naturel revient. Ce « traitement » est difficile à suivre, il ne convient pas à tout le monde, mais ceux qui l'acceptent se trouvent débarrassés d'un problème particulièrement pénible. Au besoin, il est conseillé de profiter d'une période de vacances. Pour éviter cette expérience délicate, ne commencez jamais par prendre de somnifères chimiques, car cela devient vite un réflexe de facilité et une sujétion difficile à chasser. Mieux vaut ne pas dormir une nuit, et se dire qu'on est en train de protéger son avenir.

Symptômes pendant le sommeil

Trois granules trois fois par jour du médicament sélectionné, selon les symptômes.

Bouche ouverte (on dort la)
OPIUM 9 CH.

Chante (on)
CROCUS SATIVUS 9 CH.

Crie (on)
APIS MELLIFICA 9 CH.

Énurésie
> *VOIR CE MOT.*

INTERVENTION CHIRURGICALE

Grincement des dents
BELLADONNA 9 CH.

Mâchonnement
BRYONIA ALBA 9 CH.

Nez bouché
SAMBUCUS NIGRA 9 CH.

Parle en dormant (on)
BELLADONNA 9 CH.

Pleurs
CHAMOMILLA VULGARIS 9 CH.

Prurit, démangeaison anale
COFFEA CRUDA 9 CH.

Rire
LYCOPODIUM CLAVATUM 9 CH.

Ronflement
> *VOIR CE MOT.*

Somnambulisme
> *VOIR CE MOT.*

Suffocation
• en s'endormant,
GRINDELIA ROBUSTA 9 CH.
• dans le cours du sommeil,
LACHESIS MUTUS 9 CH.

Sursauts
• en s'endormant,
BELLADONNA 9 CH.
• dans le cours du sommeil,
HYOSCYAMUS NIGER 9 CH.

Terreurs nocturnes
STRAMONIUM 9 CH.

Transpiration
CHAMOMILLA VULGARIS 9 CH.

Yeux demi-ouverts
LYCOPODIUM CLAVATUM 9 CH.
> *VOIR ÉGALEMENT APNÉE DU SOMMEIL, NARCOLEPSIE, SOMNOLENCE, STRESS, TERREURS NOCTURNES.*

Par voie générale
GRAPHITES 9 CH,
HEPAR SULFURIS CALCAREUM 9 CH,
trois granules de chaque trois fois par jour ;

Par voie locale
CALENDULA TM,
à badigeonner deux fois par jour.

INTERVENTION CHIRURGICALE

> *VOIR ENCADRÉ PAGE CI-CONTRE.*

INTESTINS

> *VOIR CONSTIPATION, DIARRHÉE, FLATULENCE, GASTRO-ENTÉRITE.*

INTOXICATION ALIMENTAIRE

Prendre :
ARSENICUM ALBUM 9 CH,
PYROGENIUM 9 CH,
trois granules de chaque trois fois par jour.
> *VOIR AUSSI DIARRHÉE.*

IRITIS

Inflammation de l'iris.
> *VOIR YEUX.*

IRRITABILITÉ

Les médicaments contre l'irritabilité sont nombreux ; parmi les principaux, on pourra prendre trois granules trois fois par jour de l'un de ceux qui suivent :

- pour l'irritabilité de l'enfant,
CHAMOMILLA VULGARIS 9 CH.
- pour l'irritabilité avec tendance à la contradiction,
IGNATIA AMARA 9 CH.
- pour l'irritabilité avec impatience,
NUX VOMICA 9 CH.

ISOPATHIQUES

> *VOIR PAGE SUIVANTE L'ENCADRÉ ISOTHÉRAPIQUES.*

ISOTHÉRAPIQUES

> *VOIR ENCADRÉ PAGE SUIVANTE.*

IST

> *VOIR MST.*

IVRESSE

> *VOIR ALCOOL.*

JALOUSIE

Lorsque la jalousie est trop marquée, elle gêne celui qui en est atteint et son entourage. Prendre :
HYOSCYAMUS NIGER 30 CH,
une dose par semaine pendant trois mois.

INTERVENTION CHIRURGICALE

Les médecins pratiquant l'homéopathie font opérer leurs patients à chaque fois qu'ils l'estiment nécessaire.

Certes, ils reconnaissent moins souvent le caractère indispensable d'une opération que leurs confrères. Lorsqu'une lésion est bénigne et bien tolérée (par exemple des calculs situés au fond de la vésicule biliaire, un fibrome utérin sans complication), ils préfèrent se contenter d'un traitement homéopathique.

Pour préparer une opération indispensable, prendre :
GELSEMIUM SEMPERVIRENS 12 CH,
une dose le premier jour,
ARNICA MONTANA 12 CH,
une dose le deuxième jour,
NUX VOMICA 12 CH,
une dose le troisième jour, et ainsi de suite (GELSEMIUM SEMPERVIRENS 12 CH, ARNICA MONTANA 12 CH, NUX VOMICA 12 CH, etc.) en changeant tous les jours ; on commence huit jours avant la date de l'opération, et on continue pendant les huit jours qui suivent.

En faisant ce traitement, on aura le plaisir d'entendre le chirurgien déclarer : « Vous êtes le meilleur cas du service. »

Si l'on n'a pas fait ce traitement et que des complications surviennent, prendre trois granules trois fois par jour de l'un des médicaments suivants :
- en cas de névralgie (d'un moignon, par ex.),
ALLIUM CEPA 9 CH.
- de rétention urinaire,
CAUSTICUM 9 CH.
- de vomissements postopératoires,
PHOSPHORUS 9 CH.
- de ballonnement du ventre, de rétention des gaz,
RAPHANUS SATIVUS NIGER 9 CH.
- de douleurs abdominales,
STAPHYSAGRIA 9 CH.
- si la cicatrisation est lente,
STAPHYSAGRIA 9 CH.
> *VOIR ÉGALEMENT ESTHÉTIQUE (CHIRURGIE), VARICES.*

JAMBES

ISOTHÉRAPIQUES

Les isothérapiques (ou isopathiques) sont des dilutions préparées selon la méthode homéopathique (> *VOIR MÉDICAMENT HOMÉOPATHIQUE*) à partir de substances responsables de la maladie à traiter.

On les fait à partir d'une substance extérieure au patient, mais supposée être responsable de ses troubles ; on peut ainsi faire une dilution d'un produit ménager (par exemple une lessive qui lui a provoqué un eczéma), des poils de l'animal familier (générateurs d'asthme), d'un médicament allopathique ayant déclenché une allergie, de pollens, etc. Les isothérapiques ont été initialement préparés par un vétérinaire, M. Lux, du temps de Hahnemann, lequel en eut connaissance. Ils n'empêchent pas la prescription d'un traitement de fond, mais sont utiles pour lever un barrage à l'action de celui-ci. Les isothérapiques sont proches des **biothérapiques** (> *VOIR CE MOT*), mais ces derniers sont préparés à l'avance et non spécifiquement, sur demande du médecin, pour un malade donné. Les isothérapiques sont différents du médicament homéopathique habituel, car ils sont faits à partir de l'« identique » (l'agent qui a provoqué la maladie) et non du « semblable » (une substance donnant les mêmes symptômes que l'agent causal mais de nature différente par elle-même).

JAMBES

Jambes lourdes
HAMAMELIS COMPOSÉ,
dix gouttes trois fois par jour.

Jambes sans repos
besoin incessant de remuer les jambes, impatiences dans les jambes :
ZINCUM METALLICUM 9 CH,
trois granules à chaque fois que le trouble se produit.
> *VOIR ÉGALEMENT ULCÈRE.*

JAUNISSE

> *VOIR ICTÈRE.*

JOUES

Dartres
> *VOIR CE MOT.*

Joues rouges
> *VOIR COUPEROSE.*

KENT (JAMES TYLER)

Un des plus célèbres homéopathes américains.
> *VOIR HISTOIRE DE L'HOMÉOPATHIE.*

KORSAKOV (MÉTHODE DE)

> *VOIR ENCADRÉ PAGE CI-CONTRE.*

KYSTE

Dents
Faire enlever le kyste, il n'y a pas de traitement homéopathique.

Ovaires
Le traitement homéopathique est possible pour certains cas, notamment au début. Consulter un médecin.

Paupières
> *VOIR CE MOT.*

Peau
Faire enlever le kyste, il n'y a pas de traitement homéopathique.

Seins
> *VOIR CE MOT.*

Tendons
Faire enlever le kyste.

Thyroïde
> *VOIR CE MOT.*

LABORATOIRES HOMÉOPATHIQUES

> *VOIR ENCADRÉ PAGE SUIVANTE.*

LAIT

Allaitement
> *VOIR CE MOT.*

Allergie aux protéines du lait de vache
L'allergie aux protéines du lait de vache concerne 2% des enfants. Elle provoque des troubles digestifs (douleurs du ventre, diarrhée, vomissements), des troubles respiratoires (rhinite, dyspnée laryngée, asthme), des troubles cutanés (œdème de Quincke, urticaire, dermatite atopique), éventuellement une anémie et un retard de croissance. Elle disparaît vers l'âge de 2 ans. L'existence de cette maladie est le meilleur argument pour choisir la pratique de l'allaitement maternel à chaque fois qu'il est possible. Si, pour une raison ou une autre, l'allaitement artificiel doit être poursuivi, donner au bébé :
LAC VACCINUM 9 CH,
trois granules deux fois par jour aussi longtemps que nécessaire (écraser les granules au rouleau à pâtisserie et mettre la poudre sur sa langue).

Lait dans les seins
chez les jeunes filles ou les jeunes femmes, sans qu'il y ait eu grossesse :
LAC CANINUM 9 CH,
trois granules trois fois par jour.

LAMBLIASE

Maladie intestinale due à la présence du parasite *lamblia*, responsable de douleurs et de diarrhée ; comme toute parasitose, elle nécessite un traitement chimique pour détruire l'agent responsable. Un traitement homéopathique est ensuite le bienvenu pour modifier le terrain et éviter les rechutes. Consulter. En attendant la consultation, on peut prendre :
MERCURIUS DULCIS 9 CH,
trois granules trois fois par jour.

KORSAKOV (MÉTHODE DE)

Méthode particulière de préparation des **médicaments** (> *VOIR CE MOT.*). Habituellement, la dilution se fait par la méthode de Hahnemann des flacons séparés (un flacon différent pour chaque dilution).

Dans la méthode de Korsakov, on vide le flacon et on ajoute du solvant (mélange d'eau et d'alcool) dans le même flacon, considérant qu'il reste suffisamment de produit sur la paroi.

LANGUE

L'état de la langue est un signe qui permet parfois à l'homéopathe de penser à la bonne prescription, même si la maladie principale est ailleurs. Prendre trois granules trois fois par jour de l'un des médicaments indiqués ci-après, selon le cas.

Langue chargée
• langue recouverte d'un enduit blanchâtre ressemblant à la peau du lait,
ANTIMONIUM CRUDUM 9 CH.
• langue noire,
CARBO VEGETABILIS 9 CH.
• langue jaune,
HYDRASTIS CANADENSIS 9 CH.
• langue chargée dans sa moitié postérieure,
NUX VOMICA 9 CH.
• triangle rouge à la pointe de la langue,
RHUS TOXICODENDRON 9 CH.
• langue « en carte de géographie », c'est-à-dire avec des îlots normaux au milieu d'endroits plus chargés,
TARAXACUM OFFICINALE 9 CH.

Langue enflée
• la langue semble enflée et est difficile à sortir ; elle est tremblante,
GELSEMIUM SEMPERVIRENS 9 CH.
• langue réellement enflée et dont le bord garde l'empreinte des dents,
MERCURIUS SOLUBILIS 9 CH.

Langue brûlante
• douleurs brûlantes après avoir mis dans la bouche un liquide trop chaud,
CANTHARIS 9 CH.
• douleurs brûlantes de la langue, sans cause apparente,
IRIS VERSICOLOR 9 CH.
En cas de sensation de brûlure de la langue, vérifier qu'on n'a pas dans la bouche deux métaux de nature différente (après traitements dentaires). Dans ce cas, voir le dentiste, car il y a un effet électrique de pile.

LARMOIEMENT

Le larmoiement chronique peut être dû à des causes différentes ; une consultation est nécessaire.
S'il est récent, prendre :
CONIUM MACULATUM 9 CH,
EUPHRASIA OFFICINALIS 9 CH,
trois granules de chaque trois fois par jour.
> *VOIR ÉGALEMENT YEUX, CONJONCTIVITE.*

LABORATOIRES HOMÉOPATHIQUES

Au début de l'homéopathie, les médicaments étaient fabriqués par les médecins eux-mêmes. Comme il y avait beaucoup de tubes différents à préparer, ils faisaient des échanges entre eux. Puis des pharmaciens eurent l'idée de se spécialiser dans l'homéopathie. La première pharmacie spéciale s'ouvrit à Paris vers 1840. Dans un troisième temps, des laboratoires se créèrent afin de préparer des médicaments homéopathiques pour la distribution à tous les pharmaciens. Le premier laboratoire français date de 1920. Aujourd'hui, les laboratoires délivrent dans des délais très rapides des médicaments préparés dans les meilleures conditions de fiabilité. Un soin particulier doit être apporté à l'élaboration du médicament homéopathique : du fait de son extrême dilution, il ne peut être identifié après coup par analyse, d'où le caractère particulièrement exigeant des opérations en chaîne qui aboutissent à sa fabrication.

LARYNGITE

Laryngite aiguë
Prendre trois granules trois fois par jour d'un ou deux des médicaments ci-dessous, selon les symptômes (douleur et aphonie sont les plus fréquents). Consulter s'il n'y a pas d'amélioration après quelques jours.
- laryngite après coup de froid sec,
ACONITUM NAPELLUS 9 CH.
- laryngite d'origine allergique,
APIS MELLIFICA 9 CH.
- laryngite avec raclement constant de la gorge,
ARGENTUM NITRICUM 9 CH.
- laryngite avec sensation, en avalant, d'écharde dans la gorge,
ARGENTUM METALLICUM 9 CH.
- « chat dans la gorge » (mucosités sur les cordes vocales),
ARUM TRIPHYLLUM 9 CH.
- laryngite avec baisse de la voix ou aphonie après l'avoir trop fait travailler,
ARUM TRIPHYLLUM 9 CH.
- laryngite avec enrouement sans douleur,
CARBO VEGETABILIS 9 CH.
- en cas de douleurs vives avec aphonie,
CAUSTICUM 9 CH.
- laryngite au moindre courant d'air,
HEPAR SULFURIS CALCAREUM 9 CH.
- en cas d'aphonie d'origine nerveuse,
IGNATIA AMARA 9 CH.
- laryngite avec douleurs aggravées par quelque chose qui touche la gorge (vêtement, écharpe, collier),
LACHESIS MUTUS 9 CH.
- douleurs pires le soir, avec voix rauque,
PHOSPHORUS 9 CH.
- aphonie améliorée quand on parle,
RHUS TOXICODENDRON 9 CH.
- laryngite avec voix enrouée, mais qui s'améliore au fur et à mesure qu'on parle,
RHUS TOXICODENDRON 9 CH.

Laryngite chronique
Consulter obligatoirement.

LAXATIFS

> *VOIR CONSTIPATION.*

LÉGIONELLOSE

La légionellose est une maladie infectieuse des poumons due à *Legionella pneumophila*, un microbe qui se propage par les systèmes d'air conditionné et les canalisations d'eau (pommes de douche, bains bouillonnants, humidificateurs). Il est particulièrement à l'aise dans une eau entre 25 °C et 40 °C. La transmission se fait par inhalation de la vapeur d'eau contaminée, diffusée sous forme d'aérosol. Après une période d'incubation de 2 à 10 jours, on voit apparaître une fièvre d'allure grippale accompagnée de toux, essoufflement, douleurs musculaires, diarrhée, vomissements, maux de tête, maux de ventre, somnolence, fatigue. La guérison se fait en trois semaines à l'aide d'un traitement antibiotique intensif. Les personnes immunodéprimées et les personnes âgées font plus particulièrement des formes graves.
Ajouter au traitement hospitalier :
PHOSPHORUS 9 CH,
PYROGENIUM 9 CH,
trois granules de chaque trois fois par jour jusqu'à guérison.
> *VOIR AUSSI CLIMATISATION.*

LÉGISLATION (LA LOI ET L'HOMÉOPATHIE)

> *VOIR ENCADRÉ PAGE SUIVANTE.*

LEINER-MOUSSOUS (MALADIE DE)

La maladie de Leiner-Moussous survient chez les bébés aux alentours de deux mois. Il s'agit d'une rougeur plus ou moins généralisée de la peau avec desquamation et qui ne démange pas.

LENTEUR

Elle est sans gravité. Donner à l'enfant :
HEPAR SULFURIS CALCAREUM 9 CH,
trois granules trois fois par jour jusqu'à guérison.

LENTEUR

> *VOIR ENCADRÉ PAGE CI-CONTRE.*

LENTILLES CORNÉENNES

> *VOIR YEUX.*

LÉSION

> *VOIR ORGANIQUE (MALADIE).*

LEUCÉMIE

Hors du domaine de l'homéopathie, sauf pour certaines séquelles ; consulter.

LEUCORRHÉES

> *VOIR PERTES BLANCHES.*

LÈVRES

Prendre trois granules trois fois par jour du médicament cité, selon le cas.

Enflées
Œdème de Quincke (enflure allergique du visage et spécialement des lèvres)
• sans soif,
APIS MELLIFICA 9 CH.
• avec soif,
BELLADONNA 9 CH.

Fendues
• crevasse à fond jaune au coin de la bouche,
GRAPHITES 9 CH.
• crevasse à fond rouge au coin de la bouche,
NITRICUM ACIDUM 9 CH.
• lèvre fendue verticalement au milieu,
NATRUM MURIATICUM 9 CH.

Sèches
BRYONIA ALBA 9 CH,
dans les cas les plus courants.
ARUM TRIPHYLLUM 9 CH
doit être ajouté si on a tendance à arracher les peaux.
> *VOIR ÉGALEMENT HERPÈS.*

LICHEN

Maladie de peau d'origine mal connue, caractérisée par des papules qui démangent beaucoup. Prendre :
ANACARDIUM ORIENTALE 9 CH,
RHUS TOXICODENDRON 9 CH,
trois granules de chaque trois fois par jour.
Si l'affection est survenue après un choc nerveux, ajouter aux médicaments précédents :

LÉGISLATION (LA LOI ET L'HOMEOPATHIE)

Les médicaments homéopathiques sont parfaitement légaux, dans la mesure d'une liste limitative qui en a été donnée. Ils sont remboursés par la **Sécurité sociale** (> *VOIR CETTE RUBRIQUE*). Les pharmaciens ont donc le droit de les vendre.

Quant aux médecins, ils ont le devoir de soigner leurs maladies « conformément aux données acquises de la science », ce qui ne les empêche pas de prescrire de l'homéopathie, mais leur impose certaines limites de prudence.

LENTEUR

L'homéopathie est-elle une thérapeutique d'action lente ? Dans les cas aigus récents, l'homéopathie agit très rapidement. Dans les maladies chroniques, l'homéopathie semble agir lentement, car il y a rarement des résultats immédiats. En revanche, l'homéopathie permet de guérir en quelques années des maladies qui auraient sans elle duré toute la vie : elle est donc rapide, tout est une question de relativité. Pour la lenteur de caractère,
> *VOIR LYMPHATISME.*

IGNATIA AMARA 9 CH,
trois granules trois fois par jour.

LIMITES DE L'HOMÉOPATHIE

> *VOIR ENCADRÉ PAGE SUIVANTE.*

LIPOMES

Il s'agit de tumeurs bénignes graisseuses de la peau. Elles sont habituellement hors des possibilités de l'homéopathie.
On peut toutefois essayer :
GRAPHITES 5 CH.
trois granules trois fois par jour, pendant deux mois. En cas d'échec, ne rien faire, sauf si les lipomes sont particulièrement disgracieux ; on peut alors les faire enlever.

LIPOTHYMIE

> *VOIR SYNCOPE.*

LISTÉRIOSE

La listériose survient après la consommation de produits laitiers, de viandes transformées, d'œufs ou de légumes crus contaminés par le *Listeria monocytogenes* au cours de leur préparation. Habituellement, cette maladie infectieuse ne comporte que des symptômes bénins, principalement de la fièvre, des douleurs musculaires, des nausées et de la diarrhée.
Chez une femme enceinte, en revanche, le microbe peut provoquer un avortement ou l'accouchement d'un bébé mort-né.
Chez les nourrissons ou les personnes souffrant d'un déficit immunitaire, il peut se manifester par une méningite ou une septicémie. Ajouter au traitement médical recommandé :
ARSENICUM ALBUM 9 CH,
trois granules trois fois par jour jusqu'à guérison.

LITHIASE (BILIAIRE, URINAIRE)

> *VOIR CALCULS.*

LITHOTHÉRAPIE DÉCHÉLATRICE

> *VOIR PARA-HOMÉOPATHIE.*

LORDOSE

Courbure concave de la **colonne vertébrale** (> *VOIR CETTE RUBRIQUE* en cas de douleurs dues à la lordose).
> *VOIR AUSSI SCOLIOSE.*

LOUPES

LIMITES DE L'HOMÉOPATHIE

Les limites de l'homéopathie sont la **psychose** (> *VOIR CE MOT*) et la maladie **organique** (> *VOIR CE MOT*), car les malades porteurs de ces types d'affection n'ont plus de possibilité réactionnelle (> *VOIR RÉACTIONNEL [MODE]*).
> *VOIR ÉGALEMENT MALADIE.*

LOUPES

> *VOIR CHEVELU (CUIR).*

LUMBAGO

> *VOIR COLONNE VERTÉBRALE.*

LUXATION

Le déboîtement des os nécessite une remise en place suivie d'une immobilisation de l'articulation concernée. On peut prendre en outre :
COLOCYNTHIS 5 CH,
RUTA GRAVEOLENS 5 CH,
trois granules de chaque trois fois par jour pendant trois semaines.

LYME (MALADIE DE)

La maladie de Lyme est transmise par les cerfs, chevreuils, daims, sangliers lorsqu'ils sont porteurs d'une tique porteuse du microbe *Borrelia burgdorferi*.
L'incubation est de 3 à 30 jours. Une tache rouge et arrondie centrée sur la morsure de la tique apparaît. Elle s'étale au fur et à mesure que son centre s'éclaircit. Elle disparaît spontanément au bout de 21 jours, ce qui ne doit pas rassurer, car des complications très sérieuses et même sévères peuvent survenir en l'absence de traitement énergique à base d'antibiotiques : fièvre, éruption rouge de l'ensemble du corps, complications cardiaques, arthrite chronique, méningite, inflammation des nerfs rachidiens ou crâniens, inflammation des yeux.
Il faut enlever la tique le plus vite possible à l'aide d'une pince, sans utiliser de produit antiseptique, et la conserver pour identification. On désinfecte tout de suite après.
À la moindre éruption dans les suites d'une piqûre de tique, il faut consulter un médecin. En plus du traitement classique prescrit par le médecin, prendre :
LEDUM PALUSTRE 9 CH,
ARSENICUM ALBUM 9 CH,
trois granules de chaque trois fois par jour jusqu'à guérison.

LYMPHANGITE

La lymphangite se manifeste par de grandes traînées rouges remontant le long d'un membre à partir d'une plaie. Il y a un ganglion à l'aisselle ou à l'aine. On peut prendre, (quoiqu'il soit plus prudent de faire confirmer cela par un médecin homéopathe) :
ANTHRACINUM 9 CH,
BUFO 9 CH,
trois granules de chaque trois fois par jour.

Remèdes

IBERIS AMARA

Substance de base : **les graines d'ibéris amer.**
Symptômes les plus caractéristiques traités par IBERIS AMARA
Palpitations au moindre mouvement ; pouls irrégulier ; le patient a la conscience physique d'avoir un cœur ; suffocation ; gros cœur.
Principaux usages cliniques
Palpitations ; extrasystoles ; gros cœur nerveux.

IGNATIA AMARA

Substance de base : **la fève de Saint-Ignace.**
Convient de préférence : aux suites d'émotion, de contrariétés, de chagrin.
Symptômes les plus caractéristiques traités par IGNATIA AMARA
Sensation de boule à la gorge ; bâillements nerveux ; oppression respiratoire avec besoin de soupirer ; humeur changeante ; chagrin silencieux, « rumination » des soucis ; irritabilité avec tendance à la contradiction ; hyper-sensibilité aux odeurs, spécialement de café et de tabac ; migraine à type de clou ; sensation de creux à l'estomac ; douleurs erratiques, sous forme de points.
Principaux usages cliniques
Migraine nerveuse ; dépression nerveuse ; spasmes après contrariétés ; rhumatismes d'origine nerveuse.

IODUM

Substance de base : **l'iode.**
Convient de préférence : au sujet maigre, agité, au teint jaune.
Symptômes les plus caractéristiques traités par IODUM
Agitation anxieuse incessante ; l'anxiété augmente au repos et si l'on ne mange pas ; amaigrissement tout en mangeant bien ; intolérance à la chaleur ; grosse thyroïde ; diarrhée blanchâtre ; ganglions ; sécrétions muqueuses excoriantes.
Principaux usages cliniques
Goitre ; maladie de Basedow ; pancréatite.

IPECA

Substance de base : **la racine d'ipéca.**
Symptômes les plus caractéristiques traités par IPECA
Nausées constantes avec langue propre ; salivation abondante ; toux avec nausées ; sensation de constriction de la poitrine ; essoufflement ; sensation d'estomac relâché ; hémorragies de sang rouge vif, spécialement par le nez ; diarrhée ; aggravation par le vent humide et chaud ; aggravation annuelle.
Principaux usages cliniques
Asthme ; asthme des foins ; toux ; bronchite ; coqueluche ; indigestion ; diarrhée.

le saviez-vous ?

L'IPÉCA

L'ipéca, ou ipécacuanha, est un petit arbuste originaire des vallées forestières humides brésiliennes. Sa racine, qui est la seule partie utilisée de la plante, a des propriétés médicinales connues des Indiens depuis les temps les plus reculés, mais n'est introduite en Europe que dans la seconde moitié du XVIIe siècle. Jean Adrien Helvétius, un médecin hollandais à qui ont été vantées les vertus de ce remède, l'essaye sur divers malades. Il décide, en 1686, de faire connaître ses facultés de lutte contre la dysenterie en organisant à Paris une véritable campagne d'affichage. À la suite de celle-ci, Helvétius est amené à soigner le Dauphin, justement atteint de l'affection en question. En remerciement, Louis XIV lui accordera mille louis et l'exclusivité de la vente de l'ipéca.

IRIS VERSICOLOR

IRIS VERSICOLOR

Substance de base : **le glaïeul bleu.**
Symptômes les plus caractéristiques traités par IRIS VERSICOLOR
Hyperacidité du tube digestif avec sensation de brûlures à la bouche, la gorge, l'œsophage, l'estomac, l'intestin ou l'anus ; migraine ophtalmique avec vomissements brûlants.

Principaux usages cliniques
Migraines ophtalmiques ; migraines bilieuses ; pancréatite.

KALIUM BICHROMICUM

Substance de base : **le bichromate de potassium.**
Convient de préférence : à l'inflammation, l'exsudation ou l'ulcération des muqueuses.
Symptômes les plus caractéristiques traités par KALIUM BICHROMICUM
Grande sécrétion de mucus filant, visqueux, jaune-vert ; croûtes dans le nez ; perte de l'odorat ; parole nasillante ; polypes dans le nez ; douleurs erratiques ; ulcérations diverses ; alternance de rhumatismes et de diarrhées ; douleurs brûlantes de l'estomac aggravées par la bière ; migraines ophtalmiques.

Principaux usages cliniques
Rhumatismes ; sciatique ; coryza chronique ; sinusite ; bronchite ; ulcère d'estomac ; migraine ophtalmique.

KALIUM BROMATUM

Substance de base : **le bromure de potassium.**
Symptômes les plus caractéristiques traités par KALIUM BROMATUM
Engourdissement général du système nerveux ; abolition des facultés intellectuelles ; tristesse avec pleurs incontrôlables ; perte des désirs sexuels ; agitation incessante, spécialement des mains ; terreurs nocturnes ; spasmes divers ; acné.

Principaux usages cliniques
Dépression nerveuse ; spasmes ; agitation ; terreurs nocturnes ; énurésie ; acné.

KALIUM CARBONICUM

Substance de base : **le carbonate de potassium.**
Convient de préférence : aux suites de grossesse ; aux personnes âgées.
Symptômes les plus caractéristiques traités par KALIUM CARBONICUM
Angoisse et douleurs sont perçues à l'estomac ; fatigue intellectuelle et physique ; douleurs de la région lombaire ; transpiration facile ; douleurs piquantes indépendantes du mouvement ; irritation des muqueuses ; ballonnement de l'estomac et du ventre ; inflammation du coin interne de la paupière supérieure.

Principaux usages cliniques
Asthme ; coqueluche ; douleurs lombaires ; goutte ; rhumatismes ; fatigue ; dépression.

KALIUM PHOSPHORICUM

Substance de base : **le phosphate de potassium.**
Convient de préférence : aux suites de surmenage intellectuel.
Symptômes les plus caractéristiques traités par KALIUM PHOSPHORICUM
Épuisement cérébral ; incapacité de réfléchir avec malgré tout irritabilité ; terreurs nocturnes, cauchemars ; maux de tête après effort intellectuel ; diarrhée de mauvaise odeur avec langue jaune.

Principaux usages cliniques
Dépression nerveuse ; épuisement cérébral ; énurésie.

KALMIA LATIFOLIA

Substance de base : **la kalmie, ou laurier des montagnes.**

Symptômes les plus caractéristiques traités par
KALMIA LATIFOLIA
Douleurs erratiques et fulgurantes le long des nerfs, se déplaçant de haut en bas ; sensation d'engourdissement ; palpitations violentes ; douleurs du cœur irradiées au membre supérieur gauche ; pouls lent.
Principaux usages cliniques
Névralgies, spécialement névralgie faciale ; rhumatismes erratiques ; douleurs du cœur.

KREOSOTUM

Substance de base : **la créosote (produit extrait du goudron de hêtre).**
Convient de préférence : en cas d'irritation violente des muqueuses.
Symptômes les plus caractéristiques traités par
KREOSOTUM
Écoulements irritants et de mauvaise odeur ; hémorragie des muqueuses à la moindre pression ; dents cariées en forme de coin.
Principaux usages cliniques
Bronchite ; gingivite ; inflammation des paupières ; gastrite ; pertes blanches ; prurit vulvaire ; ulcère du col utérin ; énurésie ; dents cariées.

LAC CANINUM

Substance de base : **le lait de chienne.**
Symptômes les plus caractéristiques traités par
LAC CANINUM
Symptômes changeant sans cesse de côté (migraines, douleurs de gorge, rhumatismes, douleurs des ovaires) ; seins gonflés, spécialement avant les règles ; fausses membranes dans la gorge.
Principaux usages cliniques
Congestion des seins ; troubles menstruels ; diphtérie ; rhumatismes.

LACHESIS MUTUS

Substance de base : **le venin du serpent lachesis.**
Convient de préférence : aux femmes à la ménopause.
Symptômes les plus caractéristiques traités par
LACHESIS MUTUS
Excitation nerveuse le soir, dépression le matin ; rêves de mort ; loquacité ; hypersensibilité au contact ; angine débutant du côté gauche et passant ensuite à droite, avec intolérance des liquides chauds et de l'attouchement du cou ; bouffées de chaleur avec congestion violacée de la peau ; tendance générale aux hémorragies de sang noirâtre ; ecchymoses ou hématomes spontanés ; amélioration générale par la survenue des règles ; prédominance à gauche de tous les symptômes, ou passage de ceux-ci de gauche à droite.
Principaux usages cliniques
Angine ; amygdalite ; ulcère de jambe ; abcès, furoncle ; dépression nerveuse ; asthme ; migraine ; hémorragies diverses ; infections graves ; ménopause.

le saviez-vous ?

LE LACHESIS

Le venin du lachesis, un serpent originaire du Brésil, possède une dangereuse toxicité à cause des produits (coaguline, hémolysine...) qu'il renferme, produits susceptibles de contrarier le fonctionnement normal de la coagulation sanguine. Constantin Hering, un médecin allemand profondément convaincu de l'utilité et de l'efficacité de l'homéopathie — qui en était alors à ses prémices —, expérimenta le poison du serpent dans le cadre de ses recherches sur les substances médicamenteuses actives. La simple manipulation du venin suffit à le rendre malade ; il se retrouva atteint d'une très forte fièvre accompagnée de délire et d'excitation maniaque. Dès qu'il fut remis, il n'eut d'autre souci que de demander

LACHNANTES TINCTORIA

à son épouse de lui rapporter les paroles et les gestes qu'il avait eu pendant ses heures de délire, de façon à terminer son expérimentation... À la suite de cet empoisonnement, il lui fut impossible de porter les cols cassés qui étaient de mise à l'époque car il ne supportait plus de se sentir serré au niveau du cou.

LACHNANTES TINCTORIA

Substance de base : **la « racine rouge »**.
Symptômes les plus caractéristiques traités par LACHNANTES TINCTORIA
Douleurs et raideur du cou ; tête penchée sur le côté.
Principaux usages cliniques
Torticolis rhumatismal ; angine avec torticolis.

LAPIS ALBUS

Substance de base : **le fluosilicate de calcium**.
Principal usage clinique
Fibrome avec douleurs brûlantes.

LEDUM PALUSTRE

Substance de base : **le lédon des marais**.
Symptômes les plus caractéristiques traités par LEDUM PALUSTRE
Gonflement des articulations, qui sont froides au toucher ; douleurs améliorées par un bain dans l'eau froide ; rhumatismes remontant de bas en haut ; blessures par instruments piquants ou par insectes ; ecchymoses, spécialement autour des yeux, « œil au beurre noir ».
Principaux usages cliniques
Piqûres diverses ; acné rosacée ; goutte ; traumatismes des yeux.

LILIUM TIGRINUM

Substance de base : **le lis tigré**.
Symptômes les plus caractéristiques traités par LILIUM TIGRINUM
Dépression nerveuse, avec pleurs aggravés par la consolation, et malgré tout irritabilité ; besoin d'activité incessante ; peurs irraisonnées ; excitation sexuelle ; sensation de pesanteur du bas-ventre ; palpitations avec sensation de cœur dans un étau.
Principaux usages cliniques
Dépression nerveuse ; congestion utérine ; fausse angine de poitrine ; excitation sexuelle.

LYCOPODIUM CLAVATUM

Substance de base : **les spores du pied-de-loup**.
Convient de préférence : aux sujets sédentaires, éliminant mal ; à ceux ayant un tube digestif paresseux (spécialement le foie), d'intelligence vive.
Symptômes les plus caractéristiques traités par LYCOPODIUM CLAVATUM
Colères rentrées ; désir d'une présence silencieuse à côté de soi ; réveil difficile le matin ; lenteur de la digestion ; rougeur de la figure après les repas ; somnolence après les repas avec aggravation par la sieste ; ballonnement abdominal, surtout de la partie inférieure du ventre ; désir de sucre ; indigestion ou aversion des huîtres ; hémorroïdes ; crises d'acétone ; sable rouge dans les urines ; désir d'air ; nez bouché ; angine débutant par l'amygdale droite et passant ensuite à gauche, améliorée par les boissons chaudes ; latéralité droite très marquée de tous les symptômes ; aggravation générale vers 17 heures.
Principaux usages cliniques
Insuffisance hépatique ; dépression nerveuse ; goutte ; hypertension artérielle ; artérite ; mauvaise digestion ; colique hépatique ou néphrétique ; constipation chronique ; hémorroïdes ; infection urinaire.

le saviez-vous ?

LE LYCOPODE

Le lycopode (ou pied-de-loup), fréquent en Europe, qui se plaît dans les terrains pauvres, caillouteux et dans les forêts de conifères, est une étrange plante dont la tige rampante se hérisse de petits rameaux ascendants. Ces derniers portent à leur extrémité des capsules contenant des microspores, qui constituent une poudre – dite «poudre de lycopode» – comportant nombre d'éléments minéraux (comme du zinc, du cuivre ou de l'aluminium). La combustion de cette poudre, instantanée, produit un éclair, ce qui explique son emploi par les artificiers ainsi que son surnom de «soufre végétal»; on l'utilise même au théâtre quand il s'agit de représenter la foudre, les éclairs.

LYCOPUS VIRGINICUS

Substance de base : **le lycope de Virginie.**
Symptômes les plus caractéristiques traités par LYCOPUS VIRGINICUS
Palpitations avec cœur faible et émission d'urine aqueuse ; gros yeux, comme exorbités.

Principaux usages cliniques

Cœur excitable ; palpitations ; complications de l'hyperthyroïdie.

Troubles et maladies

MÂCHOIRES

Douleurs de l'articulation de la mâchoire
• douleurs dues à une contracture des muscles,
IGNATIA AMARA 9 CH,
trois granules trois fois par jour jusqu'à amélioration.
• douleurs d'origine rhumatismale,
RHUS TOXICODENDRON 9 CH,
trois granules trois fois par jour jusqu'à amélioration.

MAGISTRALES (PRÉPARATIONS)

> *VOIR ENCADRÉ CI-DESSOUS.*

MAIGREUR

> *VOIR ENCADRÉ PAGE SUIVANTE.*

MAIGRIR

> *VOIR AMAIGRISSANT (TRAITEMENT).*

MAINS

Pour les rhumatismes des mains, consulter la rubrique **RHUMATISMES**.
En cas de rhumatismes déformants, ajouter au traitement sélectionné :
KALIUM IODATUM 9 CH,
trois granules trois fois par jour.
Pour les mains sèches, prendre :
GRAPHITES 5 CH,
LYCOPODIUM CLAVATUM 5 CH,
trois granules de chaque deux fois par jour, aussi longtemps que nécessaire.

MAINS-PIEDS-BOUCHE

> *VOIR PIEDS-MAINS-BOUCHE.*

MAL DE DOS

> *VOIR DOS.*

MAL DE POTT

Tuberculose de la colonne vertébrale (rare de nos jours) ; se soigne par l'allopathie. Pour les séquelles, on peut consulter un médecin pratiquant l'homéopathie.

MAL DE TÊTE

> *VOIR MIGRAINE, TÊTE.*

MAL DES MONTAGNES

> *VOIR MONTAGNE.*

MAGISTRALES (PRÉPARATIONS)

Une préparation magistrale est un médicament élaboré par le pharmacien selon les indications particulières inscrites sur l'ordonnance du médecin. En homéopathie, cela correspond avant tout à des mélanges de médicaments et à toutes les substances diluées au-delà de la 9 CH.

> *VOIR COMPLEXES, DRAINAGE.*

MAL DES TRANSPORTS

MAIGREUR

Il n'y a pas de thérapeutique spécifique de la maigreur en homéopathie.
Il faut consulter un médecin pour faire établir le traitement de fond, qui sera à chaque fois la meilleure arme. À noter que la maigreur ne cédera qu'en dernier, après que tous les autres symptômes du sujet se seront amendés. Quand la maigreur disparaît après un traitement homéopathique, on peut affirmer que le traitement de fond a opéré des changements définitifs dans l'organisme.

MAL DES TRANSPORTS

> *VOIR TRANSPORTS (MAL DES).*

MALADIE

> *VOIR ENCADRÉ PAGE CI-CONTRE.*

MALADIES SEXUELLEMENT TRANSMISSIBLES

> *VOIR ENCADRÉ CI-DESSOUS.*

MALAISE

> *VOIR SYNCOPE.*

MALARIA

> *VOIR PALUDISME.*

MALTE (FIÈVRE DE)

> *VOIR BRUCELLOSE.*

MALADIES SEXUELLEMENT TRANSMISSIBLES

Les maladies sexuellement transmissibles sont des maladies microbiennes ou virales qui se transmettent à l'occasion de rapports sexuels, quel que soit leur mode : génital, bucco-génital ou ano-génital.
Il faut obligatoirement consulter si l'on constate une anomalie au niveau des organes génitaux. Il peut s'agir d'une simple gêne, d'une irritation, d'une démangeaison, d'une douleur, d'une éruption, d'une ulcération, d'un écoulement, d'un saignement. Les symptômes d'une MST doivent alerter, même s'ils sont discrets. Un diagnostic précoce permet un traitement allopathique énergique, et donc la prévention de séquelles invalidantes.

Il faut également avertir le ou les partenaires et les inciter à consulter.
Au cours du traitement et jusqu'à guérison, utiliser systématiquement des préservatifs lors des rapports sexuels.
Les MST changent de dénomination et sont dorénavant appelées infections sexuellement transmissibles (IST) afin de signifier que l'on peut être infecté et contagieux sans être malade...
> *VOIR BLENNORRAGIE, CHLAMYDIOSE, CONDYLOMES, GROSSESSE EXTRA-UTÉRINE, HÉPATITE VIRALE, HERPÈS, PROSTATITE, SIDA, SYPHILIS, TRICHOMONASE.*

MANIACO-DÉPRESSION

La maniaco-dépression est une maladie mentale caractérisée par des alternances d'excitation (avec suractivité et exaltation de l'humeur, voire euphorie, projets difficilement réalisables, réduction du besoin de sommeil) et de dépression. Entre ces deux pôles, qui expliquent son autre nom de trouble bipolaire, il y a des périodes de comportement normal.

On appelait autrefois cette maladie «psychose maniaco-dépressive», cependant les personnes atteintes ne peuvent être considérés comme des psychotiques car leur contact avec la réalité n'est pas perturbé de manière régulière. Elle se transmettrait génétiquement, mais cela reste à démontrer. Elle touche 1% de la population.

Il existe un traitement allopathique efficace à base de sels de lithium, à prendre à vie. Il nécessite une surveillance étroite de la quantité de lithium circulant dans le sang. Le patient n'a pas conscience du caractère pathologique des troubles, et il a du mal à accepter le traitement. L'homéopathie agit à titre complémentaire. Le mieux est de voir un médecin homéopathe. En attendant la consultation, on peut prendre :

MALADIE

Quelle définition le médecin homéopathe donne-t-il de la maladie ?

La maladie est un état de déséquilibre de l'organisme, perturbé dans son **dynamisme** (> *VOIR CE MOT*) vital par les agressions extérieures (climat, microbes, erreurs alimentaires, traumatismes, problèmes psychologiques). Mais la maladie n'est pas une préoccupation suffisante pour le médecin pratiquant l'homéopathie. Il s'intéresse avant tout à son malade, et aux **symptômes** (> *VOIR CE MOT*) particuliers de celui-ci. C'est ce qui lui permet de sélectionner le traitement qui convient à chaque cas.

Maladie aiguë, maladie chronique

Une maladie aiguë passagère se soigne rapidement par l'homéopathie. Si cette maladie (l'asthme par exemple) se reproduit à plusieurs reprises malgré le traitement de ses symptômes, c'est qu'elle est l'expression d'un **terrain** (> *VOIR CE MOT*) à consolider. L'homéopathe considère alors que son malade est atteint d'une maladie chronique. C'est pourquoi, dans son interrogatoire et son examen, il tient compte non seulement des symptômes aigus passagers mais aussi des troubles qui peuvent survenir entre les crises, et qui sont parfois anciens.

Quelles maladies peut-on soigner par l'homéopathie ?

Les «indications» principales de l'homéopathie sont :
• les maladies **fonctionnelles** (> *VOIR CE MOT*) ;
• les **allergies** (> *VOIR CE MOT*) ;
• les maladies infectieuses bénignes ;
• les maladies de peau ;
• les maladies nerveuses (angoisse, insomnie, dépression) ;
• les troubles digestifs (insuffisance hépatique, gastro-entérite, gastrite, hépatite, ulcère gastroduodénal) ;
• les migraines ;
• certaines maladies gynécologiques (comme les troubles des règles) ;
• les maladies des **enfants** (> *VOIR CE MOT*) ;
• les troubles circulatoires (hypertension artérielle, jambes lourdes, etc.) ;
• les rhumatismes, les douleurs (mais pas toujours la cause des douleurs) et de nombreuses maladies mal étiquetées.

MANIE

MAGNESIA MURIATICA 9 CH,
AURUM MURIATICUM 9 CH,
trois granules de chaque trois fois par jour.
> *VOIR AUSSI DÉPRESSION NERVEUSE.*

MANIE

Au sens médical du terme, excitation aiguë du psychisme ; à soigner par l'allopathie.

MARCHE

Le déséquilibre à la marche, la sensation d'être ivre peuvent se soigner avec :
ARGENTUM NITRICUM 9 CH,
trois granules trois fois par jour.

MASTOÏDITE

Du domaine exclusif du médecin pratiquant l'homéopathie (les médicaments les plus indiqués sont **CAPSICUM ANNUUM**, et **SILICEA**).

MASTOSE

> *VOIR SEINS.*

MASTURBATION

> *VOIR SEXUELS (TROUBLES).*

MATIÈRE MÉDICALE

> *VOIR ENCADRÉ PAGE CI-DESSOUS.*

MÉCANISME D'ACTION DE L'HOMÉOPATHIE

> *VOIR ENCADRÉ PAGE CI-CONTRE.*

MÉDECIN HOMÉOPATHE

> *VOIR HOMÉOPATHE.*

MÉDICAMENT HOMÉOPATHIQUE

> *VOIR ENCADRÉ PAGES 186-187.*

MÉDUSE

Si l'on a été touché par une méduse, prendre dès que possible :

MATIÈRE MÉDICALE

La Matière médicale est un livre où le médecin étudie l'action des divers médicaments homéopathiques qu'il doit employer[1]. Chaque étude de médicament s'appelle une « pathogénésie ». Une pathogénésie regroupe trois sortes de symptômes :
— les symptômes recueillis après expérimentation chez l'homme sain de la substance considérée (> **VOIR THÉORIE HOMÉOPATHIQUE**) ;
— les symptômes recueillis lors des intoxications (volontaires ou accidentelles) ;
— les symptômes observés par les médecins homéopathes et ayant été guéris par la prescription d'un médicament, bien que non trouvés lors des expérimentations originales.

1. Les professionnels de la santé pourront se reporter au *Vademecum de la prescription en homéopathie*, Dr Alain Horvilleur, éditions Masson.

MÉMOIRE DE L'EAU

MÉCANISME D'ACTION DE L'HOMÉOPATHIE

On ne le connaît pas exactement. On sait seulement que le médicament homéopathique excite le système de défense de l'organisme et l'induit à chasser lui-même les symptômes. Les médicaments homéopathiques n'agissent pas par leur masse, mais par leur présence. On peut espérer que l'**immunologie** (> *VOIR CE MOT*) nous donnera un jour de plus amples renseignements sur le mécanisme d'action des médicaments homéopathiques.
> *VOIR ÉGALEMENT DYNAMISME, RÉACTIONNEL (MODE), THÉORIE HOMÉOPATHIQUE.*

APIS MELLIFICA 9 CH,
MEDUSA 9 CH,
trois granules de chaque en alternance de cinq en cinq minutes.
Si l'on n'a pas **MEDUSA 9 CH**, prendre :
APIS MELLIFICA 9 CH,
toutes les cinq minutes.
Appliquer localement une rondelle de tomate crue.

MÉLANCOLIE

Au sens médical (et non littéraire) du terme, elle peut se soigner par l'homéopathie sous la conduite exclusive d'un médecin pratiquant l'homéopathie. Il s'agit d'une dépression nerveuse grave avec sentiment de culpabilité, autoaccusation et risque suicidaire majeur.

MÉLANOME

> *VOIR ENCADRÉ PAGE 187.*

MÉMOIRE

> *VOIR ENCADRÉ PAGES 188-189.*

MÉMOIRE DE L'EAU

L'affaire dite « de la mémoire de l'eau » défraya la chronique en 1988 et fut l'occasion d'une vive polémique. Elle naquit de la publication dans le très réputé journal *Nature* d'un travail de recherche signé par le Dr Jacques Benveniste (1935-2004) et douze co-auteurs sur la « dégranulation des basophiles ». En clair, il montrait comment il avait pu activer certaines cellules sanguines, les polynucléaires basophiles, à l'aide d'une solution infinitésimale d'anticorps, les immunoglobulines E. L'information était transmise au solvant en l'absence (théorique) de molécule. Jamais il n'employa lui-même l'expression « mémoire de l'eau », qu'on trouvait, en revanche, abondamment utilisée par les média. La revue *Nature*, quelque temps après la publication de l'article, annonça que cette expérimentation comportait des biais méthodologiques, ce qui est toujours possible dans la recherche médicale.
Cette polémique coûta à Benveniste son service à l'INSERM (Institut national de la santé et de la recherche médicale), même s'il fut maintenu dans ses titres et fonctions. Sa vie fut tout entière consacrée à la recherche. Sa découverte en 1971 du PAF-Acether (Platelet Activating Factor) a été décisive dans la compréhension des phénomènes allergiques et de l'inflammation. Il est l'auteur de trois cents publications scientifiques.

185

MÉDICAMENT HOMÉOPATHIQUE

D'où vient-il ?
Le médicament homéopathique est un produit tiré de l'un des trois règnes de la nature. Par exemple :
— NUX VOMICA, la noix vomique, pour le règne végétal ;
— CANTHARIS, la mouche de Milan, pour le règne animal ;
— FERRUM PHOSPHORICUM, le phosphate ferrique, pour le règne minéral.

Comment le fabrique-t-on ?
Il est habituellement fabriqué dans des **laboratoires** (> *VOIR CE MOT*) par dilutions successives les unes des autres (> *VOIR THÉORIE HOMÉOPATHIQUE [L'infinitésimal]*).
Après chaque dilution, on procède à une série de secousses du produit, ou **dynamisation** (> *VOIR CE MOT*).
Les préparations se font sous la « hotte à flux laminaire », enceinte extrêmement propre où il n'y a pratiquement pas de particules en suspension dans l'air

Le médicament homéopathique est-il officiel ?
Oui, le médicament homéopathique est inscrit au Codex pharmaceutique (> *VOIR LÉGISLATION*) depuis 1965, et remboursé par la Sécurité sociale (> *VOIR CETTE RUBRIQUE*).

Le médicament homéopathique est-il toxique ?
Il ne l'est pas à partir du moment où il est suffisamment dilué.
Certains produits de base, délivrés tels quels, sont toxiques (> *VOIR DANGER*).

Le médicament homéopathique est-il fiable ?
Bien que l'extrême dilution des médicaments homéopathiques rende leur contrôle difficile, on reconnaît au médicament homéopathique une grande fiabilité (> *VOIR CE MOT*), due au caractère très étudié des chaînes de fabrication dans les grands laboratoires.

Quelles sont les différentes présentations du médicament homéopathique ?
Les deux formes les plus typiques sont :
— Les tubes de granules
Les granules sont gros comme des petites perles ; il y en a environ soixante-quinze dans chaque tube ; ils sont généralement pris par groupe de trois (à laisser fondre sous la langue) ; cette prise est à répéter plusieurs fois par jour selon les indications du médecin.
— Les doses de globules
Les grains sont plus petits ; on doit prendre tout le contenu du tube en une fois (et le laisser fondre sous la langue) ; on ne répète l'absorption que sur les indications du médecin).
Toutes les formes de présentation habituelles peuvent être prescrites en homéopathie : suppositoires, ampoules buvables ou injectables, pommades, ovules, comprimés. Deux formes, bien que non spécifiquement propres à l'homéopathie, sont courantes : les gouttes et les poudres, ou triturations.

Comment se fait la prescription du médicament par le médecin ?
> *VOIR CONSULTATION, ORDONNANCE.*

Comment se fait la délivrance par le pharmacien ?
Certains pharmaciens spécialisés ont les produits courants en rayon et préparent les autres eux-mêmes. Les autres pharmaciens commandent les médicaments dans un laboratoire. La livraison se fait en douze à vingt-quatre heures.

Comment absorber le médicament homéopathique ?
Il faut mettre directement les granules ou les globules sous la langue, et les laisser fondre

lentement. On ne doit pas les toucher avec les doigts. Pour les granules, il faut se servir du bouchon-doseur afin de les compter.
> *VOIR ÉGALEMENT* ANTIDOTES.
Conservation des médicaments homéopathiques
Sous forme de granules et de globules, ils peuvent se conserver plusieurs années. Veiller seulement à ce qu'il n'y ait pas de camphre dans l'endroit où on les range.
On peut aisément se constituer une **pharmacie** (> *VOIR CE MOT*) familiale, ce qui permettra de se servir efficacement du présent guide dans les circonstances les plus inattendues.

MÉNIÈRE (MALADIE DE)

Cette maladie, caractérisée par des accès de vertiges accompagnés le plus souvent de bourdonnements d'oreilles, nausées ou surdité soudaine, peut être améliorée par :
CHININUM SULFURICUM 9 CH,
COCCULUS INDICUS 9 CH,
trois granules de chaque trois fois par jour.

Prendre ce traitement pendant quelques jours, mais de toute manière consulter, car seul un traitement de fond permet de se débarrasser de cette maladie.

MÉNINGITE

Si elle est virale, elle est du ressort de l'homéopathie ; de toute manière, consulter.

MÉLANOME

Le nombre de mélanomes a été multiplié par trois en vingt ans et il continue à augmenter. La responsabilité en incombe à la dégradation de la couche d'ozone, dont le rôle de filtre des rayons ultraviolets (en particulier des plus dangereux, les UVB) est en train de s'amenuiser. Le mélanome est une tumeur maligne de la peau (ce n'est heureusement pas le cas de tous les cancers cutanés) qui doit être traitée dès son apparition si l'on veut en guérir. Il faut consulter dès que l'on remarque une tumeur noire, ou un changement d'aspect d'une tumeur bénigne connue ou d'un grain de beauté : augmentation de la taille, contours irréguliers, changement de couleur, induration, réaction inflammatoire. Sur le plan de la prévention, il faut savoir que l'intensité du rayonnement UV atteint son maximum en milieu de journée. Les enfants y sont particulièrement sensibles. Les activités de plein air sur une plage l'été doivent être organisées. Il faut appliquer abondamment de l'écran total à large spectre ayant un facteur de protection d'au moins 15 et renouveler l'application fréquemment. Il ne faut pas hésiter à porter des vêtements légers, un chapeau et des lunettes de soleil, surtout entre 11 heures et 16 heures.
Tout en suivant les recommandations du médecin traitant (en particulier l'ablation d'une tache suspecte au moindre doute), on peut prendre, dans le but d'éviter les récidives :
LACHESIS MUTUS 12 CH,
une dose par semaine pendant plusieurs années.
> *VOIR AUSSI* NAEVUS, SOLEIL.

MÉMOIRE

La mémoire est la fonction qui nous permet de capter, de conserver et de restituer les informations. C'est un processus dynamique qui s'organise en fonction de nos expériences passées. Elle est le résultat de l'interaction des données nouvelles (donc de leur enregistrement, de l'attention qui leur est consacrée, de l'émotion qui y est associée) et de celles qui se trouvent déjà en notre possession. Elle nous permet de prendre des décisions et d'agir.
Elle a plusieurs niveaux :
— la mémoire sensorielle (auditive, visuelle, tactile), fugace, qui permet l'identification de ce qui se passe autour de nous ;
— la mémoire à court terme, immédiate ; elle dure au maximum quelques dizaines de secondes, et permet de retenir jusqu'à sept éléments d'information ;
— la mémoire à long terme, qui, contrairement aux deux précédentes, n'efface pas les informations aussitôt après leur traitement. Elle les stocke pendant une longue période et même pendant toute la vie ; c'est elle qui contient nos souvenirs, nos apprentissages ; elle est la compagne de notre histoire personnelle.
Il n'existe pas d'endroit précis dans le cerveau qui serait spécialisé dans la mémoire. Plusieurs sites sont impliqués dans le traitement et la conservation de l'information. Les cellules nerveuses communiquent entre elles par le biais de molécules appelées neurotransmetteurs ou neuromédiateurs. Dans le cas de la mémoire, c'est l'acétylcholine qui joue ce rôle essentiel. Notre mémoire constitue une partie de notre identité, c'est pourquoi la baisse des performances mnésiques est mal tolérée, surtout par les personnes âgées. Les troubles de la mémoire se présentent généralement sous forme d'oublis bénins, et se produisent chez tout un chacun à partir d'un certain âge. Ils sont en rapport avec la baisse de production de neuromédiateurs et ne concernent que les faits récents, contrairement à ce qui se passe dans la maladie d'Alzheimer. En outre, il ne faut pas confondre trouble de mémoire et manque d'intérêt pour un fait. La mémoire est une question d'encodage et de rappel. Si l'on n'a pas enregistré un événement, on n'a aucune raison de se le rappeler. Étonnez-vous au prochain visage que vous croiserez, au prochain nom que vous entendrez. Respirez de temps en temps de façon consciente. Servez-vous de vos sens (vision, ouïe) plus que de votre intelligence. Ainsi vous conserverez la mémoire. Pour vous aider, utilisez l'un des conseils qui suivent, en prenant trois granules trois fois par jour du médicament retenu.

Selon la cause de la perte de mémoire
• chez une personne âgée,
BARYTA CARBONICA 9 CH.
• chez un enfant intellectuellement retardé,
BARYTA CARBONICA 9 CH.
• en cas de lenteur à comprendre,
CONIUM MACULATUM 9 CH.
• en cas de surmenage cérébral,
KALIUM PHOSPHORICUM 9 CH.
• en cas de perte de mémoire avec apathie, indifférence à tout,
PHOSPHORICUM ACIDUM 9 CH.

Selon ce qu'on oublie
• les noms,
ANACARDIUM ORIENTALE 9 CH.
• des rues dans un quartier que l'on connaît bien,
BARYTA CARBONICA 9 CH.
• du fil de la pensée ou des gestes que l'on doit faire,

CALADIUM SEGUINUM 9 CH.
- on confond les mots, les phrases,
LYCOPODIUM CLAVATUM 9 CH.
- abolition complète de la mémoire par épuisement cérébral,
PHOSPHORICUM ACIDUM 9 CH.

- oubli des événements récents,
SULFUR 9 CH.
(Ce médicament est à prendre pendant quelques jours seulement).
> *VOIR AUSSI* ALZHEIMER, TOXICOMANIE, VIEILLISSEMENT.

MÉNOPAUSE

La ménopause est une étape normale, en tout cas naturelle, de la vie. On peut y voir un symbole de l'entrée dans le troisième âge, mais aussi l'annonce d'une plus grande sérénité.
Les médecins proposent généralement aux femmes arrivées à ce stade un « traitement hormonal substitutif » (THS) destiné à leur éviter des surprises désagréables. Or ce traitement pose autant de questions qu'il en résout.
Le THS a des avantages : il supprime les bouffées de chaleur, empêche la sécheresse vaginale, diminue le risque de problèmes cardiaques, constitue un bon moyen de prévention de l'ostéoporose ; il améliore la mémoire, réduit le risque de cancer du colon, ralentit la perte de l'élasticité cutanée. En somme, ses effets sont positifs sur un certain nombre de paramètres de la vie personnelle et de la vie de couple.
Il a également des inconvénients. Certains sont prouvés, comme les pertes sanguines gynécologiques, un net degré de rétention d'eau, des seins douloureux, de l'irritabilité. On constate également une faible augmentation du taux de cancers du sein, proportionnelle, d'ailleurs, à la durée du traitement. Il n'y a pas de risque si le THS est pris pendant un temps inférieur à cinq ans. Au-delà, le risque est faible mais il existe : le surplus imputable à l'hormonothérapie est de deux cancers à 5 ans, de six à 10 ans et de douze à 15 ans pour 1 000 femmes traitées. Si le nombre de cancers est à peine supérieur chez les femmes qui prennent un THS par rapport à celles qui n'en prennent pas, on a remarqué que ce ne sont pas les mêmes personnes dans les deux séries. Tout se passe comme si certaines femmes étaient protégées par le THS tandis que d'autres en étaient victimes alors qu'elles ne l'auraient pas développé sans lui.
Parmi les autres effets secondaires possibles : augmentation de la taille des fibromes, troubles de la coagulation du sang, augmentation du poids, maux de tête.
Sur le plan homéopathique, on peut s'aider des médicaments qui suivent. Prendre trois granules trois fois par jour d'un ou de plusieurs des médicaments ci-dessous, selon les symptômes éprouvés pendant la ménopause.

Agitation
LACHESIS MUTUS 9 CH.
Alcoolodépendance
SULFURICUM ACIDUM 9 CH.
Besoin d'air
SULFUR 9 CH
(ce médicament est à prendre pendant quelques jours seulement).

Bouffées de chaleur
• aggravées par la survenue des règles,
ACTEA RACEMOSA 9 CH.
• améliorées par le retour des règles,
LACHESIS MUTUS 9 CH.
• après ablation des ovaires,
LACHESIS MUTUS 9 CH.
Dépression nerveuse
SEPIA OFFICINALIS 9 CH.
Fatigue générale
CHINA RUBRA 9 CH.
Hémorragies
LACHESIS MUTUS 9 CH.
Hémorroïdes
LACHESIS MUTUS 9 CH.
Intolérance aux chemisiers fermés, aux colliers, aux écharpes autour du cou
LACHESIS MUTUS 9 CH.
Joues rouges
SANGUINARIA CANADENSIS 9 CH.
Migraines
SANGUINARIA CANADENSIS 9 CH.
Règles irrégulières
LACHESIS MUTUS 9 CH.
Rhumatismes
ACTEA RACEMOSA 9 CH.
Saignement de nez
LACHESIS MUTUS 9 CH.
Tristesse
SEPIA OFFICINALIS 9 CH.
Volubilité, loquacité
LACHESIS MUTUS 9 CH.
Si on netrouve pas ce que l'on cherche, voir dans les autres rubriques ou, mieux, consulter. La ménopause est une étape physiologique importante de la vie féminine : elle doit être vécue le plus harmonieusement possible.
> *VOIR ÉGALEMENT* MÉMOIRE, OSTÉOPOROSE, VIEILLISSEMENT.

MÉNISQUE

> *VOIR* GENOU.

MÉNOPAUSE

> *VOIR ENCADRÉ PAGE PRÉCÉDENTE.*

MENTHE

La menthe est-elle interdite pendant un traitement homéopathique ?
> *VOIR* ANTIDOTES.

MER (INTOLÉRANCE À L'AIR DE LA)

Si l'on est énervé, abattu, somnolent ou insomniaque à la mer, le mieux est de ne pas y aller! C'est spécialement la Méditerranée qui trouble certaines personnes.
Si l'on est obligé d'y séjourner, ne pas dépasser huit à dix jours, et prendre pendant ce temps :
NATRUM MURIATICUM 9 CH,
trois granules trois fois par jour.

Pour le mal de mer
> *VOIR* TRANSPORTS (MAL DES).

MÉTRITE

> *VOIR* UTÉRUS.

MICROBES

En cas de présence de microbes dans l'organisme (quelle qu'en soit la localisation), l'homéopathie agit le plus souvent. Le traitement n'est pas choisi d'après le nom du microbe, mais en fonction des symptômes que celui-ci provoque.
> *VOIR ÉGALEMENT* ANTIBIOTIQUES.

MICTION (TROUBLES DE LA)

> *VOIR* URINER.

MIGRAINE

La migraine est une crise soudaine et intense de mal de tête, qui survient comme un orage dans un ciel serein et se reproduit régulièrement. La plupart du temps, la douleur affecte une moitié de la tête. Elle peut s'accompagner de troubles visuels et de troubles digestifs, en particulier de vomissements bilieux.

Elle oblige habituellement à cesser toute activité et à se reposer dans l'obscurité. On éprouve en effet une intolérance à la lumière, au bruit, aux odeurs. Cet état correspond à la dilatation des artères du crâne.

Il est probable que les hormones jouent un rôle dans le déclenchement de la crise puisque cette maladie concerne trois fois sur quatre une femme, survient souvent au moment de la puberté, se produit plus spécialement au moment des règles, cesse presque toujours pendant la grossesse et s'arrête à la ménopause.

Traitement de la crise

Comme l'indique l'étymologie, il s'agit de douleurs (profondes) qui occupent la moitié du crâne. Certaines crises de migraine passeront avec l'un des médicaments ci-dessous.

Prendre trois granules toutes les demi-heures en commençant dès les premiers symptômes, sinon il y aura plus de chance de réussite avec l'allopathie.

• migraine avec battement,
BELLADONNA 9 CH.
• avec tête chaude et extrémités froides,
CARBO VEGETABILIS 9 CH.
• migraine de l'arrière du crâne avec paupières lourdes, se terminant par une émission d'urine abondante et incolore,
GELSEMIUM SEMPERVIRENS 9 CH.

• migraine ophtalmique,
IRIS VERSICOLOR 9 CH.
• avec vomissements bilieux et brûlures d'estomac,
IRIS VERSICOLOR 9 CH.
• avec diarrhée bilieuse,
NATRUM SULFURICUM 9 CH.
• précédée de faim impérieuse ou de sensation de bien-être ou d'euphorie,
PSORINUM 9 CH.
• avec éructations,
SANGUINARIA CANADENSIS 9 CH.
• avec joues rouges, spécialement la droite,
SANGUINARIA CANADENSIS 9 CH.
• avec fatigue et traits tirés,
SEPIA OFFICINALIS 9 CH.

Consulter en outre la rubrique *TÊTE (MAL DE)*, car si les deux troubles sont différents sur le plan clinique, ils peuvent éventuellement répondre au même médicament.

Traitement de fond

Si le traitement homéopathique de la crise aiguë de migraine ne réussit pas, consulter un médecin pratiquant l'homéopathie car c'est au niveau du traitement de fond, préventif des accès, que l'homéopathie peut donner toute sa mesure.

> *VOIR AUSSI* TÊTE.

MILIAIRE

Il s'agit d'une inflammation des glandes de la peau qui élaborent la sueur. Elle survient chez les enfants, particulièrement dans les régions chaudes et humides. Elle se manifeste par des petits boutons rouges ou des petites vésicules, particulièrement sur les épaules, le haut de la poitrine et du dos, ainsi qu'aux plis de flexion. Il y a des démangeaisons qui entraînent des lésions de grattage et parfois une surinfection. La fièvre est élevée. Il faut donner à l'enfant :
ACONITUM NAPELLUS 9 CH,
trois granules trois fois par jour pendant trois jours.

> *VOIR AUSSI* COUP DE CHALEUR.

MOIGNONS (DOULEURS DES)

> **VOIR** AMPUTATION

MOISISSURES

> **VOIR** RHINITE ALLERGIQUE.

MOLLUSCUM CONTAGIOSUM

Le molluscum contagiosum est une tumeur bénigne de la peau d'origine virale, de consistance molle, hémisphérique, translucide, de taille variable. Il est plus fréquent chez l'enfant, spécialement l'enfant atopique, et se présente généralement en grand nombre. Les régions les plus fréquemment atteintes sont le visage, le cou, les aisselles, le ventre, la région génitale et les membres.

Le traitement est basé sur l'ablation à la curette après application d'une crème anesthésique. Cependant, il y a de nombreuses récidives. L'homéopathie est ici la bienvenue. Un traitement de fond doit être établi par un médecin. En attendant la consultation, on peut donner à l'enfant :
DULCAMARA 5 CH,
LYCOPODIUM CLAVATUM 5 CH,
trois granules de chaque trois fois par jour.
> **VOIR AUSSI** ATOPIE.

MONONUCLÉOSE INFECTIEUSE

Maladie caractérisée par la coexistence d'une forte angine avec de gros ganglions dans le cou, de la fièvre et une grande fatigue. C'est la prise de sang qui assure le diagnostic (présence en trop grand nombre de certains globules blancs, dits « mononucléaires », positivité des tests spécifiques de la mononucléose). C'est une affection bénigne qui n'a rien à voir avec la leucémie.
Voir le médecin homéopathe. Si pour une raison ou une autre c'est impossible, prendre :
MERCURIUS SOLUBILIS 9 CH,
NATRUM MURIATICUM 9 CH,
trois granules de chaque trois fois par jour jusqu'à disparition complète de la fatigue et retour à la normale de l'examen de sang.

MONTAGNE

Ne pas y séjourner est, bien sûr, le meilleur préventif. Si l'on ne peut faire autrement, prendre :
- pour combattre le vertige des hauteurs ou l'impression d'être écrasé par les masses montagneuses,
ARGENTUM NITRICUM 9 CH,
trois granules trois fois par jour ;
- pour les symptômes survenant du fait d'un séjour en altitude : anxiété, insomnie, mal de tête, bourdonnement d'oreilles, vertiges, essoufflement, palpitations, fatigue,
COCA 9 CH,
trois granules trois fois par jour.

MORPHOLOGIE

> **VOIR** TYPOLOGIE.

MORSURE D'ANIMAL

Traitement général
LACHESIS MUTUS 5 CH,
LEDUM PALUSTRE 5 CH,
trois granules de chaque en alternant toutes les heures.

Traitement local
CALENDULA TM,
quelques gouttes sur une compresse en application locale permanente.
> **VOIR ÉGALEMENT** VIPÈRE (MORSURE DE).

MORT

Les maladies à risque mortel sont plus exceptionnellement du domaine de l'homéopathie que les autres, car elles sont **organiques** (> *VOIR CE MOT*). Cependant, à l'époque où il n'y avait pas de traitement chimique efficace, les anciens homéopathes ont pu soigner avec succès des maladies graves, comme le choléra, la diphtérie, la typhoïde.
Pour aider un mourant :
ARSENICUM ALBUM 9 CH,
CARBO VEGETABILIS 9 CH,
TARENTULA CUBENSIS 9 CH,
dix granules de chaque dans un verre d'eau, une cuillerée à café toutes les heures.
Ce traitement, sans hâter ni ralentir un mal inexorable, empêchera les dernières souffrances.

MORT SUBITE DU NOURRISSON

Le drame imprévisible que représente le décès, pendant son sommeil, d'un nourrisson jusque-là en bonne santé a de quoi déprimer une famille et poser des questions quasi insolubles.
Plusieurs facteurs peuvent induire une MSN : insuffisance de maturation des grandes fonctions vitales (circulation, respiration, rythme veille-sommeil), pathologie correspondant à la tranche d'âge (infections diverses, fièvre très élevée, malformation latente, reflux gastrique important), sans compter les facteurs liés à l'environnement du bébé : tabagisme parental pendant la grossesse ou après la naissance, administration de sédatifs, et, au premier rang, le risque de suffocation induit par la literie. À ce titre, la prévention se fait en couchant les bébés sur le dos car, lorsqu'ils dorment sur le ventre, ils sont exposés à un risque d'enfouissement. Depuis qu'on a découvert l'importance de ce principe, la fréquence de la mort subite du nourrisson a diminué de 75 %.
Il n'y a pas de raison de redouter cette douloureuse circonstance du simple fait qu'on a un bébé. En revanche, les parents qui ont déjà vécu un tel drame seront peut-être rassurés de donner au petit frère ou à la petite sœur :
OPIUM 12 CH,
une dose par semaine jusqu'à l'âge de 5 mois. Le nom du médicament ne doit pas faire peur. Vu son extrême dilution, il n'y a aucun danger à l'employer.

MORTON (MALADIE DE)

> *VOIR NÉVROME PLANTAIRE.*

MOUCHES VOLANTES

> *VOIR YEUX.*

MOUILLE SON LIT (L'ENFANT)

> *VOIR ÉNURÉSIE.*

MOUSTIQUE (PIQÛRE DE)

> *VOIR INSECTES.*

MUGUET

> *VOIR CANDIDOSE.*

MUSCLES

Claquage (on a l'impression d'avoir reçu un coup de poignard dans un muscle)
ARNICA MONTANA 9 CH,
trois granules trois fois par jour.

Contracture musculaire
MAGNESIA PHOSPHORICA 9 CH,
trois granules trois fois par jour.

Courbatures
> *VOIR CE MOT.*

MYCOSE

Crampes
> VOIR CE MOT.

Douleurs musculaires
RHUS TOXICODENDRON 9 CH,
trois granules trois fois par jour.

Spasmes
> VOIR CE MOT.

Surmenage musculaire
(après le sport par exemple)
SARCOLACTICUM ACIDUM 9 CH,
trois granules trois fois par jour jusqu'à disparition de l'inconfort.
> VOIR AUSSI TENDINITE.

MYCOSE

Parasitage de la peau par des champignons inférieurs. Prendre :
ARSENICUM IODATUM 5 CH,
SEPIA OFFICINALIS 5 CH,
trois granules de chaque trois fois par jour.

Localement :
CALENDULA TM,
à badigeonner deux fois par jour.
> VOIR AUSSI CANDIDOSE.

MYOPATHIE

Maladie musculaire congénitale caractérisée par l'atrophie et la faiblesse des muscles. Un traitement homéopathique peut être pris, en plus des traitements conseillés par le spécialiste, afin de ralentir l'évolution.
Il s'agit de **PHOSPHORUS 12 CH,**
une dose par semaine pendant plusieurs années.

NAEVUS

Il n'y a pas de traitement homéopathique du naevus pigmentaire, ou « grain de beauté ». Il ne faut pas faire enlever les grains de beauté, sauf :
– ceux qui sont en permanence irrités par un élément extérieur (rasoir, col de chemise, armature ou bride de soutien-gorge, etc.) ;
– ceux qui sont en train de changer d'aspect (couleur, forme, épaisseur). Dans ce cas, prendre :
PHOSPHORUS 5 CH,
THUYA OCCIDENTALIS 5 CH,
trois granules de chaque trois fois par jour pendant les quinze jours qui suivent l'ablation.
Pour les nævus vasculaires, ou « taches de vin »,
> VOIR ANGIOME.
> VOIR AUSSI MÉLANOME.

NARCOLEPSIE

Cette maladie est faite d'attaques brutales et irrépressibles de sommeil plusieurs fois par jour, souvent accompagnées d'autres symptômes comme la cataplexie (brusque relâchement du tonus musculaire risquant d'entraîner des chutes) et des hallucinations au moment de l'endormissement. La recherche actuelle s'oriente vers des facteurs génétiques et environnementaux. Le traitement classique est à base de médicaments stimulant l'éveil. On peut y ajouter :
NUX MOSCHATA 12 CH,
une dose par semaine aussi longtemps que nécessaire.
> VOIR AUSSI HALLUCINATIONS, SOMNAMBULISME.

NATURELLE (PRINCIPES GÉNÉRAUX DE LA MÉDECINE)

> VOIR ENCADRÉ PAGE CI-CONTRE.

NAUSÉES

En cas de nausées, prendre trois granules du médicament sélectionné, selon les circonstances, toutes les heures ou trois fois par jour.

Selon la cause
• après une opération de l'abdomen,
BISMUTHUM 9 CH.
• après un coup de froid,
COCCULUS INDICUS 9 CH.
• pendant un voyage ou à la vue du mouvement,
COCCULUS INDICUS 9 CH.
• à la vue, à l'odeur, à la pensée des aliments,
COLCHICUM AUTUMNALE 9 CH.
• à la fin d'une quinte de toux,
IPECA 9 CH.
• après les repas,
NUX VOMICA 9 CH.
• par le café,
NUX VOMICA 9 CH.
• en fumant,
NUX VOMICA 9 CH.
• pendant les règles,
NUX VOMICA 9 CH.
• en se brossant les dents,
SEPIA OFFICINALIS 9 CH.
• pendant la grossesse,
SEPIA OFFICINALIS 9 CH.

Selon les modalités
• nausées améliorées en buvant,
BRYONIA ALBA 9 CH.
• nausées améliorées en mangeant,
SEPIA OFFICINALIS 9 CH.

Selon les symptômes concomitants
• nausées avec vertiges,
COCCULUS INDICUS 9 CH.
• nausées avec langue propre et salivation abondante,
IPECA 9 CH.

NEIGE

On est mal à l'aise par temps de neige
SEPIA OFFICINALIS 9 CH,
trois granules trois fois par jour.

Ophtalmie des neiges (inflammation de l'œil par les rayons ultraviolets en regardant la neige)
ACONITUM NAPELLUS 9 CH,
APIS MELLIFICA 9 CH,
trois granules de chaque trois fois par jour.
Se méfier des lunettes de soleil achetées dans un magasin non spécialisé et qui, souvent, ne protègent pas des rayons ultraviolets, mais seulement de l'éclat de la lumière.

NÉPHRÉTIQUE (COLIQUE)

> *VOIR COLIQUE.*

NATURELLE (PRINCIPES GÉNÉRAUX DE LA MÉDECINE)

L'homéopathie est une thérapeutique basée sur les possibilités **réactionnelles** (> *VOIR CE MOT*) de la nature humaine. Il faut donc se soigner par l'homéopathie, mais également respecter les principes généraux de médecine naturelle[1], c'est-à-dire se comporter de manière à éviter au maximum les agressions inutiles de l'organisme. Éviter en particulier les **déodorants**, les **interventions chirurgicales** non urgentes, la **pilule**, les pommades à base de **cortisone**, les scléroses d'**hémorroïdes** ou de **varices** (> *VOIR TOUTES CES RUBRIQUES*).

[1]. Pour la manière d'aborder les petits détails de la vie quotidienne, voir l'ouvrage du Dr Bruno Brigo, *la Médecine familiale naturelle*, éd. Marco Pietteur.

NÉPHRITE

Certains cas de néphrite aiguë (inflammation du rein avec enflure généralisée, urines rares et contenant de l'albumine) sont du ressort de l'homéopathie, d'autres non. Consulter de toute manière un médecin homéopathe.

NÉPHROSE LIPOÏDIQUE

Lésion dégénérative des reins, responsable d'une importante albuminurie et de corpuscules graisseux dans les urines, avec enflure des membres inférieurs. L'homéopathie est efficace. Consulter.

NERVOSITÉ

> *VOIR ENCADRÉ PAGE CI-CONTRE.*

NÉVRALGIES

Les douleurs vives le long des nerfs peuvent être supprimées par l'homéopathie.
Prendre, selon les circonstances, trois granules, trois fois par jour ou toutes les heures, d'un ou de plusieurs des médicaments ci-dessous.

Selon la cause de la névralgie
• après coup de froid sec,
ACONITUM NAPELLUS 9 CH.
• par temps humide,
DULCAMARA 9 CH.
• après traumatisme d'un nerf,
HYPERICUM PERFORATUM 9 CH.
• après zona,
MEZEREUM 9 CH.

Selon les modalités

Aggravation
• par les courants d'air,
CHINA RUBRA 9 CH.
• la nuit,
MEZEREUM 9 CH.
• par temps orageux,
RHODODENDRON 9 CH.

Amélioration
• par la pression forte, la chaleur, ou quand on est plié en deux,
MAGNESIA PHOSPHORICA 9 CH.

Selon la sensation
• engourdissement,
ACONITUM NAPELLUS 9 CH.
• battements,
BELLADONNA 9 CH.
• le trajet est étroit, pas plus large qu'un fil,
COFFEA CRUDA 9 CH.
• douleurs se déplaçant le long du nerf,
COLOCYNTHIS 9 CH.
• douleurs en éclairs fulgurants,
KALMIA LATIFOLIA 9 CH.
• douleurs violentes, de survenue brusque,
MAGNESIA PHOSPHORICA 9 CH.
• douleurs à type de secousses électriques,
PHYTOLACCA DECANDRA 9 CH.
• besoin de remuer les jambes sans véritable douleur,
ZINCUM METALLICUM 9 CH.

Selon la localisation
> *VOIR LES RUBRIQUES CORRESPONDANTES : DENTS, FACE, INTERCOSTALE (DOULEUR), SCIATIQUE.*

NÉVRITE

> *VOIR NÉVRALGIE.*

NÉVRODERMITE

Il s'agit d'une inflammation localisée de la peau, chronique, avec épaississement, pigmentation et démangeaisons. La nervosité semble en être la cause.

Prendre :
FAGOPYRUM ESCULENTUM 5 CH,
NATRUM MURIATICUM 9 CH,
trois granules de chaque deux fois par jour jusqu'à guérison.

NÉVROME PLANTAIRE

Il s'agit d'une petite tumeur bénigne située sur un nerf du pied et qui provoque, quand le pied est chaussé, des brûlures ou des élancements plantaires. Elle oblige à se déchausser en pleine rue. Prendre :
HYPERICUM PERFORATUM 9 CH,
trois granules matin et soir aussi longtemps que nécessaire.

NÉVROSE

Classiquement, la névrose est un état pathologique du système émotif, qui rend le comportement du malade pénible pour lui-même et son entourage.

Le patient n'a pas perdu le sens de la réalité, se rend très bien compte qu'il n'est pas «comme les autres», mais n'arrive pas à s'en sortir seul; la névrose est à bien différencier de la psychose (**> *VOIR CE MOT*)**.

Dans la névrose, on garde pleine conscience du caractère anormal de son comportement. Le traitement d'une névrose marquée ne peut se passer de la psychothérapie (**> *VOIR CE MOT***). Celle-ci sera entreprise lorsque l'on se sentira prêt à la faire.

On pourra la rendre plus efficace en suivant un traitement homéopathique, de préférence mis au point pas un médecin homéopathe. Néanmoins, on peut commencer par l'un des conseils suivants, à raison de trois granules trois fois par jour du médicament sélectionné.

• En cas de conséquences corporelles des troubles nerveux (oppression, boule à la gorge, etc.),
IGNATIA AMARA 9 CH.

• En cas de rumination constante des idées, besoin de toujours contrôler ce qu'on vient de faire, troubles obsessionnels compulsifs,
NATRUM MURIATICUM 9 CH.

NERVOSITÉ

Nous sommes tous plus ou moins nerveux et, dans une certaine mesure, c'est heureux ! C'est notre capacité à réagir nerveusement qui nous permet de faire face aux différentes situations qui se présentent dans la vie et qui pourraient devenir dangereuses par notre inaction. Acceptons donc d'être «nerveux» s'il s'agit d'un état modéré.

La véritable nervosité commence lorsque la réaction est exagérée, ou qu'un état de tension persiste lorsque nul événement extérieur ne le justifie plus. L'état est pathologique lorsque les nerfs dominent la personne, alors qu'habituellement la personne domine ses nerfs. Ne refusez pas de parler de ce problème avec votre médecin homéopathe. S'il vous pose des questions sur vos «nerfs» alors que vous le consultez pour une maladie apparemment sans rapport avec eux, répondez avec précision. Tous les symptômes sont bons au médecin pour trouver le traitement qui vous convient, les nerfs pas plus que les autres, mais pas moins non plus. C'est l'ensemble de votre personnalité que l'homéopathe cherche à saisir. Pour le traitement des états nerveux passagers,

> *VOIR ANGOISSE, COLÈRE, DÉPRESSION NERVEUSE, ÉMOTION, ENFANT, IRRITABILITÉ, NÉVROSE.*

NEZ

- En cas d'angoisse irraisonnée avec besoin de compagnie et peur d'être gravement malade,
PHOSPHORUS 9 CH.
- En cas d'impossibilité de sortir de chez soi,
ARGENTUM NITRICUM 9 CH.
- En cas de grande crise d'hystérie,
MOSCHUS 9 CH,
Donner si possible trois granules tous les quarts d'heure jusqu'à cessation de la crise.
- Pour les peurs, ou « phobies »,
> *VOIR LA RUBRIQUE PEURS.*

NEZ

Prendre trois granules trois fois par jour de l'un des médicaments qui suivent.

Bouché
NUX VOMICA 9 CH.

Croûtes dans le nez
KALIUM BICHROMICUM 9 CH.

Démangeaisons dans le nez
CINA 9 CH.

Éternuements
NUX VOMICA 9 CH.

Fissures au coin d'une narine
NITRICUM ACIDUM 9 CH.

Furoncle
HEPAR SULFURIS CALCAREUM 9 CH.

Odorat
- hypersensibilité aux odeurs d'aliments,
COLCHICUM AUTUMNALE 9 CH.
- hypersensibilité aux odeurs de tabac, de café, de parfum, de peinture,
IGNATIA AMARA 9 CH.
- hypersensibilité à l'odeur des fleurs,
SABADILLA OFFICINARUM 9 CH.
- sensation que tout a une mauvaise odeur,
SULFUR 9 CH.
- perte de l'odorat, ou anosmie,
KALIUM BICHROMICUM 9 CH.

Rhume
> *VOIR CE MOT.*

Rhume des foins
> *VOIR CETTE RUBRIQUE.*

Rougeur extérieure du nez
CARBO ANIMALIS 9 CH.

Saignement
> *VOIR HÉMORRAGIES.*

Sinusite
> *VOIR CE MOT.*

Ulcérations dans le nez
KALIUM BICHROMICUM 5 CH.

NOURRISSON

> *VOIR ENFANT.*

NYMPHOMANIE

> *VOIR SEXUELS (TROUBLES).*

Remèdes

MAGNESIA CARBONICA

Substance de base : **le carbonate de magnésium.**
Symptômes les plus caractéristiques traités par MAGNESIA CARBONICA
Hyperacidité générale, spécialement de la transpiration et de la diarrhée ; selles vertes comme l'eau d'une mare à grenouilles ; douleurs des dents améliorées par la marche.
Principaux usages cliniques
Gastro-entérite ; dyspepsie acide ; douleurs dentaires.

MAGNESIA MURIATICA

Substance de base : **le chlorure de magnésium.**
Symptômes les plus caractéristiques traités par MAGNESIA MURIATICA
Constipation avec selles en billes rondes ; gros foie avec douleurs aggravées par la palpation ; indigestion du lait.
Principaux usages cliniques
Constipation ; insuffisance hépatique.

MAGNESIA PHOSPHORICA

Substance de base : **le phosphate de magnésium.**
Symptômes les plus caractéristiques traités par MAGNESIA PHOSPHORICA :
Spasmes ; douleurs fulgurantes à type de crampes ; amélioration quand on est plié en deux, par la chaleur et la pression forte.
Principaux usages cliniques
Névralgie faciale ; douleurs des dents ; crampe de l'écrivain ; coliques abdominales, hépatiques et néphrétiques ; douleurs des règles ; sciatique.

MELILOTUS ALBA

Substance de base : **le mélilot.**
Symptômes les plus caractéristiques traités par MELILOTUS ALBA
Mal de tête congestif, avec figure rouge et amélioration par un saignement de nez.
Principaux usages cliniques
Migraines ; saignement de nez.

MENYANTHES TRIFOLIATA

Substance de base : **le trèfle d'eau.**
Principal usage clinique
Migraine avec sensation de froid glacial, spécialement au niveau des pieds.

MERCURIUS CORROSIVUS

Substance de base : **le sublimé corrosif.**
Symptômes les plus caractéristiques traités par MERCURIUS CORROSIVUS
Ulcération des muqueuses ; désir incessant d'aller à la selle, non amélioré par l'émission d'une selle ; désir incessant d'uriner ; inflammation violente de l'œil ; ulcération de la gorge et de la bouche ; inflammation violente de l'urètre.
Principaux usages cliniques
Colite ; recto-colite ; dysenterie ; cystite ; urétrite ; iritis ; ophtalmie ; aphtes ; angine ulcéreuse.

MERCURIUS CYANATUS

Substance de base : **le cyanure de mercure.**
Symptômes les plus caractéristiques traités par MERCURIUS CYANATUS
Ulcération de la gorge ; fausses membranes grises dans la gorge ; haleine fétide ; prostration.
Principal usage clinique
Diphtérie maligne.

MERCURIUS SOLUBILIS

Substance de base : **le mercure « soluble », selon une préparation spéciale de Hahnemann.**
Symptômes les plus caractéristiques traités par

MERCURIUS SOLUBILIS

Mauvaise haleine ; langue gardant l'empreinte des dents ; salivation importante (le sujet bave sur l'oreiller) ; gencives saignantes ; angine à points blancs ; diarrhée ; tendance à l'ulcération et à la suppuration ; ganglions ; sueurs nocturnes ; fièvre à recrudescence nocturne avec frissons à fleur de peau ; fièvre prolongée ; tremblement des mains.

Principaux usages cliniques
Angine ; phlegmon ; gingivite ; aphtes ; pyorrhée ; otite ; blépharite ; cholécystite (inflammation de la vésicule biliaire) ; rectite ; cystite ; jaunisse.

MEZEREUM

Substance de base : **le bois gentil.**
Symptômes les plus caractéristiques traités par MEZEREUM
Vésicules cutanées évoluant vers une croûte blanche sous laquelle il y a une ulcération ; démangeaisons très intenses, aggravées la nuit ; névralgie ; alternance d'éruptions et de troubles internes.

Principaux usages cliniques
Eczéma ; impétigo ; zona ; névralgie après zona ; névralgie faciale.

MILLEFOLIUM

Substance de base : **l'achillée millefeuille.**
Principal usage clinique
Hémorragie de sang rouge vif.

MOSCHUS

Substance de base : **le musc.**
Symptômes les plus caractéristiques traités par MOSCHUS
Évanouissement avec impression de souffrance excessive ; rire incontrôlable ; humeur querelleuse ; spasmes divers.

Principaux usages cliniques
Crises nerveuses ; évanouissement.

le saviez-vous ?

LE MUSC
Plantes et fleurs sont sans conteste les principaux composants des parfums, mais des substances d'origine animale sont parfois employées. Le musc, qui en fait partie, provient d'un étrange mammifère, le chevrotain porte-musc, sorte de petit cerf sans cornes mais doté de canines longues d'environ 6 centimètres ! Cet herbivore nocturne, qui vit dans l'Himalaya, en Chine et au Tibet principalement, porte près des parties génitales une glande dans laquelle s'accumule le musc pendant la période rut. Les parfumeurs se servent de la force et de la ténacité du musc pour composer la note de fond de certaines de leurs créations.

NAJA TRIPUDIANS

Substance de base : **le venin de cobra.**
Convient de préférence : au cardiaque.
Symptômes les plus caractéristiques traités par NAJA TRIPUDIANS
Souffle cardiaque par lésion des valvules ; palpitations empêchant de parler ; douleurs de la région du cœur ; hypotension.

Principaux usages cliniques
Palpitations ; angine de poitrine ; cœur faible ; remise en forme du cardiaque.

NAPHTALINUM

Substance de base : **la naphtaline.**
Principal usage clinique
Permet de limiter l'évolution des maladies lésionnelles de l'œil (décollement de la rétine, cataracte, opacité de la cornée).

NATRUM CARBONICUM

Substance de base : **le carbonate de sodium.**
Convient de préférence : aux suites chroniques d'une insolation.
Symptômes les plus caractéristiques traités par NATRUM CARBONICUM
Dépression aggravée par l'exercice mental et par la chaleur de l'été ; œdème généralisé ; maux de tête après exposition au soleil ; entorses chroniques ou à répétition.
Principaux usages cliniques
Suites d'insolation ; dépression nerveuse ; entorse.

NATRUM MURIATICUM

Substance de base : **le chlorure de sodium naturel.**
Convient de préférence : au sujet maigre, surtout de la partie supérieure du corps, et qui cependant mange bien ; à sueurs huileuses ; réservé, peu communicatif, distrait.
Symptômes les plus caractéristiques traités par NATRUM MURIATICUM
Tristesse, dépression ; aggravation par la compagnie et la consolation maladroite ; rumination du chagrin ; désir de sel ; grande soif ; sécheresse des muqueuses ; langue en « carte de géographie » ; rhumes allergiques à répétition ; herpès ; éruption à la limite des cheveux ; maux de tête aveuglants ; douleurs de la région lombaire améliorées en se couchant sur un plan dur ; aggravation à la mer et par le soleil.
Principaux usages cliniques
Migraines ophtalmiques ; coryza spasmodique ; rhume des foins ; sinusite ; allergie au soleil ; eczéma ; herpès ; aphtose ; anémie ; maladie de Basedow ; spasmophilie ; dépression nerveuse.

NATRUM SULFURICUM

Substance de base : **le sulfate de sodium.**
Convient de préférence : aux suites de traumatismes crâniens.
Symptômes les plus caractéristiques traités par NATRUM SULFURICUM
Hypersensibilité morale après traumatisme crânien ; aggravation par la musique ; migraines bilieuses ; diarrhée après le petit-déjeuner, contenant de la bile ; asthme par changement de temps ; aggravation générale par l'humidité ; eczéma en larges squames jaunâtres ; démangeaisons au déshabillage.
Principaux usages cliniques
Dépression nerveuse ; séquelles de traumatisme crânien ; migraine ; diarrhée ; asthme ; rhumatismes ; eczéma.

NITRICUM ACIDUM

Substance de base : **l'acide nitrique.**
Convient de préférence : au sujet irritable, ne supportant pas les marques de sympathie.
Symptômes les plus caractéristiques traités par NITRICUM ACIDUM
Fissures au niveau des points de jonction de la peau et des muqueuses, avec sensation de douleurs piquantes et saignement ; verrues entourées de peau jaune, avec douleurs piquantes à la pression ; écoulements excoriants et de mauvaise odeur ; ulcérations.
Principaux usages cliniques
Eczéma fissuraire ; fissures anales ; aphtes ; verrues ; ulcères de jambe.

NUX MOSCHATA

Substance de base : **la noix muscade.**
Symptômes les plus caractéristiques traités par NUX MOSCHATA

NUX VOMICA

Somnolence irrésistible ; tendance à l'évanouissement ; humeur changeante ; sécheresse extrême des muqueuses, en particulier bouche sèche, mais sans soif ; sensation de salive cotonneuse ; ballonnement abdominal.

Principaux usages cliniques
Somnolence ; dyspepsie par flatulence.

le saviez-vous ?

LA NOIX DE MUSCADE
Le muscadier est un arbre originaire d'une île de l'archipel des Moluques. Il est aujourd'hui cultivé principalement au Guatemala, en Indonésie et en Inde pour la grosse graine ovoïde que contiennent ses fruits, la noix de muscade. Celle-ci est surtout connue du grand public pour son emploi en cuisine, où elle parfume nombre de plats, du curry au gratin dauphinois, mais ses propriétés médicinales, cosmétiques et psychotropes sont notoirement connues depuis des siècles. Côté médical, elle était utilisée pour améliorer la vue et traiter le choléra, les maladies du foie ainsi que les maux de tête ; côté cosmétique, elle permettait d'atténuer les taches de rousseur. La noix de muscade peut à certaines doses s'avérer euphorisante et générer des hallucinations, mais aussi des vertiges et de la panique, voire le décès en cas de surdosage. Heureusement, la dilution homéopathique évite ces écueils.

NUX VOMICA

Substance de base : **la noix vomique.**
Convient de préférence : au sujet irritable, surmenant son tube digestif, consommant beaucoup de café et de tabac, sédentaire.
Symptômes les plus caractéristiques traités par NUX VOMICA
Hypersensibilité à tout (bruit, lumière, odeurs, froid) ; éternuements fréquents le matin ; nez bouché la nuit et coulant le jour ; spasmes digestifs ; douleurs à l'estomac après les repas ; somnolence après les repas avec amélioration par une courte sieste ; constipation avec faux besoins ; hémorroïdes internes ; crampes.

Principaux usages cliniques
Indigestion ; dyspepsie spasmodique ; gastrite ; constipation ; hémorroïdes ; hypertension artérielle ; migraines digestives ; jaunisse ; goutte ; colique néphrétique ; lumbago ; coryza ; rhume des foins.

Troubles et maladies

OBÉSITÉ

> **VOIR** AMAIGRISSANT (TRAITEMENT), APNÉE DU SOMMEIL.

OBSESSIONS

> **VOIR** NÉVROSE, TROUBLES OBSESSIONNELS COMPULSIFS.

OCCLUSION INTESTINALE

Blocage complet de l'intestin avec vomissements, arrêt des matières et gaz, douleurs aiguës. Il faut de toute manière voir un médecin d'urgence.
En attendant son diagnostic, on peut donner sans danger au patient :
OPIUM 30 CH, une dose.
Ne pas redouter l'occlusion intestinale chaque fois que l'on est constipé.

ODORAT

> **VOIR** NEZ.

ŒDÈME

Il s'agit de l'enflure des tissus, en particulier du tissu conjonctif sous-cutané, avant tout d'origine circulatoire. La plupart des causes étant organiques, voir le médecin.

Pour l'œdème dû aux varices
> **VOIR CE MOT**.

Pour l'œdème de Quincke
Manifestation allergique avec enflure de la face. Prendre trois granules toutes les heures du médicament suivant, selon le cas :
• si l'œdème n'est pas accompagné de soif,
APIS MELLIFICA 9 CH.
• s'il est accompagné de soif,
BELLADONNA 9 CH.

ŒIL

> **VOIR** YEUX.

ŒSOPHAGE

Prendre trois granules avant les trois repas, selon les symptômes :
• en cas de sensation de boule remontant le long de l'œsophage,
ASA FOETIDA 9 CH.
• douleurs brûlantes de l'œsophage pendant la migraine,
IRIS VERSICOLOR 9 CH.
• brûlures de l'œsophage après les repas,
NUX VOMICA 9 CH.
En cas de spasme de l'œsophage (les aliments s'arrêtent derrière le sternum lorsqu'on vient de les avaler), consulter.

ŒUFS

> **VOIR** ALLERGIE.

OFFICIELLE (MÉDECINE)

> **VOIR** ALLOPATHIE.

OIGNON

L'enflure de l'articulation du gros orteil, ou « oignon », sera traitée avec :
APIS MELLIFICA 9 CH,
trois granules trois fois par jour.

Localement :
HYPERICUM PERFORATUM TM,
une application par jour.
L'opération (pour redresser le gros orteil) ne sera faite que dans les cas où la déformation est très importante (hallux valgus) ou très douloureuse.

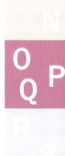

OLIGOÉLÉMENTS

> *VOIR ENCADRÉ CI-DESSOUS.*

ONGLES

L'état des ongles est le reflet de ce qui se passe à l'intérieur de l'organisme. On a donc intérêt à prendre un traitement homéopathique s'ils n'ont pas leur aspect normal. Ne compter en aucun cas sur les applications locales pour les fortifier. Il faut prendre par la bouche trois granules trois fois par jour pendant deux mois de l'un des médicaments suivants, selon le cas.

• s'ils sont craquelés, ou déformés, ou fendus, ou s'ils ne poussent pas,
ANTIMONIUM CRUDUM 9 CH.

• s'ils sont cassants, ou s'effritent, ou enflammés au niveau de la matrice, ou épais,
GRAPHITES 9 CH.

• s'ils sont trop bombés,
NITRICUM ACIDUM 9 CH.

• s'ils sont cannelés (dans le sens de leur longueur) ou tachés de blanc,
SILICEA 9 CH.

• s'ils sont incarnés (à prendre après passage chez le pédicure, pour éviter la récidive).
TEUCRIUM MARUM 9 CH.

• s'ils sont mous ou ondulés (dans le sens de leur largeur),
THUYA OCCIDENTALIS 9 CH.

OPÉRATION

> *VOIR INTERVENTION CHIRURGICALE.*

OPHTALMIE DES NEIGES

> *VOIR YEUX.*

OPHTALMOLOGISTES HOMÉOPATHES

> *VOIR ENCADRÉ PAGE CI-CONTRE.*

OPPRESSION RESPIRATOIRE

Si elle est d'origine nerveuse, prendre :
IGNATIA AMARA 9 CH,
trois granules toutes les heures ou trois fois par jour selon l'intensité.
Sinon, > *VOIR ESSOUFFLEMENT.*

ORAGE

Malaise général à l'approche de l'orage
RHODODENDRON CHRYSANTHUM 9 CH,
trois granules toutes les demi-heures.

Peur de l'orage
PHOSPHORUS 9 CH, même posologie.

OLIGOÉLÉMENTS

Les oligoéléments sont des éléments vitaux, qui se trouvent dans le sang en très petites quantités et contribuent à l'équilibre biologique général. La thérapeutique par les oligoéléments est donc naturelle, et elle trouve souvent un succès de prescription auprès des homéopathes. Elle donne de bons résultats. Elle n'a rien à voir avec l'homéopathie, car elle n'est pas basée sur le principe de similitude (> *VOIR THÉORIE HOMÉOPATHIQUE*) et utilise des doses qui ne sont pas infinitésimales ; elles sont très petites, mais encore pondérables, ce qui n'est pas le cas de l'homéopathie.

OPHTALMOLOGISTES HOMÉOPATHES

Il existe des ophtalmologistes soignant par l'homéopathie ; même dans ce domaine très spécialisé, l'homéopathie a son mot à dire.
> *VOIR YEUX.*

ORDONNANCE

L'ordonnance homéopathique est variable d'un médecin à l'autre bien que, pour un cas donné, un ou deux remèdes centraux reviennent toujours, même si l'on change d'homéopathe. En effet, un sujet doit recevoir un traitement de fond en fonction de ses symptômes personnels, et aucun autre n'est possible.
Pour l'aspect extérieur des médicaments à prendre, > *VOIR ENCADRÉ MÉDICAMENT HOMÉOPATHIQUE.*

Pour interpréter une ordonnance, consultez dans le présent guide les rubriques correspondant aux noms des médicaments : sont cités ici les deux cents plus courants (il existe environ mille cinq cents substances).
Les symptômes qu'ils contrôlent sont résumés. On aura donc toutes les données pour comprendre la prescription du médecin, si le cas particulier étudié est statistiquement fréquent.

ORCHITE

> *VOIR TESTICULES.*

ORDINATEUR

> *VOIR ENCADRÉ PAGES SUIVANTES.*

ORDONNANCE

> *VOIR ENCADRÉ CI-DESSUS.*

OREILLES

> *VOIR BOURDONNEMENT, MASTOÏDITE, OTITE.*

OREILLONS

Inflammation des glandes parotides, qui se trouvent, comme leur nom l'indique, près des oreilles. Si le diagnostic est déjà fait par un médecin, on peut soigner soi-même cette maladie bénigne (de nature virale) avec :
MERCURIUS SOLUBILIS 9 CH,
PULSATILLA 9 CH,
trois granules de chaque trois fois par jour pendant dix jours.
Pour la prévention des oreillons chez l'adulte afin d'éviter la stérilité, prendre :
TRIFOLIUM REPENS 3 DH,
dix gouttes trois fois par jour pendant dix jours.

ORGANIQUE (MALADIE)

> *VOIR ENCADRÉ PAGES 211.*

ORGANON

> *VOIR ENCADRÉ PAGES 211.*

ORDINATEUR

L'ordinateur est-il dangereux pour la santé ?
On a parfois peur, quand on utilise un ordinateur de façon quotidienne, de nuire à sa santé. Doit-on craindre la survenue ou la recrudescence de fatigue oculaire, douleurs posturales, maux de tête, ou de symptômes liés au stress ? La sécheresse oculaire et la gêne visuelle ne sont pas provoquées par l'écran de l'ordinateur, mais l'utilisation régulière ou prolongée (plus de quatre heures par jour) leur sert de révélateur. De même, un syndrome du *canal carpien* (> *VOIR CE MOT*) se décompense à l'occasion d'une trop grande utilisation de la souris.

Les études ergonomiques montrent que certaines règles doivent être respectées.

- Il faut veiller à avoir un siège adapté, une table à la hauteur des accoudoirs, un plan de travail bien organisé, un écran orienté de manière à éviter les reflets, éventuellement utiliser un repose-pieds. Ainsi le corps pourra-t-il être assis à angle droit, avec le dos rectiligne, le cou dans le prolongement du dos, les yeux situés à une distance comprise entre 40 et 60 cm de l'écran (soit environ une longueur de bras).
- L'écran doit être incliné de 20 degrés par rapport à la verticale et placé face à l'utilisateur, sauf pour les personnes qui sont en rapport avec le public ou la clientèle. Sa luminosité doit être adaptée à chaque personne. Son bord supérieur doit être à la hauteur des yeux. Le centre de l'écran doit être perpendiculaire à la direction du regard et jamais à contre-jour.
- L'avant-bras, le poignet et la main doivent être dans le prolongement les uns des autres.
- Le clavier doit se trouver au bout des doigts, lorsque le bras et l'avant-bras font un angle droit.
- La souris doit être dans le prolongement du bras, sans forcer, et à la même hauteur que le clavier, assez près de celui-ci.
- Il faut, dans la mesure du possible, éviter les mouvements répétitifs, car ils sollicitent toujours les mêmes muscles.
- Les pauses sont les bienvenues.

Certains vont trop loin et font de l'ordinateur leur drogue. Leur soif de communication se transforme en cyberdépendance. Leur compulsivité est de même nature que l'addiction à l'alcool, au tabac ou encore au travail. Ils sont victimes, en réalité, d'une névrose obsessionnelle préexistant à l'utilisation de l'ordinateur et qui se trouve révélée par sa pratique intensive.

Et les ondes ?
Jusqu'à preuve du contraire, l'ordinateur n'émet pas d'ondes néfastes. Les rayons X de très basse énergie produits dans le tube cathodique sont arrêtés par le verre et ne sortent pas de l'écran. Les infrarouges s'échappent sous forme de chaleur, et les ultraviolets sont en quantité inférieure à ceux qui nous arrivent par la fenêtre un jour d'hiver. Selon l'OMS, les champs électriques produits ne sont pas dangereux. Quant aux champs électromagnétiques de basse et de haute fréquences, ils sont largement en dessous des normes autorisées.

L'ordinateur et l'homéopathie
Il existe des logiciels facilitant le diagnostic homéopathique. Rien ne remplace, bien sûr, l'expérience du médecin, qui sélectionne soigneusement les symptômes qu'il considère comme importants chez son patient. C'est donc lui qui décide des données à retenir pour le diagnostic informatisé. Si elles sont judicieuses, l'ordinateur suggère des médicaments avec rapidité et fiabilité. Cependant, c'est au médecin qu'appartient en dernier ressort la décision, et non au matériel[1].

> VOIR CANAL CARPIEN, COLONNE VERTÉBRALE, NÉVROSE, STRESS, TÊTE, VISION, YEUX.

1. Les professionnels de la santé intéressés par ce sujet pourront utiliser AideHoméo, logiciel conçu par les docteurs Horvilleur, Chassaing et Demeestère.

ORGANIQUE (MALADIE)

La maladie organique, ou lésionnelle (c'est la même chose), est en général hors d'atteinte de l'homéopathie, sauf pour en limiter la progression ou pour supprimer certains symptômes gênants (douleur, par exemple).
Elle s'oppose à la maladie **fonctionnelle** (> *VOIR CE MOT*).

ORGANON

L'*Organon de l'art de guérir* est le premier livre de C.S. Hahnemann (> *VOIR HISTOIRE DE L'HOMÉOPATHIE*), fondateur de la méthode. Il fut publié en Allemagne en 1810. Sa première traduction française date de 1824.
Le premier paragraphe de l'*Organon* stipule : « La première et unique vocation du médecin est de rétablir la santé des personnes malades ; c'est ce que l'on nomme l'art de guérir. » Le fait que Hahnemann parle du malade avant d'exposer sa méthode est significatif : il annonce que l'homéopathie a pour but la guérison, et non la spéculation intellectuelle. Hahnemann était un humaniste.

ORGANOTHÉRAPIE

> *VOIR PARA-HOMÉOPATHIE.*

ORGELET

Il s'agit d'un petit furoncle situé du bord de la paupière.

Traitement général
HEPAR SULFURIS CALCAREUM 9 CH,
PULSATILLA 9 CH,
trois granules de chaque trois fois par jour.

Traitement local
Pommade au **CALENDULA**,
en application deux fois par jour.

OS

La décalcification, l'ostéoporose, l'ostéomyélite peuvent être traitées par un médecin homéopathe. Consulter.
> *VOIR ÉGALEMENT DÉMINÉRALISATION, FRACTURE, LUXATION, OSTÉONÉCROSE ASEPTIQUE DE LA HANCHE, OSTÉOPOROSE, RHUMATISMES.*

OSGOOD-SCHLATTER (MALADIE D')

Il s'agit de l'inflammation d'une petite bosse osseuse naturelle située au niveau du genou, la tubérosité antérieure du tibia. Le problème vient de microtraumatismes répétés dus à la sollicitation excessive des membres inférieurs chez les adolescents sportifs (course, saut, football). Les muscles extenseurs tirent sur la tubérosité alors qu'elle est encore en voie d'ossification.
Il faut prendre :
RUTA GRAVEOLENS 5 CH,
trois granules trois fois par jour jusqu'à disparition des douleurs.
Le sport doit être arrêté aussi longtemps que le médecin le juge nécessaire.

OSTÉONÉCROSE ASEPTIQUE DE LA HANCHE

Raréfaction osseuse de l'extrémité supérieure du fémur due à l'obstruction de l'artère qui irrigue cette région.
La surveillance médicale est indispensable. On peut ajouter au traitement recommandé :
PHOSPHORUS 5 CH,
trois granules trois fois par jour jusqu'à déclaration de la guérison par le médecin.

OSTÉOPOROSE

> *VOIR ENCADRÉ PAGE CI-CONTRE.*

OTITE

L'otite correspond à une inflammation aiguë de l'oreille moyenne, c'est-à-dire de la partie qui est immédiatement derrière le tympan. Elle est d'origine virale ou microbienne et doit être obligatoirement montrée à un médecin. Elle s'accompagne d'une baisse passagère de l'ouïe. Elle survient plus spécialement chez les enfants porteurs de végétations ou souffrant d'un reflux gastro-œsophagien, vivant en collectivité, et dont les parents fument. Elle est moins fréquente si les rhinites de l'enfant sont traitées, si on lui met régulièrement du sérum physiologique dans le nez en période hivernale, si on le fait moucher à chaque fois que nécessaire.
Lorsqu'une otite plus ou moins bien guérie se « refroidit », elle se transforme en otite séromuqueuse (présence au long cours d'un liquide inflammatoire, assez visqueux, derrière le tympan), ce qui favorise les rechutes de nature infectieuse. Le médecin ORL propose l'ablation des végétations et/ou la pose d'aérateurs transtympaniques, appelés également « diabolos ». Ils ont l'avantage de drainer le mucus à l'extérieur, mais ils n'agissent pas sur le processus sous-jacent. Il vaut mieux, à chaque fois que c'est possible, s'adresser à l'homéopathie, qui guérira l'enfant en profondeur et sans risque de surdité.

Otite aiguë
BELLADONNA 9 CH,
CAPSICUM ANNUUM 9 CH,
FERRUM PHOSPHORICUM 9 CH,
trois granules toutes les heures en alternance. Consulter au bout de quelques heures s'il n'y a pas d'amélioration.

Otite séreuse ou séromuqueuse
MERCURIUS DULCIS 5 CH,
trois granules trois fois par jour aussi longtemps que l'ORL n'a pas annoncé la guérison.

Otite à répétition
Voir le médecin homéopathe, qui prescrira un traitement de fond.

Otite chronique avec suppuration permanente et disparition du tympan
Il faut également voir le médecin, qui prescrira un traitement de longue durée. SILICEA est un des principaux médicaments. Ne faire greffer un tympan que lorsque la suppuration est tarie depuis longtemps, et après un traitement homéopathique de fond.

OTOSPONGIOSE

Il s'agit d'une prolifération de tissu osseux au niveau des osselets de l'oreille moyenne, qui les empêche de vibrer et arrête la transmission des sons. L'intervention chirurgicale est indispensable pour rétablir l'audition. L'otospongiose est l'une des principales causes de surdité chez l'adulte jeune. C'est une maladie à caractère familial, même s'il existe des cas isolés.
En attendant l'opération, on peut prendre :
CALCAREA FLUORICA 5 CH,
GRAPHITES 5 CH,
trois granules de chaque trois fois par jour.
> *VOIR AUSSI* ACOUPHÈNES.

OVAIRES

Douleurs
APIS MELLIFICA 9 CH,
BELLADONNA 9 CH,
trois granules de chaque trois fois par jour, en attendant de consulter.

Kystes
> *VOIR CE MOT.*

OVULATION

Pour les douleurs du ventre au moment de l'ovulation, prendre :
COLOCYNTHIS 9 CH,
SABINA 9 CH,
trois granules de chaque trois fois dans la journée.

OXYURES

> *VOIR* VERS.

PAGET (MALADIE DE)

Le tissu osseux normal est en perpétuel remaniement, même à l'âge adulte. Dans la maladie de Paget, le tissu osseux se détruit par endroits et prolifère à d'autres de façon désordonnée.
La cause reste inconnue mais il existe des formes familiales, ce qui fait penser à un facteur génétique. Souvent, il n'y a aucun symptôme et la maladie est découverte par hasard à l'occasion de radiographies effectuées pour une autre raison. Parfois il y a des douleurs et des déformations osseuses (épaississement, incurvation). Il peut se produire un discret élargissement du

OSTÉOPOROSE

L'ostéoporose correspond à une raréfaction de la trame protéique des os et de leur minéralisation. Responsable d'une fragilité osseuse accrue et de douleurs, principalement après la marche, elle prédispose aux fractures et au tassement de la colonne vertébrale. Elle est beaucoup plus fréquente chez la femme que chez l'homme, et souvent due à une carence hormonale. Grâce à l'ostéodensimétrie (mesure de la densité osseuse), on peut évaluer, au moment de la ménopause, le risque de fracture. S'il est avéré, il est difficile de ne pas envisager l'établissement d'un traitement hormonal substitutif, dont l'« efficacité » est indubitable, ainsi que la prise de calcium, de vitamine D et de médicaments pour arrêter le processus de destruction osseuse. Prendre, en plus du traitement classique lorsqu'il est jugé indispensable :
CALCAREA FLUORICA 9 CH,
SILICEA 9 CH,
trois granules de chaque trois fois par jour aussi longtemps que nécessaire.
> *VOIR AUSSI* COLONNE VERTÉBRALE, MÉNOPAUSE.

crâne, d'ailleurs certaines personnes remarquent qu'elles doivent changer la taille de leur chapeau. La plupart des cas sont d'évolution lente, et les complications (fractures, troubles neurologiques) sont rares.
Pour ralentir l'évolution, prendre :
CALCAREA FLUORICA 5 CH,
CONCHIOLINUM 5 CH,
trois granules trois fois par jour, quinze jours par mois, très régulièrement.

PÂLEUR

> *VOIR* ANÉMIE.

PALPITATIONS

Trouble, le plus souvent nerveux, dû à une perception désagréable des battements (réguliers ou anarchiques) du cœur.
> *VOIR* CŒUR.

PALUDISME

Il s'agit de l'envahissement de l'organisme par un parasite, le *Plasmodium*. Celui-ci est transmis par un moustique, l'anophèle femelle, qui a besoin de sang pour nourrir ses œufs.
Le paludisme sévit dans les zones tropicales et subtropicales, et concerne également les voyageurs qui reviennent de ces régions. Il fait moins de bruit médiatique que le sida alors qu'il est beaucoup plus répandu : un milliard d'individus y sont exposés dans le monde, et de un à trois millions en meurent chaque année. Il tue en provoquant une anémie, une encéphalite (inflammation aiguë du cerveau), un gros foie, des hémorragies. Les symptômes apparaissent une ou deux semaines après la piqûre du moustique. Il s'agit d'une fièvre avec frissons, phase de chaleur, puis sueurs abondantes, le tout pouvant être accompagné de maux de tête et de vomissements. Le traitement allopathique est indispensable. Il consistait autrefois dans l'administration de quinine (extraite du quinquina). Il existe actuellement des médicaments de synthèse encore plus efficaces.
Ajouter au traitement prescrit par le médecin :
CHINA RUBRA 9 CH,
NATRUM MURIATICUM 9 CH,
trois granules de chaque trois fois par jour jusqu'à guérison.
> *VOIR AUSSI* ENCÉPHALITE.

PANARIS

Traitement général
DIOSCOREA VILLOSA 9 CH,
HEPAR SULFURIS CALCAREUM 9 CH,
trois granules de chaque trois fois par jour.

Traitement local
CALENDULA TM,
vingt-cinq gouttes dans de l'eau chaude en bain prolongé.

PANCRÉATITE

La pancréatite (aiguë ou chronique) peut être améliorée par l'homéopathie. Dans les deux cas, il faut consulter. Si pour une raison ou une autre on ne le peut pas, prendre :
PHOSPHORUS 9 CH,
trois granules toutes les heures ou trois fois par jour, selon les cas.
Ce traitement calme les douleurs et rend les selles moins pâteuses.
En cas de crise, prendre :
ACONITUM NAPELLUS 9 CH,
PHOSPHORUS 9 CH,
trois granules de chaque toutes les demi-heures

PARATHYROÏDES

en alternance jusqu'à disparition des troubles.
> *VOIR AUSSI AGORAPHOBIE, ANGOISSE.*

PANIQUE

On nomme attaque de panique une crise d'angoisse survenant de façon imprévisible et brutale, de durée limitée, isolée.
Il s'agit d'une terreur intense, sans cause apparente. Elle s'accompagne de peur de perdre la raison, de s'évanouir, de mourir.
Il y a également un ou plusieurs symptômes physiques : sensation d'étouffement, palpitations, douleurs dans la région du cœur, vertiges, nausées, douleurs abdominales, transpiration abondante, brouillard visuel, tremblements.
On parle de trouble panique lorsqu'il y a répétition des attaques de panique, ce qui se produit dans un tiers des cas.

PAPILLOMES

> *VOIR CONDYLOMES, MALADIES SEXUELLEMENT TRANSMISSIBLES.*

PARA-HOMÉOPATHIE

> *VOIR ENCADRÉ CI-DESSOUS.*

PARALYSIE

Les causes des paralysies sont multiples. On ne peut donner ici aucun conseil ; il faudra voir un homéopathe pour savoir si le cas particulier relève de son art.
> *VOIR AUSSI ATTAQUE, face au paragraphe « Paralysie faciale »).*

PARASITES

Quel que soit le parasite (champignon, levure, ver, agent infectieux d'une maladie tropicale), il faut un traitement double : allopathique pour tuer le parasite, homéopathique pour modifier le terrain et empêcher son retour. Consulter.

PARATHYROÏDES

Les maladies des parathyroïdes sont à opérer s'il s'agit d'une maladie **organique** (> *VOIR CE MOT*),

PARA-HOMÉOPATHIE

L'homéopathie est fondée sur le principe de similitude (> *VOIR THÉORIE HOMÉOPATHIQUE*). Il existe des thérapeutiques voisines basées sur un raisonnement par analogie (> *VOIR, À LA RUBRIQUE ANALOGIE*, la différence entre « analogie » et « similitude »). Elles ne sont donc pas basées sur l'**expérimentation** (> *VOIR CE MOT*) sur l'homme sain, mais sur la ressemblance entre la maladie à traiter et le médicament à opposer à celle-ci, sans passage par l'expérimentation.

On peut ainsi décrire :
• L'organothérapie, dilution d'organe animal ; l'organe prescrit ressemble à l'organe à traiter ; par exemple, on prescrit des dilutions d'estomac de porc pour traiter l'estomac humain ;
• La gemmothérapie, dilution de bourgeons de plantes ; les modifications biologiques au cours de la maladie à traiter ressemblent aux modifications biologiques engendrées expérimentalement par le bourgeon correspondant sur des animaux ;

- La lithothérapie déchélatrice, dilution de certains minéraux ; la boule terrestre ressemble à un embryon au stade primitif, et les pierres (*lithos*, en grec) qu'on y trouve sont assimilées aux organes de l'être humain ;
- Les sels de Schuessler, dilution des douze sels que l'on retrouve dans les cendres de tissus organiques brûlés ; l'action de chaque sel ressemble à l'action de l'organe d'où il est tiré. Ces diverses thérapeutiques présentent leurs médicaments dilués et dynamisés (> *VOIR MÉDICAMENTS, DYNAMISATION*), à la manière des médicaments homéopathiques.

La confusion est donc possible, d'autant plus que tous ces médicaments sont fabriqués par les mêmes laboratoires et prescrits par les mêmes médecins.
Le *Guide familial de l'homéopathie* ne s'occupe que de l'homéopathie authentique. On ne trouvera pas de conseils d'organothérapie, de gemmothérapie, etc. L'application de la doctrine stricto sensu n'empêchera pas, bien au contraire, l'efficacité des conseils donnés.

---

ou à traiter par l'homéopathie s'il s'agit d'une maladie **fonctionnelle** (> *VOIR CE MOT*). Seul un médecin peut en décider.

PARATYPHOÏDE

La paratyphoïde était du domaine de l'homéopathie avant l'apparition d'antibiotiques efficaces. Elle l'est encore en théorie, mais il faut être sûr à cent pour cent de son choix thérapeutique pour traiter une paratyphoïde exclusivement par l'homéopathie. Consulter éventuellement un médecin pratiquant l'homéopathie.

PARKINSON (MALADIE DE)

Maladie **organique** (> *VOIR CE MOT*), malheureusement hors de l'action de l'homéopathie. Il s'agit d'un tremblement dû à une lésion du cerveau.

PARODONTOSE

> *VOIR DENTS.*

PAROTIDES

Pour les **oreillons**, > *VOIR CE MOT.*
Pour les autres maladies des parotides : consulter un médecin.

PATHOGÉNÉSIE

> *VOIR MATIÈRE MÉDICALE.*

PAUPIÈRES

Chalazion
Cette petite tumeur bénigne des paupières est à faire enlever chirurgicalement.
Prendre par la suite, pour éviter les récidives :
STAPHYSAGRIA 9 CH,
THUYA OCCIDENTALIS 9 CH,
trois granules de chaque trois fois par jour pendant trois mois.

Collées le matin
GRAPHITES 9 CH,
trois granules trois fois par jour.

Enflammées (blépharite)
GRAPHITES 9 CH,
même posologie.

Kystes
> *VOIR CI-AVANT Chalazion.*

Orgelet
> *VOIR CE MOT.*

Ptosis (chute des paupières)
CAUSTICUM 9 CH,
trois granules trois fois par jour.

Spasmes, clignement des yeux
BELLADONNA 9 CH,
trois granules trois fois par jour.

PEAU

Le traitement des maladies de peau est une des grandes réussites de l'homéopathie.
> *VOIR LES RUBRIQUES ABCÈS, ACNÉ, ANTHRAX, BLESSURES, CICATRICES, DÉMANGEAISON, ECZÉMA, ENGELURES, ÉRYSIPÈLE, GALE, GELURES, HERPÈS, IMPÉTIGO, INFECTION, MYCOSE, NÉVRODERMITE, PANARIS, PSORIASIS, SOLEIL (COUP DE), TRANSPIRATION, URTICAIRE, VERRUES, ZONA.*

Pour l'application locale d'une **pommade**,
> *VOIR CE MOT.*

PÉDIATRE HOMÉOPATHE

> *VOIR ENFANT.*

PELADE

> *VOIR CHEVEUX.*

PELLICULES

> *VOIR CHEVEUX.*

PELVISPONDYLITE RHUMATISMALE

> *VOIR SPONDYLARTHRITE ANKYLOSANTE.*

PÉRIARTHRITE CALCIFIANTE DE L'ÉPAULE

Elle consiste en l'apparition de calcifications à base de phosphate de calcium (ou apatite) dans les tendons de l'épaule. Elles peuvent être indolores et découvertes à l'occasion d'une radiographie ou bien provoquer des douleurs, souvent très fortes.

Le traitement homéopathique est spectaculaire quand il s'agit bien d'une périarthrite calcifiante (et non d'une autre forme de périarthrite, plus lente à guérir). Il fait également disparaître les calcifications en quelques mois. Prendre :
SOLANUM MALACOXYLON 5 CH,
trois granules trois fois par jour jusqu'au retour à la normale des radiographies.
> *VOIR AUSSI CAPSULITE RÉTRACTILE, TENDINITE.*

PÉRICARDITE

Inflammation de l'enveloppe du cœur. Éventuellement du domaine de l'homéopathe. Consulter.

PÉRIPHLÉBITE

> *VOIR PHLÉBITE.*

PÉRITONITE

N'est pas du domaine de l'homéopathie.

PERLÈCHE

Inflammation du coin de la bouche.

Traitement général
GRAPHITES 9 CH,
trois granules trois fois par jour.

PERTES BLANCHES

Traitement local
POMMADE AU CALENDULA,
une ou deux applications par jour.

PERTES BLANCHES

Appelées « leucorrhées » par les médecins, les pertes blanches, si elles sont peu abondantes, claires et sans symptôme d'accompagnement, sont « physiologiques », c'est-à-dire qu'elles correspondent à un écoulement normal, qui n'a pas à être traité. En revanche si elles ont un aspect inhabituel, il faut les soigner. Essayer le traitement ci-dessous, à raison de trois granules trois fois par jour du ou des médicaments retenus, mais consulter en cas d'échec.

Selon la couleur
• pour les pertes comme du blanc d'œuf,
BORAX 9 CH.
• si elles sont comme de l'eau,
LUESINUM 9 CH.
• si elles sont verdâtres,
MERCURIUS SOLUBILIS 9 CH.
• si elles sont marron ou sanguinolentes,
NITRICUM ACIDUM 9 CH.
• si elles sont jaunes ou de couleur crème,
PULSATILLA 9 CH.
• si elles sont comme de l'amidon,
SABINA 9 CH.

Selon l'écoulement
• pour un écoulement très abondant,
ALUMINA 9 CH.
• s'il prédomine le jour,
ALUMINA 9 CH.
• s'il prédomine la nuit,
MERCURIUS SOLUBILIS 9 CH.

Selon l'irritation
• si les pertes sont jaunes et très irritantes,
KREOSOTUM 9 CH.
• si elles sont jaunes et non irritantes,
PULSATILLA 9 CH.

Divers
• pour les pertes blanches des petites filles,
CUBEBA 9 CH.
• si elles empèsent le linge, ou sont de mauvaise odeur,
KREOSOTUM 9 CH.

Traitement local
HYDRASTIS-CALENDULA,
un ovule chaque soir au coucher.
Cesser, dans tous les cas, l'utilisation des « protections internes ».
> *VOIR AUSSI* UTÉRUS au paragraphe « Métrite ».

PETIT MAL

> *VOIR* ÉPILEPSIE.

PEURS

Une peur modérée est normale ; elle nous aide à éviter les embûches de la vie quotidienne. C'est lorsqu'elle domine la vie qu'elle devient pathologique.
On peut alors s'aider des conseils suivants, à raison de trois granules trois fois par jour, vingt jours par mois, pendant quelques mois.

Animaux (des)
BELLADONNA 9 CH.

Anticipation (par)
ARGENTUM NITRICUM 9 CH.

Avenir (de l')
CALCAREA CARBONICA 9 CH.

Avion (en)
ARGENTUM NITRICUM 9 CH.

Bâtiments élevés (en regardant les)
ARGENTUM NITRICUM 9 CH.

PHARYNGITE

Claustrophobie (peur d'être enfermé)
ARGENTUM NITRICUM 9 CH.

Contact avec les autres (du)
NATRUM MURIATICUM 9 CH.

Désertes (des places)
ARGENTUM NITRICUM 9 CH.

Folie (de la)
ACTEA RACEMOSA 9 CH.

Foule (de la)
ACONITUM NAPELLUS 9 CH.

Hauteurs (des)
ARGENTUM NITRICUM 9 CH.

Maladies (des)
PHOSPHORUS 9 CH.

Montagne (en levant la tête pour regarder une)
ARGENTUM NITRICUM 9 CH.

Mort (de la)
ACONITUM NAPELLUS 9 CH.

Noir (du)
STRAMONIUM 9 CH.

Oiseaux (des)
NATRUM MURIATICUM 9 CH.

Orage (de l')
PHOSPHORUS 9 CH.

Pointus (des objets), couteaux, épingles
ALUMINA 9 CH.

Pont (en traversant un) ou peur de marcher au bord de l'eau
ARGENTUM NITRICUM 9 CH.

Rue (de franchir certains coins de)
ARGENTUM NITRICUM 9 CH.

Saleté (de la)
LAC CANINUM 9 CH.

Sexe opposé (du)
PULSATILLA 9 CH.

Tomber (de)
BORAX 9 CH.

Tunnel (dans un)
STRAMONIUM 9 CH.

Voleurs (des)
NATRUM MURIATICUM 9 CH.

Vomir (de)
ARGENTUM NITRICUM 9 CH.
> *VOIR AUSSI AGORAPHOBIE, CLAUSTROPHOBIE, ÉMOTIONS (à la suite d'une peur), TRAC.*

PHARMACIE FAMILIALE

> *VOIR ENCADRÉ PAGE 221.*

PHARMACIEN HOMÉOPATHE

> *VOIR ENCADRÉ PAGE SUIVANTE.*

PHARYNGITE

Cette inflammation de l'arrière-gorge bénéficiera des conseils qui suivent.

Traitement général
• en cas de granulations au fond de la gorge, avec besoin constant de racler,
ARGENTUM NITRICUM 9 CH,
trois granules trois fois par jour.
• pharyngites à répétition,
BARYTA CARBONICA 9 CH,
même posologie.
• pharyngite avec mucus jaune,
HYDRASTIS CANADENSIS 9 CH,
même posologie.

Traitement local
CALENDULA TM,
vingt-cinq gouttes dans un bol d'eau tiède bouillie, deux fois par jour, en gargarisme.
> *VOIR AUSSI RHINO-PHARYNGITE.*

PHILOSOPHIE

PHILOSOPHIE

> *VOIR ENCADRÉ PAGE 222.*

PHIMOSIS

Impossibilité de décalotter le gland chez les petits garçons.
Lorsque le phimosis est très serré, il faut le faire opérer (en principe, en dehors de la saison chaude). S'il l'est moins, le médecin essaye de « forcer en douceur » sur le prépuce, et arrive quelquefois à éviter l'opération.
En cas de « paraphimosis » (le gland est engagé dans l'anneau trop étroit du prépuce et se congestionne), essayer :
DIOSCOREA VILLOSA 9 CH,
trois granules tous les quarts d'heure.
Consulter d'urgence en cas d'échec au bout d'une heure.

PHLÉBITE

Il s'agit de la présence d'un caillot dans une veine, le plus souvent au niveau d'un membre inférieur. La jambe enfle soudain et est douloureuse, le pouls est accéléré. L'échographie-Doppler permet de repérer le caillot. Le repos et le traitement classique (à base d'anticoagulants) sont de mise. Le problème est à prendre très au sérieux à cause des risques d'embolie : le caillot se détache de la paroi veineuse et migre vers une région où il devient dangereux (poumon, cerveau).

Le traitement homéopathique est ici un appoint intéressant et sans danger, à associer aux médicaments anticoagulants. Prendre :
HAMAMELIS VIRGINIANA 5 CH,
PULSATILLA 5 CH,
VIPERA REDI 5 CH,
trois granules de chaque trois fois par jour jusqu'à guérison.
On entend souvent parler de « paraphlébite », comme si le patient était au début d'une phlébite qui tournerait court. Il s'agit d'une mauvaise interprétation du terme médical « périphlébite », qui signifie « phlébite périphérique », c'est-à-dire inflammation des veines superficielles. Cette affection est beaucoup moins dangereuse que la phlébite habituelle, qui touche les veines profondes. La périphlébite peut se soigner à l'aide des médicaments énoncés ci-avant, sans adjonction d'anticoagulants classiques.

PHLEGMON

Le phlegmon de la gorge (enflure de toute la gorge avec menace d'abcès) peut être avorté s'il est soigné à temps avec le traitement suivant :
HEPAR SULFURIS CALCAREUM 9 CH,
PYROGENIUM 9 CH,
trois granules de chaque toutes les deux heures en alternance.
Si le phlegmon est avancé, voir un médecin pratiquant l'homéopathie. Il pourra peut-être encore éviter les antibiotiques. Parfois, il recommandera une incision.

PHARMACIEN HOMÉOPATHE

Tous les pharmaciens de France vendent les produits homéopathiques qui leur sont livrés par les **laboratoires** (> *VOIR CE MOT*). Certains pharmaciens ont un diplôme spécial universitaire. Cela leur permet de donner des conseils éclairés en homéopathie. Ils inscrivent généralement sur leur porte la mention : « Attesté d'homéopathie ».

PHYTOTHÉRAPIE

PHARMACIE FAMILIALE

Pour parer aux petits maux de la vie quotidienne, il est bon d'avoir une pharmacie familiale (ou une trousse pour le voyage) contenant les trente médicaments suivants :
ACONITUM NAPELLUS 9 CH
ANTIMONIUM CRUDUM 9 CH,
ANTIMONIUM TARTARICUM 9 CH,
ARGENTUM NITRICUM 9 CH,
ARNICA MONTANA 9 CH,
ARSENICUM ALBUM 9 CH,
BELLADONNA 9 CH,
BRYONIA ALBA 9 CH,
CALENDULA TM,
CARBO VEGETABILIS 9 CH,
CHAMOMILLA VULGARIS 9 CH,
CHINA RUBRA 9 CH,
CINA 9 CH,
COFFEA CRUDA 9 CH,
EUPATORIUM PERFOLIATUM 9 CH,
EUPHRASIA OFFICINALIS 9 CH,
GELSEMIUM SEMPERVIRENS 9 CH,
HEPAR SULFURIS CALCAREUM 9 CH,
IGNATIA AMARA 9 CH,
IPECA 9 CH,
LYCOPODIUM CLAVATUM 9 CH,
MAGNESIA PHOSPHORICA 9 CH,
MERCURIUS SOLUBILIS 9 CH,
NUX VOMICA 9 CH,
PHOSPHORUS 9 CH,
PODOPHYLLUM 9 CH,
PULSATILLA 9 CH,
RHUS TOXICODENDRON 9 CH,
SAMBUCUS NIGRA 9 CH,
SULFUR 9 CH.

PHOBIES

On appelle phobie la peur irraisonnée, persistante, excessive d'une personne, d'un objet ou d'une situation alors qu'il n'y a pas de véritable danger. Elle est génératrice d'anxiété quand le patient y est confronté ou même quand il y pense. Il reconnaît le caractère illogique de son attitude, mais n'arrive pas à se maîtriser. Il adopte une conduite d'évitement ou de réassurance en utilisant la médiation d'un objet dit « contraphobique ».
Exemples de phobies : peur des hauteurs (acrophobie), des espaces vides (agoraphobie), des espaces clos (claustrophobie), de rougir (éreutophobie), de la foule (démophobie), des maladies (nosophobie), d'être observé dans une situation de performance (phobie sociale), des animaux (zoophobies). Il s'y associe souvent un état dépressif et une surconsommation de tranquillisants et d'alcool.
La thérapie cognitivo-comportementale est efficace. Le phobique est confronté à l'objet ou à la situation qu'il redoute, d'abord sous la forme d'une représentation intellectuelle (par exemple, le claustrophobique s'imagine en train de prendre l'ascenseur), puis on passe à la confrontation directe, toujours progressive et prudente. On ne traite que les phobies suffisamment marquées pour gêner la vie de la personne.
Pour le traitement homéopathique,
> *VOIR* PEURS (la différence ne réside que dans l'intensité des phénomènes).
> *VOIR ÉGALEMENT* AGORAPHOBIE, NÉVROSE, PANIQUE, PEURS.

PHOSPHATES DANS LES URINES

> *VOIR* URINES.

PHYTOTHÉRAPIE

> *VOIR ENCADRÉ PAGE 223.*

PIEDS

PHILOSOPHIE

L'homéopathie est sous-tendue par une philosophie dont l'essentiel est le respect des lois de la nature et des faits, la préséance donnée à la guérison sur les prétentions de l'esprit humain ; la philosophie traditionnelle de l'empirisme au sens non péjoratif du terme (voir les dictionnaires de philosophie) lui convient.

PIEDS

> *VOIR COR AU PIED, OIGNON, RHUMATISMES.*

PIEDS-MAINS-BOUCHE

Infection virale sans gravité sous forme de vésicules douloureuses dans la bouche qui se flétrissent rapidement pour laisser place à une petite ulcération. Il existe en même temps des petites ampoules grisâtres sur la paume des mains et la plante des pieds. La maladie survient par petites épidémies en fin d'été chez les enfants.
Ne pas hésiter à consulter un médecin ou un service d'urgence s'il y a des ampoules rouge grisâtres ailleurs sur le corps.
Donner à l'enfant :
CANTHARIS 5 CH,
trois granules six fois par jour jusqu'à guérison.

PIERCING

La mise en place d'un bijou métallique ou d'un piercing est une pratique très ancienne qui concerne, par tradition, le lobule de l'oreille, en tout cas dans notre civilisation. Actuellement, les endroits ainsi ornés sont variables : lèvres, narines, arcades sourcilières, mamelons, nombril, langue, organes génitaux, etc.
Les adolescents utilisent le piercing en grand nombre (on parle de 100 000 personnes par an), comme un rite de passage pour attester que leur corps leur appartient, et non à leurs parents.

Dans les cultures traditionnelles, cette pratique était considérée comme un signe d'appartenance sociale. Il existe en France entre 1 000 et 2 000 perceurs, mais ils ne sont pas tous des professionnels de l'hygiène. Le piercing constitue une effraction cutanée qui doit être faite avec les plus grandes précautions. On enregistre environ 15 % de complications infectieuses locales, en particulier virales (hépatite B ou C). L'incidence du VIH (sida) est encore mal évaluée.
Il y a également un risque allergique non négligeable : eczéma de contact, plus souvent lié aux antiseptiques locaux qu'à la nature des matériaux utilisés. Il n'y a aucune réglementation en France, mais un guide des bonnes pratiques a été édité en 2001.
Il existe également des pratiques similaires : le tatouage, qui est relativement traditionnel, mais aussi le branding. Il s'agit du marquage d'un sigle ou d'un dessin au fer rouge sur la peau. Cette démarche d'ordre tribal est non seulement douloureuse, mais elle comporte des risques évidents. Le branding produit une brûlure profonde avec un risque élevé d'infection.
> *VOIR ALLERGIE, BLESSURES au paragraphe « Brûlure », ECZÉMA, HÉPATITE VIRALE, PIQÛRES, SIDA.*

PILULE

> *VOIR CONTRACEPTION.*

PIPI AU LIT

> VOIR ÉNURÉSIE.

PIQÛRES

Piqûres accidentelles de la peau,
> VOIR BLESSURES, INSECTES
Y a-t-il besoin de « piqûres » en homéopathie ? Elles ne sont pas indispensables. Même dans les cas urgents, les granules ou les doses de globules (> VOIR MÉDICAMENTS) agissent rapidement par absorption à travers la muqueuse de la bouche. Néanmoins, si le médecin désire prescrire des piqûres, elles peuvent être préparées.

PITYRIASIS

Pityriasis versicolor
(champignon parasite de la peau),
> VOIR MYCOSE.

Pityriasis de Gibert
(et non de « Gilbert », comme on le voit dans certains livres non médicaux).
Éruption rosée bénigne de forme ovale, dont le diagnostic est fait par un médecin. Prendre :
ARSENICUM IODATUM 9 CH,
trois granules trois fois par jour pendant un mois.

PLACEBO

> VOIR ENCADRÉ PAGE SUIVANTE.

PLAIE

> VOIR BLESSURES.

PLEURÉSIE

Épanchement liquidien autour du poumon. Le traitement homéopathique est possible dans certains cas et permet d'éviter la ponction pleurale ; consulter.

PNEUMONIE

Le traitement de la pneumonie (inflammation du poumon avec douleurs de poitrine et crachement de sang) par l'homéopathie est possible s'il est effectué par un médecin entraîné.

POIDS

> VOIR AMAIGRISSANT (TRAITEMENT).

PHYTOTHÉRAPIE

La phytothérapie est la thérapeutique par les plantes, ce qui n'est pas synonyme d'homéopathie. L'homéopathie emploie non seulement des plantes, mais également des produits animaux et minéraux (> VOIR ALLOPATHIE, note de bas de page). En outre, la phytothérapie n'emploie pas les plantes selon les grands principes de l'homéopathie (> VOIR THÉORIE HOMÉOPATHIQUE) : le principe de similitude n'est pas respecté. Par ses effets « contre les symptômes », la phytothérapie se rapproche plus de l'allopathie que de l'homéopathie ; l'infinitésimal n'est pas utilisé, la phytothérapie se sert de doses pondérables.

POIGNET (DOULEURS DU)

PLACEBO

Un placebo est un produit qui n'a pas d'effet thérapeutique et qui est prescrit au patient à son insu pour étudier par comparaison l'effet de la substance véritablement active. Les médecins homéopathes ont utilisé des placebos pour s'assurer de l'efficacité de leur méthode, et ils ont trouvé que leurs médicaments ont une plus grande activité que des substances neutres.

POIGNET (DOULEURS DU)

Consulter la rubrique **RHUMATISMES**, et ajouter au traitement choisi :
RUTA GRAVEOLENS 9 CH,
trois granules trois fois par jour.

POINT DE CÔTÉ

Voici un conseil : joindre les talons ; se pencher en avant sans plier les genoux ; ramasser un caillou (ou faire semblant) ; se redresser complètement ; reposer le caillou (ou faire semblant) au même endroit, en cassant de nouveau la taille ; se relever… le point de côté a disparu. On peut également prendre :
CEANOTHUS AMERICANUS 5 CH,
trois granules au moment de la douleur, à répéter au bout de deux minutes si nécessaire.

POISSON

> *VOIR* ALLERGIE, ANIMAUX, CHOLESTÉROL.

POLIOMYÉLITE

On connaît des cas authentiques de poliomyélite guéris par **GELSEMIUM SEMPERVIRENS**, mais le mal avait été traité au stade invasif (lors de l'aspect pseudogrippal, inflammatoire, de la maladie). Le diagnostic fut fait après coup par des neurologues sur l'existence de minimes séquelles non invalidantes.
Au stade où le virus a lésé la corne antérieure de la moelle épinière, l'homéopathie est inactive. Il est donc impératif de prévenir la poliomyélite par la vaccination (> *VOIR VACCINS*). Malgré les inconvénients qu'elle peut avoir, elle est la seule à garantir de manière absolue contre la poliomyélite[1].

---

1. Certains objectent qu'il suffit, si la poliomyélite se déclare, de la combattre par le chlorure de magnésium. Ne l'ayant jamais essayé, je ne puis donner d'avis, mais je n'ai pas envie de changer ma manière actuelle de pratiquer. Il n'est pas question de faire prendre un risque à mes patients. Dr A. H.

POLLEN

Le pollen est l'élément mâle de la reproduction sexuée des végétaux. Il est fait de minuscules sphères d'une taille variable de 5 à 250 microns, en suspension en très grande nombre dans l'atmosphère. Dans la région parisienne, on trouve de 8 000 à 10 000 grains de pollen par mètre cube d'air. On distingue deux types principaux de pollen :
— le pollen transporté par le vent, dit anémophile, responsable du rhume des foins, concernant de 10 à 20 % de la population ;
— le pollen véhiculé par les insectes butineurs (abeilles en particulier), dit entomophile. Au moment des pollens (de mai à septembre, selon les régions et les végétaux en cause), on constate un nombre croissant de cas de rhume des foins et d'asthme polliniques.
> *VOIR* ALLERGIE, ASTHME, RHINITE ALLERGIQUE, RHUME, YEUX au paragraphe « Conjonctivite ».

224

POLLUTION

> *VOIR ENCADRÉ PAGE CI-DESSOUS.*

POLLUTIONS NOCTURNES

> *VOIR SEXUELS (TROUBLES).*

POLYARTHRITE RHUMATISMALE

La polyarthrite rhumatismale (déformation des os avec importants signes biologiques d'inflammation à la prise de sang) correspond à une lésion invalidante des os. Certaines formes peuvent bénéficier de l'homéopathie.
En attendant de consulter, prendre :
STREPTOCOCCINUM 12 CH,

POLLUTION

Actuellement, nous ne pouvons nous empêcher de penser que notre environnement est pollué. La recherche scientifique confirme notre impression, nous aide à classer les menaces et nous fait d'autant plus les redouter qu'elles s'additionnent entre elles.

La pollution chimique est sans doute une de celles qui nous font le plus peur. De nombreuses substances sont relarguées dans notre environnement. Les déchets industriels, les fertilisants agricoles, les herbicides et autres pesticides, les gaz d'échappement de nos véhicules, les activités domestiques incontrôlées (comme les aérosols, par exemple), les incinérateurs dont la combustion est incomplète, tous ces éléments ont des effets négatifs sur la biologie universelle.

Nous sommes faits à 75 ou 80 % d'eau, c'est dire que nous avons raison d'être inquiets pour le milieu aquatique, qui est en même temps le nôtre. Exemple : le soufre et l'oxyde d'azote combinés avec la vapeur d'eau produisent de l'acide sulfurique et de l'acide nitrique ; ils se transforment ainsi en pluies acides. De même, nous ne pouvons vivre sans l'oxygène de l'air, et pourtant il pénètre dans nos poumons en compagnie de nombreuses molécules inamicales, de polluants organiques difficiles à éliminer. Cette pollution est responsable d'allergies diverses, de cancers, de leucémies, de DMLA, d'acné, d'infertilité masculine, de malformations des enfants à la naissance...

La pollution physique est lumineuse, sonore, électromagnétique, olfactive, calorique, nucléaire. L'éclairage nocturne provoque une diffusion de la lumière par l'air, la vapeur d'eau et les poussières en suspension dans l'atmosphère. Cet effet donne un halo blanchâtre et orangé que l'on voit à des dizaines de kilomètres, voire plus, au-dessus des villes et villages. Nous prêtons peu d'attention à la pollution sonore tant le bruit ambiant fait partie de notre vie. Or il fait plus que nuire à la qualité de notre vie. Il a une influence sur les maladies cardiovasculaires, l'état nerveux, le système auditif (au sens littéral, il nous casse les oreilles). Un bruit est excessif lorsqu'il dépasse 70 décibels (dB). Au-delà de 80 dB, il peut rendre agressif. À partir de 85 dB, il est dangereux pour le système auditif, alors que la sensation de douleur n'apparaît que vers 120 dB. L'excès de décibels est à l'origine de nombreux déficits auditifs, notamment chez les jeunes, comme le prouve la baisse de l'âge moyen à partir duquel certains ont besoin d'une prothèse auditive.

Les champs électromagnétiques constituent encore une énigme. Le passage de l'électricité dans les lignes de transmission crée des champs électriques et magnétiques.

POLLUTION

On n'a ni confirmé ni infirmé les effets de l'électricité sur notre santé pendant son transport. Aucune preuve scientifique ne permet encore de déterminer si les champs électromagnétiques provoquent ou non des cancers (en particulier des leucémies chez l'enfant), ou s'ils ont des effets sur la reproduction humaine. On sait seulement qu'ils agissent sur les stimulateurs cardiaques.

Pour ce qui est du téléphone portable (il y avait 1,5 milliard d'appareils en fonctionnement en 2005 dans le monde), il n'est potentiellement dangereux par le biais du réchauffement des tissus organiques que lorsqu'il est en fonctionnement.

On admet comme peu probable, dans l'état actuel des connaissances, que les téléphones mobiles induisent ou favorisent l'apparition de cancers. Affaire à suivre naturellement.

Le domaine de la pollution olfactive n'est pas toujours pris en considération. Il concerne en premier lieu les mauvaises odeurs. Les riverains de certains sites industriels (raffinage des corps gras, élevages intensifs, abattoirs, équarrissage, transformation de la viande, conserverie, charcuterie) ont un confort de vie largement entamé. Cependant, il existe un autre aspect de la pollution olfactive : l'hypersensibilité chimique multiple. Les parfums lourds, l'encre des journaux, les déodorants, les colles, les peintures, le cirage, peuvent être source de maux de tête, de maux de ventre, de fatigue chronique, de troubles des sens, d'intolérance alimentaire, et également d'incompréhension de la part de ceux qui ne sont pas incommodés. Le réchauffement de la planète est dû à l'augmentation des principaux gaz naturels à effet de serre (la vapeur d'eau, le gaz carbonique et l'ozone) et à la diffusion des gaz industriels.

La température moyenne mondiale devrait augmenter, dans les prochains siècles, d'1,4 à 5,8 °C. Des températures records devraient, par leur effet sur la fonte des glaces et des neiges, faire gagner au niveau de la mer entre 9 et 88 cm. Les systèmes naturels, qu'ils soient physiques ou biologiques, en seront perturbés, notamment la faune et la flore, mais aussi les groupes humains vulnérables, selon leur implantation géographique.

On a encore du mal à déterminer le caractère irréversible ou non de tels phénomènes.

Un dernier cas, peu rassurant, celui du radon. Il s'agit d'un gaz inodore, incolore, radioactif, qui se libère lors de la décomposition naturelle de l'uranium. Il est présent dans la croûte terrestre. Sa libération dans l'atmosphère n'est pas nuisible, mais sa présence dans les maisons peut conduire, à l'occasion d'expositions prolongées, à un risque faible mais actuellement en accroissement de cancer du poumon.

En conclusion et en simplifiant à l'extrême, on peut définir la pollution comme étant le différentiel entre la nature et l'artifice, entre notre capital santé et une sournoise désorganisation de notre environnement. Certes, la réglementation limite l'utilisation de certains produits chimiques à visée domestique ou industrielle, elle tente de contrôler le type et l'étendue de la pollution de l'air et de l'eau, fixe des niveaux acceptables de contamination, impose de diffuser les informations. Cependant, le monde n'est viable que si chacun se sent concerné et si les pouvoirs publics de tous les pays redéfinissent en permanence les priorités.

On peut prendre à titre de dépolluant :
SULFUROSUM ACIDUM 9 CH,
trois granules trois fois par jour aussi longtemps que nécessaire.

> *VOIR AUSSI* ACOUPHÈNES, ADDITIFS ALIMENTAIRES, ALLERGIE, BRONCHIOLITE, HYPERACOUSIE, LÉGIONELLOSE, TABAC, VIN.

trois doses par semaine pendant plusieurs mois, voire plusieurs années.

POLYPES

Les polypes du nez, de l'utérus et de la vessie ne sont pas du ressort de l'homéopathie ; elle ne peut les faire disparaître. Il faut les faire enlever sous traitement homéopathique afin d'éviter les récidives. Sans homéopathie, plus on enlève les polypes plus ils repoussent vite. Le traitement de fond (à demander à un homéopathe), au contraire, ralentit le rythme des ablations, et ce jusqu'à disparition des rechutes.

On peut prendre en attendant la consultation trois granules trois fois par jour de l'un des médicaments qui suivent.

Polypes du nez
• avec écoulement irritant,
ALLIUM CEPA 5 CH.
• avec gonflement de la muqueuse,
APIS MELLIFICA 5 CH.
• avec sécrétions jaune verdâtre ou croûtes,
KALIUM BICHROMICUM 5 CH.
• avec gonflement par temps humide,
LEMNA MINOR 5 CH.
• avec muqueuse nasale sèche,
SANGUINARIA CANADENSIS 5 CH.
• avec mauvaise odeur du nez,
TEUCRIUM MARUM 5 CH.

Polypes de l'intestin ou de la vessie
NITRICUM ACIDUM 5 CH.

POMMADE

> *VOIR ENCADRÉ CI-DESSOUS.*

POSOLOGIE

> *VOIR ENCADRÉ PAGE 229.*

POULS

Le pouls irrégulier n'est pas, en lui-même, un diagnostic. Il faut consulter.
L'homéopathe peut régulariser certains pouls, mais en intégrant ce symptôme dans l'ensemble des symptômes du patient.

POUMON

> *VOIR CONGESTION, ESSOUFFLEMENT, PLEURÉSIE, PNEUMONIE, TOUX, ETC.*

PRÉCIPITATION

Un sujet précipité, voulant avoir terminé son travail avant de l'avoir commencé, peut bénéficier de :

POMMADE

Les pommades « efficaces » suppriment la lésion de peau sans modifier le terrain sous-jacent, et la maladie rechute dès l'arrêt de la pommade (à moins que ne lui fasse suite une maladie interne plus sérieuse, comme lorsque l'eczéma laisse la place à l'asthme). On peut admettre l'utilité d'une pommade antiseptique (sans antibiotique), encore que la pommade au calendula, préparée par les laboratoires homéopathiques, suffise le plus souvent.
En revanche, en cas de parasites de la peau, une application locale d'un produit de médecine classique est indispensable.

PRÉCOSITÉ

ARGENTUM NITRICUM 9 CH,
trois granules trois fois par jour.

PRÉCOCITÉ

> *VOIR* SURDOUÉ.

PRÉMATURITÉ

La prématurité se définit comme la naissance d'un enfant viable moins de 37 semaines après le début de la conception. Son poids peut varier de 900 g à 3 kg. Il naît en France 9 000 prématurés de moins de 1 500 g chaque année, soit 1,2 % des naissances. Leur taux de survie atteint, selon les statistiques, jusqu'à 80 %.
Sur le plan homéopathique, donner systématiquement à l'enfant prématuré, pour l'aider à bien démarrer :
SILICEA 12 CH,
une dose par semaine pendant les trois premiers mois de sa vie (faire fondre la dose dans un biberon d'eau).
> *VOIR AUSSI* ACCOUCHEMENT.

PRÉMENSTRUEL (SYNDROME)

Pendant toute la période d'inconfort (soit environ du 15e au 25e jour, mais rien n'empêche d'adapter la prise du médicament au cas particulier), utiliser systématiquement :
LAC CANINUM 9 CH,
trois granules trois fois par jour.
Pour avoir un effet durable, rien ne vaut un traitement de fond établi par un médecin homéopathe. Si une consultation n'est pas possible dans l'immédiat, on peut prendre :
SEPIA OFFICINALIS 12 CH,
une dose par semaine.

PRESBYACOUSIE

Deux tiers des personnes de plus de 65 ans sont atteintes de presbyacousie et leur vie sociale en est affectée. Cet état correspond à une baisse progressive de l'audition due au vieillissement du système auditif.
Elle apparaît vers 50 ans et provoque une gêne importante dans le bruit et donc une difficulté à suivre une conversation à plusieurs. Des acouphènes (bourdonnements d'oreille) sont fréquemment associés. Elle débute par une diminution de la perception des fréquences élevées (sons aigus), puis, dans une moindre mesure, des fréquences moyennes et basses, c'est pourquoi le trouble se manifeste d'abord par la perte de l'audition des voix féminines. Les patients entendent mieux de loin que de près. Une prothèse auditive est conseillée dès que la presbyacousie constitue une gêne importante. On peut l'accompagner des deux médicaments suivants, à prendre très régulièrement :
ARGENTUM NITRICUM 9 CH,
trois granules le matin ;
PHOSPHORUS 9 CH,
trois granules le soir.
> *VOIR AUSSI* ACOUPHÈNES, VIEILLISSEMENT.

PRÉVENTION DES MALADIES PAR L'HOMÉOPATHIE

> *VOIR ENCADRÉ PAGE 230.*

PRIMO-INFECTION

Lorsqu'un sujet est pour la première fois en contact avec le microbe de la tuberculose, il peut (s'il n'a pas été vacciné) avoir quelques symptômes généraux, sans lésion franche. C'est la « primo-infection ».
Un traitement de fond par l'homéopathie est amplement suffisant. Consulter.

PROSTATE (CANCER DE LA)

POSOLOGIE

Les notions de similitude et d'infinitésimal sont supposées connues (> *VOIR THÉORIE HOMÉOPATHIQUE*). Voici les principes généraux de posologie en homéopathie.
Plus la similitude entre les symptômes du patient et l'expérimentation du médicament à prescrire est étroite, plus le médecin aura tendance à choisir une haute dilution.

Dans les conseils qui sont donnés ici, une dilution moyenne est recommandée, le plus souvent la neuvième centésimale hahnemannienne, ou 9 CH.
Le nombre de trois granules est conforme à la tradition établie. La posologie est la même quel que soit l'âge, du nouveau-né au vieillard.

PROCRÉATION MÉDICALEMENT ASSISTÉE

Certains couples ont recours à la médecine quand leur désir d'enfant ne peut être comblé autrement. Les problèmes de fertilité peuvent venir de l'homme ou de la femme, ce qui oriente le choix technique proposé par le spécialiste. La solution est médicale ou chirurgicale, selon les cas, avec deux grandes orientations :
— l'insémination artificielle, quand il y a infertilité masculine ou obstacle à la progression des spermatozoïdes, éventuellement avec le sperme d'un donneur anonyme ;
— la fécondation in vitro (FIV), qui met en présence, hors de l'utérus, les ovules et les spermatozoïdes. La future maman reçoit un traitement hormonal dont le but est de stimuler la maturation des ovules. La fécondation par micro-injection est une FIV au cours de laquelle un spermatozoïde est injecté à l'aide d'une micropipette directement dans un ovule.
On peut prendre systématiquement pour faciliter la conception, qu'on soit une femme ou un homme :
SEPIA OFFICINALIS 12 CH,
une dose par semaine, régulièrement, jusqu'à la conception.
Ajouter :
• chez un homme atteint d'oligospermie (diminution du nombre de spermatozoïdes),
AGNUS CASTUS 5 CH,
trois granules trois fois par jour.

• chez une femme prenant un traitement hormonal,
NUX VOMICA 9 CH,
trois granules matin et soir.
> *VOIR AUSSI ACCOUCHEMENT, AMNIOCENTÈSE, INFERTILITÉ, GROSSESSE.*

PROLAPSUS

Le prolapsus génital de la femme, ou « descente d'organes », s'opère. Il n'y a pas de traitement homéopathique.
En attendant l'opération, prendre :
ALETRIS FARINOSA 9 CH,
trois granules trois fois par jour.
Cesser huit jours avant la date prévue et passer au traitement préopératoire (> *VOIR INTERVENTION CHIRURGICALE*).
Pour le prolapsus rectal du nourrisson, remettre doucement la muqueuse en place et donner à l'enfant :
PODOPHYLLUM PELTATUM 9 CH,
trois granules trois fois par jour pendant quinze jours.

PROSTATE (CANCER DE LA)

Le cancer de la prostate se développe chez 13 % des hommes de 60 à 80 ans.
Le dosage du PSA, ou « antigène spécifique de la prostate », permet de le dépister à un stade

229

PROSTATE (HYPERTROPHIE BÉNIGNE DE LA)

PRÉVENTION DES MALADIES PAR L'HOMÉOPATHIE

Il existe quelques préventifs spécifiques en homéopathie (> *VOIR GRIPPE, OREILLONS, SCARLATINE*).

Mais la plupart du temps, c'est le traitement de fond bien conduit qui constitue le meilleur préventif des maladies.

---

précoce où un traitement curatif est possible et efficace.
Si un tel diagnostic a été porté par un médecin, on peut ajouter à son traitement :
NITRICUM ACIDUM 5 CH,
trois granules trois fois par jour, très régulièrement.

PROSTATE (HYPERTROPHIE BÉNIGNE DE LA)

Les troubles de la prostate sont du ressort de l'homéopathie, spécialement l'hypertrophie bénigne de la prostate ou adénome.
Prendre (quels que soient les symptômes particuliers) :
SABAL SERRULATA COMPOSÉ,
dix gouttes trois fois par jour en attendant la consultation chez un médecin, de toute manière obligatoire.

PROSTATITE

Prostatite aiguë
L'inflammation aiguë de la prostate est due à une infection microbienne. Elle se manifeste par des symptômes assez marqués : fièvre, frissons, courbatures, fatigue, difficulté pour uriner. Elle peut être la conséquence d'une contamination sexuelle.
Il faut dans tous les cas consulter un médecin. S'il n'a pas prescrit de médicaments homéopathiques, on peut ajouter à son traitement :
MERCURIUS CORROSIVUS 9 CH,

trois granules trois fois par jour jusqu'à guérison complète.

Prostatite chronique
La prostatite chronique fait souvent suite à une prostatite aiguë qui n'a jamais complètement guéri. Les symptômes sont divers : douleurs inguinales, périnéales, testiculaires ou scrotales, particulièrement lors de l'éjaculation.
Contrairement à ce qui se passe dans la prostatite aiguë, il n'y a ni fièvre ni altération de l'état général. Les troubles urinaires sont plutôt discrets. Tout en restant sous surveillance médicale, on peut prendre :
SILICEA 12 CH,
une dose par semaine pendant plusieurs mois (jusqu'à ce que le médecin annonce la guérison).
> *VOIR ÉGALEMENT MALADIES SEXUELLEMENT TRANSMISSIBLES.*

PRURIGO STROPHULUS

Maladie bénigne de l'enfant consistant en une éruption ressemblant à des piqûres de puces. Donner à l'enfant :
RHUS TOXICODENDRON 5 CH,
trois granules trois fois par jour, jusqu'à guérison.

PRURIT

> *VOIR DÉMANGEAISON.*
Pour le prurit anal,
> *VOIR ANUS.*

PSORIASIS

Le psoriasis est une éruption proliférative de la peau due à l'accélération du processus de renouvellement des cellules superficielles de l'épiderme. Tandis que l'épiderme normal se renouvelle complètement en trois semaines, l'épiderme psoriasique n'a besoin que d'une semaine. Ce processus explique l'épaississement de la peau et la desquamation incessante. Les plaques siègent de préférence sur les coudes, les genoux, dans la région des reins, sur le cuir chevelu. Les ongles sont souvent ponctués comme s'ils avaient reçu des coups d'épingle. La maladie évolue par poussées. Elle se calme généralement l'été à l'occasion d'une exposition au soleil. Elle peut à la longue se compliquer d'un rhumatisme inflammatoire chronique.

On ignore la nature profonde du psoriasis. On sait seulement qu'il s'agit d'une maladie immunologique survenant sur un terrain génétique prédisposé. Elle se révèle à l'occasion d'une infection, d'une petite blessure ou, très souvent, d'un traumatisme psychologique. Elle est difficile à guérir.

Le traitement homéopathique parvient à la stabiliser, surtout lorsqu'on a pu éviter les pommades classiques et débuter un traitement de fond assez vite après l'apparition des premières crises. En attendant la consultation chez un homéopathe, on peut prendre trois granules trois fois par jour d'un ou de plusieurs des médicaments ci-après.

Selon l'aspect du psoriasis
• desquamation de fine poudre blanche,
ARSENICUM ALBUM 9 CH.
• pellicules ou larges squames du cuir chevelu,
CALCAREA SULFURICA 9 CH.
• larges squames,
ARSENICUM IODATUM 9 CH.
• si la peau est très épaisse,
GRAPHITES 9 CH.
• psoriasis en taches rondes,
SEPIA OFFICINALIS 9 CH.

Selon les modalités
• démangeaison améliorée par la chaleur,
ARSENICUM ALBUM 9 CH.
• démangeaison aggravée par la chaleur,
KALIUM ARSENICOSUM 9 CH.
• éruption aggravée l'hiver,
PETROLEUM 9 CH.
• éruption aggravée au printemps,
SEPIA OFFICINALIS 9 CH.

Selon la localisation
• psoriasis du cuir chevelu,
CALCAREA CARBONICA 9 CH.
• psoriasis du thorax,
NATRUM ARSENICOSUM 9 CH.
• psoriasis des sourcils,
PHOSPHORUS 9 CH.
• psoriasis des plis du coude, des creux des genoux, du visage ou des ongles,
SEPIA OFFICINALIS 9 CH.

Selon la cause
• après une émotion,
STAPHYSAGRIA 9 CH.

Il n'y a pas de traitement local homéopathique. Il faut de toute manière consulter pour avoir un traitement de fond.

PSYCHANALYSE

> *VOIR PSYCHOTHÉRAPIE.*

PSYCHASTHÉNIE

Équivalent mineur de la dépression nerveuse (> *VOIR CETTE RUBRIQUE*, car le traitement est le même).

PSYCHIATRIE

> *VOIR ENCADRÉ PAGE SUIVANTE.*

PSYCHONEUROIMMUNOLOGIE

Elle consiste en l'étude de l'interaction du psychisme, du système nerveux central et du système de défense immunitaire. Cette discipline en pleine expansion se rapproche de la médecine psychosomatique.
> *VOIR PSYCHOSOMATIQUE.*

PSYCHOSE

La psychose est un trouble du contact avec la réalité. Elle correspond à ce qu'on appelle couramment la folie. Elle associe des idées délirantes, des troubles graves du comportement, une interprétation du monde, parfois des passages à l'acte dangereux pour le patient ou les autres personnes. Ce type de maladie relève la plupart du temps de la prescription par un médecin de médicaments allopathiques. Au contraire, dans la névrose, dont les symptômes peuvent être marqués, le contact avec le réel n'est pas rompu.
> *VOIR ÉGALEMENT MANIACO-DÉPRESSION, MANIE, NÉVROSE, SCHIZOPHRÉNIE.*

PSYCHOSOMATIQUE
> *VOIR ENCADRÉ CI-DESSOUS.*

PSYCHOTHÉRAPIE
> *VOIR ENCADRÉ PAGE SUIVANTE.*

PSYCHOSOMATIQUE

Comme son nom l'indique, la médecine psychosomatique (du grec *psukhê*, « âme », et *sôma*, « corps »), correspond à une conception globale du patient, considéré dans son unité et sa totalité.
Elle part du principe qu'il y a interaction entre toutes les parties de l'individu, qu'elles soient physiques, biologiques (immunologiques par exemple), mentales ou psychosociales, et que les émotions jouent un rôle central dans les perturbations physiques. On tire de ce principe des applications thérapeutiques de type psychologique, psychophysiologique et parfois psychopharmacologique (utilisation des médicaments à visée psychique).
Les principales maladies psychosomatiques sont l'**asthme**, la colopathie fonctionnelle, l'**eczéma**, certains **glaucomes**, l'**hypertension artérielle** d'origine nerveuse, la **névrodermite**, le **psoriasis**, la **rectocolite** ulcéro-hémorragique, l'**ulcère** gastro-duodénal (> *VOIR CES MOTS*). L'homéopathie est assez proche de cette démarche : le traitement qui convient à un patient est choisi sur l'ensemble de ses troubles, quelle que soit leur nature, physique ou mentale.
> *VOIR AUSSI SIMILITUDE, STRESS.*

PSYCHIATRIE

Il existe des psychiatres homéopathes. Ils utilisent le plus souvent possible l'homéopathie et la **psychothérapie** (> *VOIR CE MOT*). En certaines circonstances, ils ont besoin de la thérapeutique allopathique, mais l'utilisation est limitée aux cas où elle est indispensable.

PSYCHOTHÉRAPIE

La psychothérapie proprement dite, thérapeutique par la verbalisation des troubles, est indiquée à chaque fois que l'on en ressent le besoin. Elle consiste à rechercher un état mental acceptable, sans fouiller dans les abysses de l'esprit, sans prétendre à une éradication complète comme dans la psychanalyse. Celle-ci, au contraire, a pour objectif un changement profond et durable. Elle vise à comprendre le symptôme et le rôle de l'inconscient dans sa production. Elle s'appuie sur la théorie du transfert consistant en la réactualisation des affects plus ou moins nocifs. Le patient les découvre à travers sa relation avec le thérapeute.

Une autre approche, assez récente, est constituée par la thérapie cognitivo-comportementale, qui a pour principe d'apprendre au patient à maîtriser les situations génératrices d'anxiété, à se comporter dans la vie courante sans gêne.

Il faut bien distinguer ces techniques de la psychiatrie, c'est-à-dire de la spécialité médicale qui décrit et traite les maladies mentales en utilisant l'allopathie.

La consultation homéopathique est en quelque sorte un début de psychothérapie armée, en ce sens que l'homéopathe s'intéresse aux symptômes de la sphère mentale et que, s'il en trouve, il les intègre dans le cadre général de l'ensemble des symptômes du patient.

Le médicament prescrit à partir de cet ensemble aidera beaucoup à la réussite de la psychothérapie.

PTOSIS

> *VOIR PAUPIÈRES.*

PUBERTÉ

Si les premières règles ne s'établissent pas ou bien si elles sont en retard après avoir été normales, on peut demander l'avis d'un gynécologue, mais il faut éviter (sauf cas pathologique) tout traitement hormonal. Celui-ci ne rétablirait les règles que pendant le temps où il serait pris.

Avec l'homéopathie (voir un médecin homéopathe), le résultat sera plus lent, mais définitif.

> *VOIR ÉGALEMENT ANOREXIE MENTALE.*

En cas de retard pubertaire chez le garçon, il faut consulter.

En attendant, on peut recommander :
PULSATILLA 9 CH,
trois granules trois fois par jour.

Chez le jeune garçon, on a parfois au moment de la puberté une tension dans les seins, suivie d'un gonflement. Cela s'explique par un remaniement hormonal passager. En général, les seins gonflent l'un après l'autre. Il ne faut rien faire, le gonflement cède spontanément.

PUCE (PIQÛRE DE)

RHUS TOXICODENDRON 5 CH,
trois granules trois fois par jour, pendant trois jours.

PURPURA

Ce piqueté hémorragique de la peau est souvent assez sérieux et mérite une consultation.

Si pour une raison ou une autre on ne peut pas, prendre :
PHOSPHORUS 5 CH,
trois granules toutes les heures ou trois fois par jour, selon l'intensité.

PYÉLONÉPHRITE

> **VOIR** URINAIRE (INFECTION).

PYORRHÉE

> **VOIR** DENTS.

QUALITÉS DU MÉDECIN HOMÉOPATHE

> **VOIR ENCADRÉ CI-DESSOUS.**

QUINCKE (ŒDÈME DE)

> **VOIR** ALLERGIE, LÈVRES au paragraphe « enflées ».

QUALITÉS DU MÉDECIN HOMÉOPATHE

Pour bien pratiquer l'homéopathie, il faut avoir certaines qualités de l'esprit qui permettent une bonne technique de prescription.
- Humilité devant les faits et les symptômes (le médecin ne doit pas prescrire en fonction de sa conception intellectuelle du cas mais bien des symptômes qu'il trouve).
- Sensibilité particulière permettant de déceler le moindre symptôme du malade.
- Savoir faire parler les patients.
- Avoir un bon esprit de synthèse.
- Avoir la même culture scientifique que ses confrères.

Remèdes

OCIMUM CANUM

Substance de base: **le basilic du Brésil.**
Principal usage clinique
Colique néphrétique avec vomissements et sable rouge (urates) dans les urines.

OPIUM

Substance de base: **l'opium.**
Symptômes les plus caractéristiques traités par OPIUM
Figure rouge sombre; sueurs chaudes; pupille très contractée; somnolence ou sommeil stuporeux; respiration lente et ronflante; paralysies diverses; constipation par inertie du rectum (sans besoin); abolition de la sensibilité.
Principaux usages cliniques
Accident vasculaire cérébral; constipation; occlusion intestinale.

le saviez-vous ?

L'OPIUM

L'opium est extrait des capsules du pavot somnifère, une plante herbacée principalement originaire d'Asie. On sait que les effets de cette drogue narcotique étaient connus des Sumériens (4000 avant Jésus-Christ), qui surnommaient le pavot « plante de joie » et l'utilisaient déjà pour ses propriétés hypnotiques et analgésiques (anti-douleurs). Même si cela semble incroyable de nos jours, le laudanum et l'héroïne, deux dérivés de l'opium, furent pendant un certain temps vendus librement en pharmacie dans nombre de pays. C'était, bien sûr, avant qu'on ne prenne conscience des dangers de ces substances, susceptibles de générer insomnies, hallucinations et dépendance, entre autres, ainsi que d'entraîner la mort par overdose.

PAEONIA OFFICINALIS

Substance de base: **la pivoine.**
Principal usage clinique
Hémorroïdes avec fissure anale.

PAREIRA BRAVA

Substance de base: **le cissampélos.**
Symptômes les plus caractéristiques traités par PAREIRA BRAVA
Cystite violente avec besoins constants; impossibilité d'uriner; le sujet doit forcer, parfois même se mettre à quatre pattes; grosse prostate.
Principaux usages cliniques
Cystite; prostatisme; colique néphrétique.

PARIS QUADRIFOLIA

Substance de base: **la parisette à quatre feuilles.**
Symptômes les plus caractéristiques traités par PARIS QUADRIFOLIA
Sensation d'yeux tirés en arrière; sensation de poids sur la nuque; sensation de cuir chevelu contracté; névralgies.
Principaux usages cliniques
Maux de tête; migraine; névralgies.

PETROLEUM

Substance de base: **le pétrole.**
Symptômes les plus caractéristiques traités par PETROLEUM
Peau fissurée, d'aspect sale surtout l'hiver; maux de tête dans la région de l'occiput; vertiges ressentis à l'occiput; aggravation par le mouvement passif.
Principaux usages cliniques
Eczéma fissuré; engelures; mal des transports; migraines.

PETROSELINUM

Substance de base : **le persil.**
Symptômes les plus caractéristiques traités par PETROSELINUM
Besoin irrésistible d'uriner ; prurit de l'urètre ; écoulement urétral d'aspect laiteux.
Principaux usages cliniques
Cystite chronique ; miction impérieuse ; urétrite.

PHOSPHORICUM ACIDUM

Substance de base : **l'acide phosphorique.**
Convient de préférence : aux suites de surmenage cérébral.
Symptômes les plus caractéristiques traités par PHOSPHORICUM ACIDUM
Indifférence à tout par épuisement cérébral ; apathie intellectuelle ; épuisement physique ; oppression de la poitrine ; diarrhée blanche ; urines chargées en phosphates ; perte des cheveux ; sueurs nocturnes.
Principaux usages cliniques
Pertes de mémoire ; dépression nerveuse ; surmenage intellectuel ; perte de phosphates.

PHOSPHORUS

Substance de base : **le phosphore.**
Convient de préférence : aux jeunes gens vite poussés en hauteur, ayant facilement le contact avec autrui, passionnés, généreux, ne pouvant soutenir longtemps le même effort.
Symptômes les plus caractéristiques traités par PHOSPHORUS
Anxiété le soir ; désir de compagnie ; peur de l'orage ; hypersensibilité aux odeurs ; saignements faciles ; grande faim ; grande soif ; congestions localisées ; douleurs brûlantes ; tendance aux lésions diverses.
Principaux usages cliniques
Asthme ; congestion pulmonaire ; laryngite ; hépatite ; pancréatite ; néphrite ; inflammation de l'œil ; hémorragies ; anxiété ; dépression nerveuse.

PHYTOLACCA DECANDRA

Substance de base : **la phytolaque.**
Symptômes les plus caractéristiques traités par PHYTOLACCA DECANDRA
Gorge rouge sombre avec amygdales enflées ; douleurs brûlantes de la gorge, irradiées aux oreilles ; douleurs rhumatismales dues à l'inflammation de la gorge ; douleurs de la face externe de la cuisse.
Principaux usages cliniques
Angine ; pharyngite ; douleurs musculaires ; névralgie du nerf fémorocutané.

PLANTAGO MAJOR

Substance de base : **le grand plantain.**
Symptômes les plus caractéristiques traités par PLANTAGO MAJOR
Douleurs dentaires avec salivation abondante ; énurésie avec émission abondante d'urine.
Principaux usages cliniques
Douleurs dentaires ; énurésie.

PLATINA

Substance de base : **le platine.**
Convient de préférence : à une jeune femme brune à l'allure un peu fière.
Symptômes les plus caractéristiques traités par PLATINA
Mépris de l'entourage ; les objets paraissent plus petits qu'ils ne sont en réalité ; excitation sexuelle (mentale et physique) ; hypersensibilité des organes génitaux ; douleurs constrictives à survenue et disparition progressives ; constipation en voyage.
Principaux usages cliniques
Crampes ; spasmes ; névralgies ; règles douloureuses ; constipation ; excitation sexuelle.

le saviez-vous ?

LE PLATINE

Ce métal inoxydable, relativement malléable et ductile, présente lorsqu'il est pur une attrayante couleur blanc-gris. Comme il ressemble à l'argent et qu'il se trouve en petite quantité, il fut nommé *platina* (aujourd'hui *platino*), « petit argent », par l'Espagnol Antonio de Ulloa, qui le ramena de Colombie en Europe dans la première moitié du XVIIIe siècle. Actuellement, il est, bien sûr, utilisé en bijouterie (il résiste fort bien au ternissement), mais aussi dans l'industrie (fabrication d'électrodes, de creusets...), comme catalyseur chimique et dans le domaine médical (implants cardiaques, traitement de certains cancers...). Le platine est précieux à plus d'un titre !

PLUMBUM METALLICUM

Substance de base : **le plomb.**
Symptômes les plus caractéristiques traités par PLUMBUM METALLICUM
Douleurs spasmodiques violentes (spécialement du ventre) ; constipation par paralysie de l'intestin ; spasmes des muscles abdominaux, qui sont rétractés « en bateau » ; atrophie musculaire ; paralysies localisées, spécialement des extrémités, avec atrophie.
Principaux usages cliniques
Spasmes, paralysies diverses ; sciatique paralysante ; hypertension artérielle ; artérite ; néphrite chronique.

PODOPHYLLUM PELTATUM

Substance de base : **la podophylle.**
Symptômes les plus caractéristiques traités par PODOPHYLLUM PELTATUM
Diarrhée profuse, aqueuse avec bile ; sortie de la muqueuse rectale ; congestion du foie, améliorée par le massage de la région ; amélioration quand le sujet est couché sur le ventre ; aggravation le matin de bonne heure.
Principaux usages cliniques
Congestion de foie ; calculs biliaires ; colique hépatique ; diarrhée, spécialement du nourrisson ; prolapsus du rectum ; troubles de la dentition avec diahrrée.

PSORINUM

Substance de base : **la sérosité d'une vésicule scabieuse.**
Symptômes les plus caractéristiques traités par PSORINUM
Éruptions diverses démangeant beaucoup ; faim constante, spécialement la veille des migraines ; asthme amélioré quand on est étendu les bras en croix ; frilosité extrême ; absence de réaction aux médicaments homéopathiques les plus indiqués ; alternance d'eczéma et de diarrhée.
Principaux usages cliniques
Tendance aux rhumes ; coryza spasmodique ; rhinite chronique ; asthme ; migraine ; eczéma ; séquelles de gale.

PTELEA TRIFOLIATA

Substance de base : **l'orme à trois feuilles.**
Symptômes les plus caractéristiques traités par PTELEA TRIFOLIATA
Douleurs du foie, comme une pesanteur ; aggravation quand on est couché sur le côté gauche ; sensation de pierre à l'estomac.
Principaux usages cliniques
Insuffisance hépatique ; dyspepsie.

PULSATILLA

Substance de base : **l'anémone pulsatille.**
Convient de préférence : au sujet timide, émotif,

PYROGENIUM

rougissant et pleurant facilement mais vite consolé ; souvent il s'agit d'une jeune fille à la puberté.

Symptômes les plus caractéristiques traités par PULSATILLA

Inflammation des muqueuses avec écoulement d'un pus jaune, non irritant ; aversion ou indigestion du gras ; jamais soif ; congestion veineuse généralisée ; douleurs erratiques ; règles peu abondantes, tardives ; éruption de type rougeole ; aggravation générale dans une pièce surchauffée ; besoin de grand air ; variabilité des symptômes.

Principaux usages cliniques

Orgelets ; troubles circulatoires ; engorgement veineux ; engelures ; troubles des règles ; puberté ; otite ; catarrhes divers ; rougeole ; oreillons ; conjonctivite ; coryza ; rhume des foins ; bronchite ; indigestion ; rhumatismes.

PYROGENIUM

Substance de base : **viande de bœuf putréfiée.**

Symptômes les plus caractéristiques traités par PYROGENIUM

Infection grave avec forte température et pouls normal ; le lit paraît dur ; langue vernissée.

Principaux usages cliniques

Infection grave ; anthrax grave ; fièvre puerpérale.

le saviez-vous ?

L'ANÉMONE PULSATILLE

Le nom de cette jolie plante vivace vient du grec *anemos*, « vent », car ses fleurs s'ouvrent et s'agitent au vent d'avril. Celles-ci, en forme de cloche, sont si lourdes pour leur tige qu'elles ne peuvent se redresser en début de floraison, ce qui vaut à la plante son surnom de « coquelourde ». Lorsque la fleur fane, elle est remplacée par une aigrette, sorte de houppette à longs poils qui permet de distinguer l'anémone pulsatille des autres anémones. Ingérée fraîche, elle est toxique en raison des substances actives qu'elle contient, anémonine et ranunculoside (elle peut provoquer vomissements, vertiges et convulsions, voire paralysie), mais ne présente plus grand danger quand elle est sèche. Elle est traditionnellement utilisée pour lutter contre les dartres, la coqueluche, les maux de tête, l'asthme…

Troubles et maladies

RACHITISME

Les principaux symptômes du rachitisme sont : retard à la fermeture des fontanelles, élargissement des poignets, creux dans le sternum, déformation d'un genou (ce qui fait marcher l'enfant avec le pied en dehors).
Une surveillance par le médecin homéopathe est préférable. En attendant, donner à l'enfant :
CALCAREA PHOSPHORICA 6 DH,
SILICEA 6 DH,
deux comprimés de chaque, trois fois par jour.

RADICAUX LIBRES

> *VOIR VIEILLISSEMENT.*

RAGE

La rage est une maladie transmise par la salive des animaux sauvages aux animaux domestiques et à l'homme, à l'occasion de morsures, griffures, léchages de plaies.
Au stade aigu, il se produit une grande agitation ou des paralysies, un coma et une insuffisance respiratoire.
En l'absence de soins intensifs, la mort survient dans les sept premiers jours de la maladie. L'incubation dure en moyenne une quarantaine de jours, ce qui permet d'entreprendre la vaccination dès que l'on suspecte un contact infectant.
En cas d'exposition humaine à un animal chez lequel on soupçonne la rage, il faut s'efforcer de l'identifier, de le capturer d'urgence et de le tuer. Il faut rincer la blessure ou le point de contact à l'eau et au savon, puis appliquer de l'alcool ou de la teinture d'iode, et contacter tout de suite un médecin. La vaccination est recommandée pour les professions à risque.
À l'issue du traitement classique, prendre pendant deux mois pour éviter les séquelles :
ARSENICUM ALBUM 5 CH,
HYPERICUM PERFORATUM 5 CH,
trois granules de chaque, trois fois par jour.

RATE

Certaines maladies de la rate sont du domaine de l'homéopathie. De toute manière, il faut consulter un médecin pratiquant l'homéopathie. En attendant, et quels que soient les symptômes, on peut commencer à prendre :
HELIANTHUS ANNUUS 5 CH,
trois granules trois fois par jour.

RAYNAUD (SYNDROME DE)

Le syndrome de Raynaud consiste en des troubles de la circulation artérielle à type de spasmes, spécialement sous l'effet du froid. Les doigts deviennent blancs puis, lorsque la circulation revient, rouges ou violets. Prendre avant de sortir de chez soi, en période de froid :
SECALE CORNUTUM 5 CH,
NUX VOMICA 5 CH,
AGARICUS MUSCARIUS 5 CH,
trois granules de chaque, à répéter au retour.

RÉACTIONNEL (MODE)

> *VOIR ENCADRÉ PAGE SUIVANTE.*

RECHERCHE SCIENTIFIQUE EN HOMÉOPATHIE

> *VOIR ENCADRÉ PAGE 245.*

RECLUS (MALADIE DE)

> *VOIR SEINS, MASTOSE.*

RECTOCOLITE HÉMORRAGIQUE

RÉACTIONNEL (MODE)

Le symptôme, en homéopathie, est l'expression du mode réactionnel du patient. C'est une tentative de l'organisme pour chasser la maladie, une preuve de son dynamisme (> *VOIR CE MOT*) vital. Si l'on ingère un produit toxique, on vomit : c'est la réaction de l'organisme pour éliminer le danger. De même, lorsque l'on a une bronchite, on tousse, ce qui fait cracher le pus (et éliminer les microbes qu'il contient) : c'est une réaction de l'organisme à la maladie [1].

> *VOIR SYMPTÔME, MÉDICAMENT, THÉORIE HOMÉOPATHIQUE.*

1. Ceci est un mode général de défense de la nature : la perle est un « symptôme » réactionnel de l'huître, une sécrétion de l'animal pour limiter les conséquences de la présence d'un corps étranger dans son organisme.

RECTOCOLITE HÉMORRAGIQUE

Il s'agit d'une inflammation de la partie terminale de l'intestin, avec envie incessante d'aller à la selle, émission de sang et de glaires. Elle peut être soignée par l'homéopathie. En cas d'urgence, prendre en attendant de voir le médecin :
MERCURIUS CORROSIVUS 9 CH,
trois granules toutes les heures.

RECTUM (PROLAPSUS DU)

> *VOIR PROLAPSUS.*

RÉGIME

> *VOIR ENCADRÉ PAGE CI-CONTRE.*

RÈGLES

Prendre trois granules trois fois par jour du ou des médicaments retenus, en fonction des symptômes, aussi longtemps que nécessaire.

Abondantes (règles trop)
• en cas de règles abondantes avec fatigue,
CHINA RUBRA 9 CH,
HELONIAS DIOÏCA 9 CH,
trois granules de chaque.

• en cas de règles abondantes de sang noir,
CROCUS SATIVUS 9 CH.
• lorsque les règles coulent trop fortement si l'on bouge,
ERIGERON CANADENSIS 9 CH.

Absentes (règles), aménorrhée
• après une peur,
ACONITUM NAPELLUS 9 CH.
• après un coup de froid,
ACONITUM NAPELLUS 9 CH.
• après une colère,
COLOCYNTHIS 9 CH.
• après une contrariété,
IGNATIA AMARA 9 CH.
• après une dépression nerveuse,
NATRUM MURIATICUM 9 CH.
• après avoir été mouillée,
PULSATILLA 9 CH.
• sans cause, avec hémorragie d'un autre organe au moment des règles (par exemple, un saignement de nez),
SENECIO AUREUS 9 CH.

Avance (règles en)
• en avance, avec caillots,
BELLADONNA 9 CH.
• à chaque contrariété,
CALCAREA CARBONICA 9 CH.
• en avance et noires,
CYCLAMEN EUROPAEUM 9 CH.
• en avance et rouges,

SABINA 9 CH.

Avant les règles (symptômes)
• gonflement des seins,
LAC CANINUM 9 CH.
• en cas de gonflement général, avec excitation nerveuse, envie de tout ranger dans la maison,
SEPIA OFFICINALIS 9 CH.

Douloureuses (règles), ou dysménorrhée
• sensation de pesanteur vers le bas,
BELLADONNA 9 CH.
• douleurs aggravées par les secousses (d'une voiture par exemple),
BELLADONNA 9 CH.
• douleurs dans l'ovaire droit,
BELLADONNA 9 CH.
• douleurs irradiées dans toutes les directions,
CAULOPHYLLUM THALICTROÏDES 9 CH.
• douleurs intolérables,
CHAMOMILLA VULGARIS 9 CH.
• douleurs dans l'ovaire gauche,
LACHESIS MUTUS 9 CH.

• survenue des douleurs lorsque les règles s'arrêtent (et cessation si elles reprennent),
LACHESIS MUTUS 9 CH.
• douleurs dans les cuisses, le sacrum ou le pubis,
SABINA 9 CH.
• douleurs dans le dos,
SENECIO AUREUS 9 CH.
• avec sueurs froides,
VERATRUM ALBUM 9 CH.

Insuffisantes (règles)
• les règles sont peu abondantes (on se change peu) ou s'arrêtent au milieu et recommencent,
PULSATILLA 9 CH.
• le nombre de jours est insuffisant,
SEPIA OFFICINALIS 9 CH.

Pendant les règles (symptômes généraux)
> *VOIR LES RUBRIQUES CORRESPONDANTES,*
en fonction des symptômes.

Protection mensuelle (difficultés à supporter la)
PLATINA 9 CH.

RECHERCHE SCIENTIFIQUE EN HOMÉOPATHIE

Il y a actuellement une activité scientifique importante en homéopathie afin d'asseoir la doctrine sur des bases solides.
On ne connaît pas encore avec certitude le devenir du médicament homéopathique dans l'organisme. En revanche, des expériences scientitfiques montrent l'activité réelle de la dose infinitésimale et le pouvoir protecteur des médicaments homéopathiques contre certaines maladies.

RÉGIME

Le médecin pratiquant l'homéopathie recommande des régimes à ses patients, non seulement en fonction de la maladie qu'ils ont, mais aussi d'après le traitement de fond qu'il a établi pour eux.

Les symptômes recueillis lui laissent deviner un certain type de personnalité, un terrain fragile sur tel ou tel point : le diagnostic médicamenteux permet d'établir une diététique particulière si elle est nécessaire.

Retard (règles en)
• jusqu'à leur retour, prendre :
PULSATILLA 9 CH.

Sang entre les règles
CHINA RUBRA 5 CH.
Consulter si cela se reproduit.
> *VOIR ÉGALEMENT* OVULATION.
Il n'y a pas nécessité d'interrompre un traitement homéopathique pendant les règles, sauf indication contraire du médecin.
> *VOIR ÉGALEMENT* MÉNOPAUSE, PUBERTÉ.

RENVOIS

> *VOIR* ÉRUCTATIONS.

RETARD DE L'ENFANT

Selon le retard, prendre trois granules trois fois par jour de l'un des médicaments ci-après pendant vingt jours par mois :

Affectif (retard)
L'enfant croit qu'on ne l'aime pas,
PULSATILLA 9 CH.

Dentition (de la)
CALCAREA CARBONICA 9 CH.

Fontanelles (retard à la fermeture des)
> *VOIR* RACHITISME.

Marche (à la)
CALCAREA CARBONICA 9 CH.

Mental, intellectuel
BARYTA CARBONICA 9 CH.

Parler (pour)
NATRUM MURIATICUM 9 CH.

Poids (du)
SILICEA 9 CH.

Scolaire
Consulter le médecin.

Taille (de la)
SILICEA 9 CH.
> *VOIR AUSSI* AUTISME.

RÉTENTION D'URINE

> *VOIR* URINER (DIFFICULTÉ POUR).

RÉTINE

> *VOIR* YEUX au paragraphe « Décollement de rétine ».

RETOUR D'ÂGE

> *VOIR* MÉNOPAUSE.

RÊVES

> *VOIR ENCADRÉ PAGE CI-CONTRE.*

RHINITE

> *VOIR* RHUME.

RHINITE ALLERGIQUE

> *VOIR ENCADRÉ PAGE CI-CONTRE.*

RHINOPHARYNGITE

Donner à l'enfant qui présente une inflammation du nez et de l'arrière-gorge, selon les symptômes, trois granules du ou des médicaments retenus, pendant toute la période aiguë.

Selon l'écoulement
• écoulement jaune irritant la lèvre supérieure,
ARSENICUM IODATUM 9 CH.
• écoulement sentant mauvais,
HEPAR SULFURIS CALCAREUM 9 CH.
• gros bouchons jaunes, surtout au fond de la gorge,
HYDRASTIS CANADENSIS 9 CH.
• écoulement jaune verdâtre et filant,
KALIUM BICHROMICUM 9 CH.

RHINITE ALLERGIQUE

- croûtes dans le nez,
KALIUM BICHROMICUM 9 CH.
- écoulement blanc grisâtre,
KALIUM MURIATICUM 9 CH.
- écoulement jaune et chronique,
KALIUM SULFURICUM 9 CH.
- écoulement jaune verdâtre irritant,
MERCURIUS SOLUBILIS 9 CH.
- écoulement aqueux virant au jaune, non irritant,
PULSATILLA 9 CH.

Nez bouché
- nez bouché et qui coule en même temps,
NUX VOMICA 9 CH.
- nez bouché la nuit,
NUX VOMICA 9 CH.

RÊVES

Tout le monde rêve, mais on ne se souvient de ses rêves que si on est angoissé. Si un rêve (ou un thème de rêve) revient régulièrement, signalez-le à votre médecin homéopathe. Cela équivaut à un symptôme.
> *VOIR INSOMNIE.*

RHINITE ALLERGIQUE

Il s'agit d'une inflammation, d'origine allergique, de la muqueuse nasale. Divers symptômes peuvent se manifester, ensemble ou séparément : démangeaison du nez, éternuements en salves, écoulement comme de l'eau, nez bouché, perte de l'odorat, conjonctivite (avec larmoiement, rougeur et démangeaison des yeux), gonflement du blanc de l'œil (chemosis), gonflement des paupières, gonflement de la muqueuse nasale, toux sèche, asthme. Il peut également y avoir de la sinusite, de l'urticaire, de la fièvre. Cette maladie a deux aspects :
— le rhume des foins, qui correspond à une allergie aux pollens (de graminées en particulier) qui se produit en France de mai à juillet. D'autres plantes peuvent être en cause, comme l'ambroisie (d'août à octobre).
— l'allergie perannuelle, sans rythme saisonnier, dont la poussière de maison, les moisissures, les poils d'animaux, les allergènes alimentaires ou professionnels peuvent être responsables.

Prendre systématiquement :
GALPHIMIA GLAUCA 5 CH,
trois granules toutes les demi-heures ou toutes les heures, en commençant dès le début des crises.
Ajouter, selon les symptômes :
- si les yeux sont irrités,
APIS MELLIFICA 9 CH.
- en cas de gonflement des paupières,
APIS MELLIFICA 9 CH.
- en cas de gonflement du blanc de l'œil,
APIS MELLIFICA 9 CH.
- en cas de démangeaisons du palais,
ARUNDO MAURITANICA 9 CH.
- en cas de démangeaisons dans le nez,
ARUNDO MAURITANICA 9 CH.
- en cas d'allergie à l'herbe coupée (tonte d'un gazon par exemple),
DULCAMARA 9 CH.
- en cas d'asthme surajouté,
IPECA 9 CH.
- en cas de toux allergique,
IPECA 9 CH.

RHUMATISMES

• avec douleurs dans les os de la face,
KALIUM IODATUM 9 CH.
• écoulement ressemblant à du blanc d'œuf,
NATRUM MURIATICUM 9 CH.
• avec démangeaisons des ailes du nez (à l'extérieur),
NATRUM SULFURICUM 9 CH.
• avec démangeaisons dans l'arrière-nez, obligeant à racler le nez en faisant un bruit ressemblant au grognement du cochon,
NATRUM SULFURICUM 9 CH.
• allergie aux moisissures,
NATRUM SULFURICUM 9 CH.
• si l'on éternue,
NUX VOMICA 9 CH.

• en cas de fatigue ou de bouffées de chaleur,
SEPIA OFFICINALIS 9 CH.
• éternuement par l'odeur des fleurs,
SABADILLA OFFICINARUM 9 CH.
Localement, utiliser :
• dans les yeux (une goutte trois fois par jour), collyre au CINERARIA, et mettre des lunettes systématiquement avant de sortir.
• dans le nez (un petit peu dans chaque narine chaque fois que l'on sort),
pommade au CALENDULA.
> *VOIR ÉGALEMENT* ALLERGIE, POLLEN, YEUX au paragraphe « Conjonctivite ».

• nez bouché dans une pièce surchauffée,
PULSATILLA 9 CH.
• nez bouché et sec,
SAMBUCUS NIGRA 9 CH.
• pour l'enfant qui renifle tout le temps,
SAMBUCUS NIGRA 9 CH.

Rhinopharyngite compliquée d'otite
AGRAPHIS NUTANS 5 CH.
Si l'affection revient souvent, consulter un médecin homéopathe, qui donnera un traitement de fond. Au début de celui-ci, l'enfant continuera à avoir des crises, mais sans fièvre ; puis les crises disparaîtront.
> *VOIR ÉGALEMENT* VÉGÉTATIONS ADÉNOÏDES.

RHUMATISMES

Les rhumatismes se caractérisent avant tout par un gonflement douloureux des articulations. L'arthrite correspond à l'inflammation d'une ou de plusieurs articulations, alors que l'arthrose est une affection qui détruit le cartilage et provoque sur les os des d'aspérités (les ostéophytes ou « becs de perroquet »).

RHUMATISME ARTICULAIRE AIGU
Cette maladie est devenue rare. Le traitement homéopathique est possible, mais tout à fait à la limite des indications. Il est dangereux si l'homéopathe n'est pas très entraîné, car un échec serait à l'origine de complications. Acceptez le traitement allopathique si votre médecin homéopathe le juge nécessaire.

RHUMATISME INFLAMMATOIRE (ARTHRITE)
> *VOIR* CHONDROCALCINOSE ARTICULAIRE, POLYARTHRITE RHUMATISMALE, SPONDYLARTHRITE ANKYLOSANTE.

RHUMATISME ARTHROSIQUE (ARTHROSE)
Pour les douleurs d'arthrose, prendre trois granules trois fois par jour du ou des médicaments sélectionnés, selon les circonstances.

Selon la cause
• après avoir été mouillé,
DULCAMARA 9 CH.

- après un coup de froid,
NUX VOMICA 9 CH.
- après surmenage physique,
RHUS TOXICODENDRON 9 CH.

Selon les modalités
Amélioration
- par temps de pluie,
CAUSTICUM 9 CH.
- par le froid,
LEDUM PALUSTRE 9 CH.
- par la chaleur,
RHUS TOXICODENDRON 9 CH.
- par le mouvement, la marche, le dérouillage,
RHUS TOXICODENDRON 9 CH.

Aggravation
- pendant les règles,
ACTEA RACEMOSA 9 CH.
- par la marche, le mouvement,
BRYONIA ALBA 9 CH.
- par la neige,
CALCAREA PHOSPHORICA 9 CH.
- par la pluie, l'humidité,
DULCAMARA 9 CH.
- la nuit,
KALIUM IODATUM 9 CH.
- aux changements de temps et par l'orage,
RHODODENDRON CHRYSANTHUM 9 CH.
- au repos,
RHUS TOXICODENDRON 9 CH.

Selon les symptômes concomitants
- alternance de rhumatismes et de diarrhées,
ABROTANUM 9 CH.
- douleurs musculaires et non osseuses,
ACTEA RACEMOSA 9 CH.
- douleurs avec enflure peu douloureuse au toucher,
APIS MELLIFICA 9 CH.
- douleurs avec enflure douloureuse au toucher,
BRYONIA ALBA 9 CH.
- becs de perroquet (ostéophytes),
CALCAREA FLUORICA 9 CH.

- arthrose dans le canal interne de la colonne vertébrale avec compression de la moelle épinière,
CAUSTICUM 9 CH.
- avec déformation des tendons,
CAUSTICUM 9 CH.
- avec raideur,
CAUSTICUM 9 CH.
- alternance de rhumatismes et de gastrites,
KALIUM BICHROMICUM 9 CH.
- rhumatismes erratiques,
KALIUM SULFURICUM 9 CH.
- rhumatismes avec crampes,
NUX VOMICA 9 CH.
- avec engourdissement,
RHUS TOXICODENDRON 9 CH.
- avec douleurs dans les tendons,
RHUS TOXICODENDRON 9 CH.

Selon la localisation
> *VOIR LA RUBRIQUE CORRESPONDANTE.*
Goutte, (> *VOIR CE MOT*).
> *VOIR CHONDROCALCINOSE ARTICULAIRE, FIBROMYALGIE, PÉRIARTHRITE, SPONDYLARTHRITE ANKYLOSANTE.*

RHUME

Au moindre coup de froid
Prendre :
OSCILLOCOCCINUM® 200,
une dose dès les premiers symptômes ;
ACONITUM NAPELLUS COMPOSÉ,
trois granules toutes les heures après avoir pris la dose ci-dessus.

Si le rhume est installé
Prendre trois granules trois fois par jour du ou des médicaments sélectionnés en fonction des symptômes.
- si le nez est très sec,
ACONITUM NAPELLUS 9 CH.
- si le nez coule comme de l'eau,

ALLIUM CEPA 9 CH.
• écoulement très irritant pour la lèvre supérieure,
ARSENICUM IODATUM 9 CH.
• nez bouché par temps humide,
DULCAMARA 9 CH.
• écoulement de mauvaise odeur,
HEPAR SULFURIS CALCAREUM 9 CH.
• émission de gros bouchons jaunes,
HYDRASTIS CANADENSIS 9 CH.
• avec oreilles bouchées,
KALIUM IODATUM 9 CH.
• avec douleurs dans les sinus,
KALIUM IODATUM 9 CH.
• écoulement jaune verdâtre,
KALIUM BICHROMICUM 9 CH.
• croûtes dans le nez,
KALIUM BICHROMICUM 9 CH.
• avec mauvaise haleine,
MERCURIUS SOLUBILIS 9 CH.
• rhume qui traîne,
MERCURIUS SOLUBILIS 9 CH.
• écoulement jaune et irritant,
MERCURIUS SOLUBILIS 9 CH.
• s'il y a beaucoup d'éternuements,
NUX VOMICA 9 CH.
• si le nez est bouché la nuit et coulant le jour,
NUX VOMICA 9 CH.
• en cas d'écoulement jaune non irritant,
PULSATILLA 9 CH.
• en cas de perte du goût et de l'odorat pendant le rhume,
PULSATILLA 9 CH.
• si le nez est bouché et sec,
SAMBUCUS NIGRA 9 CH.
Pour le rhume à répétition, consulter. Si l'on doit attendre pour le rendez-vous, prendre :

NATRUM MURIATICUM 9 CH,
trois granules trois fois par jour.
> *VOIR NEZ.*

RHUME DE HANCHE

> *VOIR COXITE TRANSITOIRE.*

RHUME DES FOINS

> *VOIR RHINITE ALLERGIQUE.*

RONFLEMENTS EN DORMANT

« Je ne ronfle pas, je dors tout haut », prétendait Jules Renard. Il n'empêche que le ronflement est un phénomène désagréable et un sujet de discussions sans fin dans le couple.
Il est produit, lors de l'inspiration, par la vibration du voile du palais ou de la base de la langue. Il augmente avec l'âge, l'obésité, la consommation d'alcool, d'hypnotiques, de tabac. Deux fois plus fréquent chez l'homme, il concerne environ 15 % de la population.
Il peut éventuellement donner lieu à des complications : fatigue, mal de tête au réveil, somnolence dans la journée, hypertension artérielle.
Il peut également s'accompagner d'un syndrome d'**apnée du sommeil** (> *VOIR CE MOT*).
Prendre le soir au coucher :
OPIUM 9 CH,
trois granules.

SANTÉ (BONNE)

La bonne santé, pour l'homéopathe, est un état d'équilibre entre les forces agressives qui menacent extérieurement un organisme et le système de défense interne. C'est aussi la disparition des symptômes, sans retour (et non leur simple suppression momentanée par un tranquillisant, un comprimé d'aspirine ou une pommade « efficace ») et sans passage à d'autres manifestations.

Traiter les **polypes** (> *VOIR CE MOT*) s'il y en a.

ROSACÉE

Il s'agit d'une maladie complètement différente de l'acné juvénile, qui survient plus spécialement chez la femme d'une quarantaine d'années ayant des troubles circulatoires caractérisés par une dilatation des vaisseaux du visage, surtout des pommettes, appelée «couperose». Prendre :
SANGUINARIA CANADENSIS 9 CH,
SEPIA OFFICINALIS 9 CH,
trois granules de chaque trois fois par jour.
Consulter pour les cas anciens.

ROUGEOLE

Si l'on est sûr du diagnostic (sinon, consulter), on peut donner à l'enfant :
BELLADONNA 9 CH,
MORBILLINUM 9 CH,
SULFUR 9 CH,
trois granules de chaque trois fois par jour.
Mettre dans les yeux :
collyre à l'**EUPHRASIA**,
une goutte trois fois par jour, si nécessaire.

ROUGIR FACILEMENT (TENDANCE À)

PULSATILLA 9 CH,
trois granules trois fois par jour pendant quelques mois permettent de réduire considérablement cette particularité émotive.

RUBÉOLE

Si l'on est sûr du diagnostic (sinon, consulter), on peut donner à l'enfant :
PULSATILLA 9 CH,
SULFUR 9 CH,
trois granules de chaque trois fois par jour.
Une personne du sexe féminin doit obligatoirement consulter un médecin (à cause des risques encourus en cas de grossesse).

SAGESSE (ACCIDENTS DE LA DENT DE)

> *VOIR DENTS.*

SAIGNEMENT DE NEZ

> *VOIR HÉMORRAGIE.*

SALIVAIRES (GLANDES)

Abcès
MERCURIUS SOLUBILIS 9 CH,
PYROGENIUM 9 CH,
trois granules de chaque trois fois par jour.

Grenouillette
(augmentation de volume des glandes salivaires situées sous la mâchoire)
AMBRA GRISEA 9 CH,
THUYA OCCIDENTALIS 9 CH,
trois granules de chaque trois fois par jour.

SALIVE

Abondante (trop)
MERCURIUS SOLUBILIS 9 CH,
trois granules trois fois par jour.

Absente, rare
NUX MOSCHATA 9 CH,
même posologie.

Épaisse, cotonneuse
BERBERIS VULGARIS 9 CH,
même posologie.
> *VOIR AUSSI BOUCHE.*

SALPINGITE

Le diagnostic de cette inflammation des trompes utérines sera fait par un médecin. On peut la soigner sans antibiotiques grâce à l'homéopathie. En attendant l'avis médical, on peut prendre sans risque :
MERCURIUS SOLUBILIS 9 CH,
trois granules trois fois par jour.
Se mettre au repos.

SANG (MALADIES DU)

Les maladies majeures du sang (leucémie, maladie de Hodgkin) ne sont pas du ressort de l'homéopathie, sauf pour un traitement complémentaire de confort.

SANGLOT (SPASME DU)

Il s'agit d'une perte de connaissance avec blocage respiratoire, intervenant chez l'enfant âgé de 2 à 4 ans après une contrariété. L'accès dure de toute façon moins d'une minute. Cette maladie est bénigne malgré ses symptômes spectaculaires. Donner à l'enfant :
IGNATIA AMARA 9 CH,
trois granules trois fois par jour, vingt jours par mois pendant quelques mois.

SANTÉ (BONNE)

> *VOIR ENCADRÉ PAGE PRÉCÉDENTE.*

SCARLATINE

La scarlatine est une maladie éruptive infectieuse due à la toxine du streptocoque ß-hémolytique du groupe A et dont l'incubation est de 2 à 5 jours. Elle apparaît généralement dans les suites d'une angine et se caractérise par une couleur rouge de l'intérieur de la bouche et de la gorge, une langue piquetée de points rouges la faisant ressembler à une framboise et une éruption d'un rouge écarlate. Elle se termine par une importante desquamation. Elle peut se compliquer de néphrite, c'est pourquoi le traitement antibiotique est de mise.
Le traitement homéopathique est théoriquement possible, mais il doit être sélectionné soigneusement : on ne peut prendre le risque d'une erreur. Si le patient ne reçoit pas exactement le médicament qui lui convient, les risques de complication sont grands.

Prévention de la scarlatine :
Dans une famille où il y a la scarlatine, donner aux enfants en contact avec le patient :
STREPTOCOCCINUM 9 CH,
trois granules trois fois par jour pendant quinze jours.

SCHEUERMANN (MALADIE DE) OU ÉPIPHYSITE DE CROISSANCE

La maladie de Scheuermann, ou épiphysite de croissance, est une maladie de l'adolescent. Elle se caractérise par des douleurs du dos dues à la déformation des disques cartilagineux qui séparent les vertèbres. Il faut la traiter le plus tôt possible afin d'éviter l'enraidissement sous forme de cyphose (incurvation de la colonne vertébrale dans le sens antéropostérieur, contrairement à la scoliose, qui est une incurvation latérale). Prendre, tout en suivant l'avis du médecin :
CALCAREA PHOSPHORICA 9 CH,
NUX VOMICA 9 CH,
trois granules de chaque trois fois par jour jusqu'à amélioration.
> *VOIR AUSSI COLONNE VERTÉBRALE.*

SCHIZOPHRÉNIE

La schizophrénie est une maladie mentale chronique, une psychose, qui se déclare à la fin de

l'adolescence ou au début de l'âge adulte. Elle se caractérise par la perte de l'unité de la personnalité, la rupture du contact avec la réalité, le repli sur soi, l'émoussement des émotions. Il y a des hallucinations auditives, des périodes de délire et des bizarreries du comportement. Elle est multifactorielle, sans doute génétique, organique, biologique et environnementale. Elle touche environ 1 % de la population. Le traitement principal est allopathique. L'homéopathie est possible dans les formes débutantes et « limites » (ou « borderline »). Il faut obligatoirement consulter un psychiatre homéopathe ou un médecin homéopathe expérimenté. En attendant la consultation, on peut prendre :
PHOSPHORUS 9 CH,
trois granules trois fois par jour.
> *VOIR AUSSI PSYCHOSE.*

SCHUESSLER (SELS DE)

> *VOIR PARA-HOMÉOPATHIE.*

SCIATIQUE

Il s'agit d'une douleur allant des « reins » à un pied en passant par la face postérieure de la cuisse, la face latérale ou postérieure de la jambe. Seule la sciatique rhumatismale peut se soigner par l'homéopathie. Si elle est due à une hernie discale, il faut, le plus souvent, opérer.
Selon les circonstances, prendre trois granules trois fois par jour d'un ou de plusieurs des médicaments qui suivent.

Selon les modalités

Aggravation
• quand on est assis,
AMMONIUM MURIATICUM 9 CH.
• au moindre mouvement,
BRYONIA ALBA 9 CH.

• la nuit,
KALIUM IODATUM 9 CH.
• au repos, en restant au lit,
RHUS TOXICODENDRON 9 CH.
• par l'humidité,
RHUS TOXICODENDRON 9 CH.
• quand on est debout,
SULFUR 9 CH.
• en toussant, en éternuant ou pendant la selle,
TELLURIUM 9 CH.

Amélioration
• quand on est couché sur le côté douloureux,
BRYONIA ALBA 9 CH.
• en repliant la jambe,
COLOCYNTHIS 9 CH.
• quand on est assis,
GNAPHALIUM POLYCEPHALUM 9 CH.
• en pressant sur le membre inférieur,
MAGNESIA PHOSPHORICA 9 CH.
• par la chaleur,
MAGNESIA PHOSPHORICA 9 CH.
• par le mouvement, la marche,
RHUS TOXICODENDRON 9 CH.

Selon les sensations
• sensation de brûlure améliorée par la chaleur,
ARSENICUM ALBUM 9 CH.
• douleurs piquantes,
BRYONIA ALBA 9 CH.
• engourdissement,
GNAPHALIUM 9 CH.
• la douleur se déplace le long du membre inférieur,
KALIUM BICHROMICUM 9 CH.
• sensation de courant électrique,
KALMIA LATIFOLIA 9 CH.
• sciatique à bascule, passant d'un côté à l'autre et revenant,
LAC CANINUM 9 CH.
• douleurs en éclair,
MAGNESIA PHOSPHORICA 9 CH.
• sensation de crampes,
NUX VOMICA 9 CH.

Selon les symptômes concomitants
• sciatique paralysante,
CAUSTICUM 9 CH.
• sciatique avec atrophie musculaire,
PLUMBUM METALLICUM 9 CH.

SCLÉROSE DES HÉMORROÏDES ET DES VARICES

Les « scléroses » (ou injections de produit durcissant et obturant les veines) constituent un geste illogique et dangereux. Illogique, parce qu'il ne résout pas le problème général de la circulation veineuse : la veine sclérosée disparaît, mais une veine voisine peut se dilater en remplacement. Dangereux, car lorsqu'on a piqué toutes les veines gênantes, une autre maladie (qui n'a rien à voir avec la circulation) peut se déclarer.

Les symptômes provoqués par les **hémorroïdes** et les **varices** se soignent efficacement par l'homéopathie (> *VOIR LES RUBRIQUES CORRESPONDANTES*). Quant au problème esthétique, il doit malheureusement (mais prudemment) passer après le respect des principes naturels. Si, pour une raison ou une autre, on ne suit pas les conseils ci-dessus, on peut prendre pendant quelques semaines trois granules trois fois par jour de l'un des médicaments qui suivent :
• en cas de sclérose d'une hémorroïde ou d'une varice,
HYPERICUM PERFORATUM 5 CH.
• en cas d'opération sur les hémorroïdes,
NUX VOMICA 9 CH.
• en cas d'opération sur les varices,
BELLIS PERENNIS 5 CH.

SCLÉROSE EN PLAQUES

Il s'agit d'une inflammation chronique de la moelle épinière, plus précisément de la myéline, c'est-à-dire de la gaine protégeant les cellules nerveuses. Théoriquement hors du domaine de l'homéopathie, la sclérose en plaques mérite toutefois qu'on fasse quelques essais. Le mieux est de consulter un homéopathe. En cas d'impossibilité, prendre :
ARGENTUM NITRICUM 9 CH,

SÉCURITÉ SOCIALE

Les médicaments homéopathiques, lorsqu'ils figurent sur une liste comprenant 1 163 noms, sont remboursés par la Sécurité sociale à une hauteur de 35 %.
Vingt-cinq mille médecins (dont cinq mille prescripteurs réguliers), vingt-cinq millions de Français (soit 40 % d'entre eux ; source : IPSOS, mai 2004), 58 % des mères de famille (enquête BVA, janvier-février 2004) ont recours à l'homéopathie. Il n'est pas difficile d'imaginer à quel point ces personnes regrettent la disparition de l'ancien taux (65 %), appliqué jusqu'au décret du 18 décembre 2003, et qui était plus conforme au principe de sauvegarde de l'argent public [1].

Les médecins pratiquant l'homéopathie ont des situations variables vis-à-vis du système conventionnel, selon le choix qu'ils font eux-mêmes. Rappelons qu'une bonne consultation, pour un sujet que le médecin homéopathe voit pour la première fois, est obligatoirement longue (au minimum une demi-heure), car il doit étudier de nombreux organes, recueillir des symptômes variés et, ensuite, faire la synthèse de ces renseignements pour établir l'ordonnance.

1. Un homéopathe fait dépenser à la collectivité 47 % de moins que son confrère non homéopathe (statistiques de la CNAMTS, 1996).

PHOSPHORUS 9 CH,
PLUMBUM METALLICUM 9 CH,
trois granules de chaque une fois par jour en période de poussée de la maladie.

Les publications les plus sérieuses apportent des éléments en faveur de l'existence d'un lien probable de causalité entre le vaccin contre l'hépatite et la sclérose en plaques, sans qu'on puisse trancher pour l'instant.

SCOLIOSE

Cette courbure latérale de la colonne vertébrale est une déformation acquise au cours de la croissance. Elle doit être détectée et redressée le plus tôt possible chez l'enfant, et montrée à un spécialiste. Ajouter à ses conseils :
SILICEA 12 CH,
une dose par semaine aussi longtemps que nécessaire.
> *VOIR ÉGALEMENT* LORDOSE, SCHEUERMANN (MALADIE DE).

SÉBORRHÉE

> *VOIR* CHEVELU (CUIR).

SÉCURITÉ SOCIALE

> *VOIR ENCADRÉ PAGE CI-CONTRE.*

SEINS

Prendre trois granules trois fois par jour du ou des médicaments retenus.

Abcès
HEPAR SULFURIS CALCAREUM 9 CH.

Allaitement
> *VOIR CE MOT.*

Atrophie
IODUM 5 CH.

Cancer
> *VOIR CE MOT.*

Crevasses
GRAPHITES 9 CH.
Localement, pommade au **CASTOR EQUI** deux fois par jour.

Chirurgie esthétique
> *VOIR ESTHÉTIQUE.*

Douleurs
• après un coup sur le sein,
BELLIS PERENNIS 9 CH.
• spontanées au toucher,
CONIUM MACULATUM 9 CH.
• des seins avant les règles,
CONIUM MACULATUM 9 CH.
• dans les seins pendant la tétée,
PHELLANDRIUM 9 CH.

Flasques
CONIUM MACULATUM 9 CH.

Gonflement avant les règles
SEPIA OFFICINALIS 9 CH.

Inflammation, simple rougeur
PHYTOLACCA DECANDRA 9 CH.

Kyste
> *VOIR CI-DESSOUS* Mastose.

Lait dans les seins chez les jeunes filles
PULSATILLA 9 CH.

Mastose, ou maladie de Reclus
• en cas de nodule isolé,
CONIUM MACULATUM 9 CH.
• pour la congestion diffuse,
PHYTOLACCA DECANDRA 9 CH.

Tension dans les seins avant les règles
LAC CANINUM 9 CH.
Une fois par mois, après les règles :
— regarder les seins dans une glace pour voir s'il y a une anomalie ;
— les palper (la main étant bien à plat).
Signaler la moindre boule au médecin.

SEPTICÉMIE

Certaines formes de septicémie (libre circulation de microbes dans le sang) peuvent bénéficier d'un traitement par l'homéopathie. On peut toujours le tenter dans les formes rebelles aux antibiotiques. Demander l'avis d'un médecin. Si, pour une raison exceptionnelle, il n'est pas possible d'avoir l'avis d'un médecin homéopathe, on peut commencer à prendre :
ARSENICUM ALBUM 9 CH,
PYROGENIUM 9 CH,
trois granules de chaque trois fois par jour.

SEUL ? (PEUT-ON SE SOIGNER)

> *VOIR* AUTOMÉDICATION.

SEVRAGE

> *VOIR* ALLAITEMENT.

SEXUELS (TROUBLES)

L'érotisme s'impose en force dans notre société, mais en est-il de même pour la sexualité ? Est-elle plus satisfaisante qu'autrefois ? Les médias jouent avec nos fantasmes, mais ne donnent pas de solution. On parle beaucoup de sexe, on étale ses secrets sur la place publique, quitte à oublier la référence au désir et au plaisir, qui se trouvent relégués à l'état de sous-produits de la performance. Une seule chose est, en fait, importante dans le sexe : l'équilibre subjectif et psychologique de chacun.

Si l'on veut toutefois comprendre les comportements globaux, il n'y a qu'une seule voie : compter et recompter, chercher à objectiver la nature des pratiques et de leurs impacts sur les êtres humains.

À ce titre, les laboratoire Lilly et IPSOS ont réalisé en 2004 une vaste enquête sur la sexualité des Français. Pour 72 % des 1 000 personnes ayant répondu à ce sondage, la sexualité est importante. Par ordre d'intérêt, elle symbolise le plaisir et la sensualité (44 %), l'amour (42 %), la vie à deux et la famille (29 %), la naissance d'un enfant (6 %). Par ailleurs, les Français reconnaissent l'importance des préliminaires (90 %), celle du toucher (93 %), des émotions et des sentiments (37 %), du plaisir de leur partenaire (50 %). Ils déclarent faire l'amour 1,8 fois par semaine en moyenne. Quant aux circonstances susceptibles de perturber la sexualité : 42 % des hommes reconnaissent avoir déjà rencontré une panne d'érection, 25 % des hommes se disent sujets à des baisses de désir sexuel et 24 % à des éjaculations trop rapides ; 46 % des femmes sont sujettes à des baisses de désir sexuel et 16 % à des problèmes d'orgasme. Bien d'autres renseignements figurent dans ce sondage. On en retire l'idée que, même s'il reste encore certaines inhibitions, la traditionnelle tension entre fantasmes et tabous est plutôt en voie d'apaisement.
L'homéopathie peut en outre nous y aider. Prendre trois granules trois fois par jour du médicament choisi pendant vingt jours par mois. Consulter un homéopathe s'il n'y a pas de résultat par l'automédication.

Aversion pour les rapports sexuels
GRAPHITES 9 CH.

Continence (troubles liés à la)
CONIUM MACULATUM 9 CH.

Désir
• s'il est absent,
ONOSMODIUM 9 CH.
• s'il est excessif, **PLATINA 9 CH.**

Douleurs pendant les rapports sexuels
• en cas de crampes avant l'éjaculation,
CAUSTICUM 9 CH.
• en cas de douleurs vaginales par vagin sec,
LYCOPODIUM CLAVATUM 9 CH.

Dysfonctionnement érectile, impuissance
> *VOIR DANS LA MÊME RUBRIQUE* les paragraphes Désir, Éjaculation, Érection, Plaisir.
> *VOIR ÉGALEMENT* MALADIES SEXUELLEMENT TRANSMISSIBLES, PSYCHOTHÉRAPIE.

Éjaculation précoce
SELENIUM METALLICUM 9 CH.

Érection (troubles de l')
• l'érection cesse dès qu'on tente la pénétration,
ARGENTUM NITRICUM 9 CH.
• l'érection est impossible malgré le désir,
CALADIUM SEGUINUM 9 CH.
• l'érection est douloureuse en dormant,
CANTHARIS 9 CH.
• l'érection est impossible malgré l'imagination érotique,
SELENIUM METALLICUM 9 CH.

Excitation sexuelle, idées sexuelles permanentes
STAPHYSAGRIA 9 CH.

Excès sexuels
SELENIUM METALLICUM 9 CH,
pour tous les troubles qui peuvent en résulter.

Exhibitionnisme
Il faut consulter à la fois un psychiatre et un homéopathe.

Fatigue après les rapports sexuels
LYCOPODIUM CLAVATUM 9 CH.

Frigidité
> *VOIR DANS LA MÊME RUBRIQUE* le paragraphe Désir, Plaisir.

Masturbation
Il n'y a pas de traitement car il ne s'agit pas d'une maladie.

Nymphomanie
> *VOIR DANS LA MÊME RUBRIQUE* le paragraphe Désir.

Peur des rapports sexuels, peur du sexe opposé
PULSATILLA 9 CH.

Plaisir
• absent,
CALADIUM SEGUINUM 9 CH.
• retardé,
KALIUM PHOSPHORICUM 9 CH.

Pollutions nocturnes
• éjaculation spontanée par les idées sexuelles,
CONIUM MACULATUM 9 CH.
• pollutions nocturnes spontanées,
PICRICUM ACIDUM 9 CH.

Vaginisme
> *VOIR CE MOT.*
Aborder les problèmes sexuels avec l'homéopathe ; les symptômes sexuels lui serviront (parmi d'autres) à établir le traitement de fond, et il a des réponses à fournir à ces questions.
> *VOIR ÉGALEMENT* MALADIES SEXUELLEMENT TRANSMISSIBLES, PSYCHOTHÉRAPIE.

SIDA

Le syndrome immunodéficitaire acquis, ou sida, est dû au VIH, un virus qui s'attaque aux défenses

SIMILLIMUM

Médicament le mieux adapté au cas, trouvé par application du principe de similitude (> *VOIR THÉORIE HOMÉOPATHIQUE*). *Simillimum*, en latin, signifie « le plus semblable ». Cela rappelle que, d'après les symptômes du malade, plusieurs médicaments semblent convenir ; cependant, l'un d'entre eux couvre plus étroitement que les autres l'ensemble des symptômes, c'est le « simillimum », celui qui agira le plus sûrement.

SIGNATURE (DOCTRINE DES)

de l'organisme. Sept ans après l'inoculation, un tiers des personnes n'ont encore aucun symptôme, mais elles peuvent malgré tout en infecter d'autres. La maladie se propage par le sang et les liquides organiques, principalement le sperme, les sécrétions vaginales et le lait maternel. Quand elle est déclarée, sa gravité vient des microbes qui envahissent l'organisme, des complications neurologiques et des tumeurs associées.

Il faut donc suivre un traitement allopathique dès la découverte de la maladie. De même, le traitement homéopathique, qui vient en complément, doit être entrepris avant l'arrivée des symptômes. Il faut voir un médecin homéopathe, mais en attendant la consultation on peut commencer à prendre :
MERCURIUS SOLUBILIS 9 CH,
SEPIA OFFICINALIS 9 CH,
trois granules de chaque trois fois par jour.

SIGNATURES (DOCTRINE DES)

> *VOIR ANALOGIE.*

SIMILITUDE (PRINCIPE DE)

> *VOIR THÉORIE HOMÉOPATHIQUE.*

SIMILLIMUM

> *VOIR ENCADRÉ PAGE PRÉCÉDENTE.*

SINUSITE

Il s'agit de l'inflammation virale ou bactérienne, aiguë ou chronique, de la muqueuse d'un ou de plusieurs des sinus de la face. Il faut consulter un médecin si l'on n'arrive pas très vite à un résultat.

Pour la sinusite aiguë
Prendre trois granules trois fois par jour du ou des médicaments sélectionnés, selon les symptômes :
• sans écoulement avec nez bouché,
BELLADONNA 9 CH.
• avec douleurs aggravées au toucher,
HEPAR SULFURIS CALCAREUM 9 CH.
• aggravées au moindre courant d'air,
HEPAR SULFURIS CALCAREUM 9 CH.
• avec sécrétions épaisses, jaunes, élastiques, comme des « bouchons », presque à couper au couteau,
HYDRASTIS CANADENSIS 9 CH.
• avec écoulement vert ou croûtes dans le nez,
KALIUM BICHROMICUM 9 CH.
• avec douleurs des sinus quand l'écoulement s'arrête,
LACHESIS MUTUS 9 CH.
• avec mauvaise haleine,
MERCURIUS SOLUBILIS 9 CH.
• avec pus mélangé de sang,
PHOSPHORUS 9 CH.

Pour la sinusite chronique
Prendre : **SILICEA 9 CH,**
trois granules trois fois par jour.
Consulter en cas de résultat insuffisant pour recevoir un traitement de fond personnalisé.

SIXIÈME MALADIE

Maladie virale bénigne de l'enfant ressemblant à la rubéole.
PULSATILLA 9 CH,
trois granules trois fois par jour.

SOLEIL

Le soleil est indispensable à la vie, mais il faut s'y exposer avec prudence et respect. Certes il nous réchauffe, permet la synthèse de la vitamine D, si importante pour nos os, a un effet antidépresseur et facilite la bonne tenue de notre

SPASMOPHILIE

La spasmophilie est un état latent d'hyperexcitabilité neuromusculaire sur lequel se manifestent des crises de tétanie.

La crise typique est faite d'une sensation de fourmillements dans les extrémités (mains, pieds) ou autour de la bouche, et de contractures musculaires qui rendent les mouvements très difficiles. Il faut penser à son geste pour arriver à l'exécuter. Il peut s'y ajouter, mais ceci est moins typique, des spasmes dans le ventre, une sensation de malaise, une oppression respiratoire, de l'anxiété, une sensation de mort imminente.

La crise de tétanie est souvent impressionnante, surtout la première fois, quand le diagnostic n'a pas encore été porté.

Il est possible de la faire céder en respirant dans un sac en plastique, ce qui agit en augmentant la quantité de gaz carbonique présente.

La tendance à faire des crises de tétanie constitue le terrain spasmophile. La cause en est une diminution du calcium dans le sang, uniquement pendant les crises. La prise de sang est donc le plus souvent normale. La diminution permanente peut se voir, mais elle est rare. Sur ce terrain peuvent survenir quelques symptômes sans véritable crise : oppression, manque d'air, douleur thoracique, palpitations, fourmillements, tremblements, vertiges. À l'inverse, la survenue de ces symptômes ne signifie pas obligatoirement que le terrain est spasmophile. Le médecin demande, si nécessaire, un électromyogramme, seul examen qui permette de trancher dans les cas douteux.

S'il est confirmatif, il montre une hyperactivité de l'électricité musculaire, spontanément ou après mise en place d'un garrot.

• En cas de crise de tétanie (engourdissement ou fourmillements des extrémités, essoufflement, etc.), prendre :
COCCULUS INDICUS 9 CH,
trois granules de cinq en cinq minutes ou de quart d'heure en quart d'heure, selon l'intensité.

• En cas de crises à répétition, consulter un médecin homéopathe (les médicaments les plus souvent prescrits comme traitement de terrain sont **NATRUM MURIATICUM** et **SEPIA OFFICINALIS**).

---

peau. Il décape le psoriasis. Revers de la médaille, l'exposition systématique peut provoquer des ennuis de santé, et non des moindres. En ce qui concerne les yeux, le soleil peut être responsable, surtout après un séjour à la montagne sans lunettes de qualité, d'une ophtalmie des neiges ou, à la longue, d'une inflammation de la cornée ou de l'iris, et même d'une cataracte.

Le bronzage est un phénomène naturel, cependant ce n'est pas une protection suffisante contre les rayons ultraviolets les plus agressifs, les UVB. La durée de l'exposition au soleil, son horaire, l'intensité des rayons en fonction de la latitude et du temps qu'il fait, la nature des parties du corps exposées jouent également un rôle. Si on en abuse, on prend le risque d'une moindre efficacité du système immunitaire, d'un vieillissement accéléré de la peau et surtout d'un très méchant cancer de la peau, le mélanome. Il faut savoir également que tout se joue dès l'enfance. L'exposition intempestive d'un enfant augmente son risque d'avoir un mélanome quand il sera devenu adulte.

Allergie au soleil
• en cas d'urticaire au soleil,
APIS MELLIFICA 9 CH,
trois granules trois fois par jour.

Coup de soleil

• pour la peau rouge et douloureuse,
BELLADONNA 9 CH,
trois granules trois fois par jour.
• en cas de brûlure avec cloques ou arrachement de la couche superficielle de la peau,
CANTHARIS 9 CH,
même posologie.

Insolation, malaise par la chaleur du soleil

Donner à la victime :
GLONOÏNUM 9 CH,
OPIUM 9 CH,
trois granules de chaque en alternance de cinq en cinq minutes ou de quart d'heure en quart d'heure, selon la gravité.
Ce traitement rend des services même si l'insolation a eu lieu plusieurs années auparavant.

Prévention

MURIATICUM ACIDUM 9 CH est le préventif pour les personnes qui ne supportent pas le soleil sur la peau.
Prendre trois granules trois fois par jour, en commençant quinze jours avant la période d'exposition au soleil et en continuant pendant toute sa durée.

> *VOIR AUSSI* CLIMAT, DERMITE DES PRÉS, HERPÈS, MÉLANOME, PSORIASIS, URTICAIRE, YEUX au paragraphe « Ophtalmie des neiges ».

SOMMEIL

> *VOIR* DÉCALAGE HORAIRE, INSOMNIE, NARCOLEPSIE, SOMNOLENCE, SOMNAMBULISME.

SOMNAMBULISME

Ce trouble nerveux n'est pas si grave qu'on le croit. Contrairement à ce qu'on dit, on peut réveiller un somnambule et le reconduire à son lit. Le traitement préventif sera :
KALIUM BROMATUM 9 CH, STRAMONIUM 9 CH,
trois granules de chaque trois fois par jour, vingt jours par mois pendant trois mois.

SOMNOLENCE

Somnolence continuelle
OPIUM 9 CH,
trois granules trois fois par jour.

Somnolence après les repas
Prendre trois granules avant les deux principaux repas :
• si la somnolence s'accompagne d'une amélioration par une courte sieste,
NUX VOMICA 9 CH.
• si la somnolence s'accompagne d'une aggravation de l'état général par la sieste,
LYCOPODIUM CLAVATUM 9 CH.

Somnolence irrésistible
NUX MOSCHATA 9 CH,
trois granules trois fois par jour.

SOURCILS (CHUTE DES)

Prendre :
FLUORICUM ACIDUM 9 CH,

SPÉCIALITÉ

Y a-t-il des spécialistes prescrivant de l'homéopathie ?
De plus en plus, surtout des dermatologues, des gynécologues, des ophtalmologistes, des pédiatres et des psychiatres.

L'homéopathe est-il un spécialiste ?
Il n'est pas considéré comme tel par la Sécurité sociale.

SPORT

SPÉCIFIQUE

En homéopathie, il n'y a pas de médicament spécifique d'une maladie, c'est-à-dire de médicament agissant automatiquement en fonction du nom de la maladie. Il faut toujours choisir le traitement d'après les symptômes particuliers au cas. Du moins en théorie. Dans la pratique, il se trouve que certaines maladies répondent bien à un traitement appliqué systématiquement sans qu'on ait à réfléchir. C'est une des particularités et des raisons d'être du *Guide familial de l'homéopathie*.
> *VOIR THÉORIE HOMÉOPATHIQUE.*

trois granules trois fois par jour, quinze jours par mois pendant quelques mois.

SPASMES

Gorge (de la)
IGNATIA AMARA 9 CH,
trois granules trois fois par jour.

Estomac (de l')
NUX VOMICA 9 CH,
même posologie.

Muscles (des)
BELLADONNA 9 CH,
même posologie.

Œsophage (de l')
ASA FOETIDA 9 CH,
même posologie.

Paupières (des)
> *VOIR CE MOT.*

Ventre (du)
MAGNESIA PHOSPHORICA 9 CH,
même posologie.
> *VOIR AUSSI CONVULSIONS, CRAMPES, SANGLOT (SPASME DU), SPASMOPHILIE, VAGINISME.*

SPASMOPHILIE

> *VOIR ENCADRÉ PAGE 259.*

SPÉCIALITÉ

> *VOIR ENCADRÉ PAGE CI-CONTRE.*

SPÉCIFIQUE

> *VOIR ENCADRÉ CI-DESSUS.*

SPONDYLARTHRITE ANKYLOSANTE

La spondylarthrite ankylosante, ou pelvispondylite rhumatismale, est un rhumatisme inflammatoire survenant le plus souvent chez les hommes entre 20 et 30 ans sur un terrain génétiquement prédisposé. Elle est marquée par une raideur et des douleurs de la colonne vertébrale avec dérouillage matinal (les douleurs s'atténuent quand on a remué pendant un moment). Cette maladie atteint électivement les articulations sacro-iliaques et les vertèbres dont les ligaments se calcifient. Certaines formes sont du domaine de l'homéopathie.
En attendant une consultation, on peut commencer à prendre :
TUBERCULINUM RESIDUUM 12 CH,
trois doses par semaine.

SPORT

Le sport est un loisir qui permet de se maintenir en forme, conserver son capital santé, faire du

261

bien à son mental, entretenir son cœur et ses artères, augmenter sa capacité pulmonaire, faire fonctionner ses articulations, prévenir l'ostéoporose, donner de la puissance à ses muscles, conserver ses réflexes, faciliter l'arrêt du tabac, limiter son poids.

Il ne faut pas oublier que le sport, au-delà de ses bienfaits, a des limites. Il ne faut pas en faire sans préparation (échauffements, étirements), sans montée progressive en puissance, sans entraînement régulier, sans contrôle médical, spécialement lorsqu'on prend de l'âge.

Le sport, en tout cas la performance, n'est pas un but mais un moyen. Plaisir et sensations ne doivent pas faire oublier la prudence.

Préparation au sport

Prendre trois granules trois fois par jour du ou des médicaments retenus, en commençant quelques

SUPPRESSION D'UNE MALADIE

Lorsqu'on soigne une maladie en ne considérant que les symptômes concernant l'organe atteint sans tenir compte de l'état général, on opère une « suppression » ; on supprime les symptômes locaux mais, comme l'hydre de Lerne dont les têtes coupées repoussaient, ils reviennent après avoir disparu momentanément.

Ainsi, une pommade à la cortisone « supprime » l'eczéma au lieu de le guérir. Quand on cesse l'application locale, la maladie de peau revient. Le principe est le même pour la sclérose des hémorroïdes et des **varices** (**>** *VOIR CETTE RUBRIQUE*). Il n'est pas non plus logique de supprimer une transpiration spontanée, même abondante.

STRESS

Le stress est à la fois un mot commode et une réalité, tout dépend de la manière dont nous le concevons. Médicalement parlant, il ne s'agit pas d'une maladie mais de la réponse de l'organisme à une agression, qu'elle soit d'ordre physique ou psychologique. Ce sont nos nerfs, nos glandes, notre système immunitaire, notre mental et toute notre biologie qui réagissent. Des complications peuvent se produire si nous n'arrivons pas à gérer ce qui nous arrive.

Le stress soudain, exceptionnel, stimule notre immunité, et peut être considéré comme un « bon » stress, même s'il est douloureux. Il provoque une réaction de combat ou de fuite selon les personnes et les événements.

Le stress chronique, prolongé, nous épuise[1]. Il est lié à des circonstances personnelles, familiales, professionnelles, culturelles, économiques, qui d'ailleurs s'additionnent entre elles. Les exemples les plus frappants sont l'abus sexuel d'un enfant, le harcèlement moral, l'obéissance absolue à un ordre, la dépendance vis-à-vis d'un partenaire. L'adaptation peut se faire, ou tenter de se faire, soit en diminuant la réaction physique au stress (relaxation), soit en agissant sur ce qu'on en pense (relativiser, penser à autre chose), ou encore en contrôlant la situation stressante (parvenir à interrompre ou à supprimer la cause).

Nous ne sommes pas égaux devant le stress. Certains sont résilients (ils trouvent en eux la

capacité de réagir), d'autres non.
Les principales maladies liées à une mauvaise adaptation sont l'hypertension artérielle, certains troubles digestifs (œsophagite, gastrite, ulcère gastro-duodénal, colopathie fonctionnelle), l'infarctus du myocarde, les troubles du sommeil, la spasmophilie, les troubles de l'humeur, l'anxiété. Il est préférable de consulter un médecin homéopathe pour venir à bout des conséquences d'un stress chronique.
Pour le stress soudain, on peut prendre, selon les réactions, l'un des médicaments suivants, à raison de trois granules toutes les demi-heures, jusqu'au retour au calme :
- Agitation,
ACONITUM NAPELLUS 9 CH.
- Anxiété, panique,
ACONITUM NAPELLUS 9 CH.
- Poussée d'hypertension artérielle,
ACONITUM NAPELLUS 9 CH.
- Crise de spasmophilie,
COCCULUS INDICUS 9 CH.
- Insomnie,
COFFEA CRUDA 9 CH.
- Douleurs dans le ventre,
COLOCYNTHIS 9 CH.
- Fuite,
GELSEMIUM SEMPERVIRENS 9 CH.
- Tremblements,
GELSEMIUM SEMPERVIRENS 9 CH.
- Diarrhée,
GELSEMIUM SEMPERVIRENS 9 CH.
- Sensation d'inhibition,
GELSEMIUM SEMPERVIRENS 9 CH.
- Blocage respiratoire, souffle coupé,
IGNATIA AMARA 9 CH.
- Épuisement soudain, impossibilité, de comprendre ce qu'on dit,
PHOSPHORICUM ACIDUM 9 CH.
> *VOIR AUSSI* ACOUPHÈNES, ALLERGIE, CANDIDOSE, CHONDROCALCINOSE ARTICULAIRE, CŒUR, CONSTIPATION, DÉPRESSION NERVEUSE, FATIGUE, FIBROMYALGIE, HARCÈLEMENT, HASHIMOTO (MALADIE DE), HERPÈS, INSOMNIE, PSYCHOSOMATIQUE, TENSION ARTÉRIELLE, TRAC, TRANSPIRATION.

(1) Cela a été démontré par deux psychologues nord-américains, l'un de l'université du Kentucky, l'autre de l'université de Colombie britannique, à partir de l'analyse de 19 000 personnes d'un âge moyen de 35 ans (Suzanne Segerstrom, Gregory Miller. *Psychological Stress and the Human Immune System: A Meta-Analytic Study of 30 Years of Inquiry*. Psychological Bulletin, Vol. 130, n°4).

jours avant la compétition (cette pratique n'est pas considérée comme du dopage) :
ARNICA MONTANA 9 CH
prépare à l'effort ;
GELSEMIUM SEMPERVIRENS 9 CH
enlève le trac.
Après le sport
- En cas d'excès de transpiration ou pour lutter contre la fatigue,
CHINA RUBRA 9 CH.
> *VOIR AUSSI* BLESSURES, COURBATURES, CRAMPES, ENTORSE, ÉPICONDYLITE, FATIGUE, FRACTURE, LUXATION, MUSCLES, TENDINITE, TRAC, TRANSPIRATION, TRAUMATISMES.

STÉRILITÉ

> *VOIR* INFERTILITÉ.

STOMATITE

> *VOIR* BOUCHE.

STRABISME

Le strabisme n'est pas corrigible par l'homéopathie. Si on a eu du strabisme dans l'enfance, le signaler au médecin, il en tiendra compte dans

STRESS

l'établissement du traitement homéopathique de terrain. En cas de strabisme accidentel au cours d'une fièvre, prendre :
GELSEMIUM SEMPERVIRENS 9 CH,
trois granules trois fois par jour.

STRESS

> *VOIR ENCADRÉ PAGE 262.*

STUPÉFIANTS (USAGE DE)

> *VOIR TOXICOMANIE.*

SUCRE DANS LES URINES

> *VOIR DIABÈTE, URINES (ANALYSE D').*

SUEURS

> *VOIR TRANSPIRATION.*

SUICIDE (TENDANCE AU)

> *VOIR DÉPRESSION NERVEUSE.*

SUPRESSION D'UNE MALADIE

> *VOIR ENCADRÉ PAGE 262.*

SUPPURATION

> *VOIR ABCÈS.*

SURDITÉ

La plupart des causes de surdité sont **organiques** (> *VOIR CE MOT*), et l'homéopathie n'y peut rien. Seule la surdité d'origine nerveuse (on entend mal en période d'anxiété) peut bénéficier d'un traitement homéopathique. Prendre :
ARGENTUM NITRICUM 9 CH,
trois granules trois fois par jour, pendant plusieurs mois.

SURDOUÉ

Un enfant sur vingt est un surdoué, ou plutôt, comme les parents préfèrent s'exprimer, un enfant précoce. Il a une aisance intellectuelle supérieure à la moyenne et la volonté de se débrouiller seul, ce qui le pousse à argumenter et à contourner les règles d'éducation. Il est donc généralement considéré comme un enfant difficile. Dans la mesure où il comprend avant les autres les

SYMPTOMATIQUE (TRAITEMENT)

On appelle en médecine « traitement symptomatique » un traitement qui vise les symptômes de la maladie et non ses causes. Par exemple, lorsqu'on prend de l'aspirine pour le mal de tête, on fait un traitement symptomatique. Les conseils qui figurent dans ce guide sont du domaine symptomatique, et ne seront donc de mise que pour des maladies passagères. Dès que le trouble dure longtemps et revient après guérison apparente, ou bien s'il constitue une maladie à rechutes (migraine, asthme, etc.), il faut consulter un médecin pour recevoir un traitement de **terrain** (> *VOIR CE MOT*).

SYNCOPE, ÉVANOUISSEMENT, LIPOTHYMIE, MALAISE

explications de l'enseignant, il en arrive, malgré lui à perturber la classe. S'il se sent ignoré ou critiqué il peut se perdre dans sa solitude et éventuellement se retrouver en situation d'échec scolaire. Un autre point à ne pas négliger : l'enfant surdoué n'est pas un petit adulte. S'il est en avance sur le plan intellectuel, il a affectivement (et effectivement !) son âge réel. La maturation n'est pas la même dans les deux registres. S'il a besoin d'aide, on peut le confier à un psychologue et également à un homéopathe. Les médicaments de fond qui reviennent le plus souvent sont **PULSATILLA** et **LYCOPODIUM CLAVATUM**.

SURMENAGE

Il faut éviter de tomber dans le piège du surmenage chronique : dans ce cas, on ressent moins la fatigue lorsqu'on travaille et on n'a jamais envie de s'arrêter. Il faut cependant le faire : les premiers jours sont pénibles puis, après deux semaines, tout rentre dans l'ordre, surtout si l'on prend :
• en cas de surmenage physique,
ARNICA MONTANA 9 CH,
RHUS TOXICODENDRON 9 CH,
trois granules trois fois par jour ;
• en cas de surmenage cérébral,
KALIUM PHOSPHORICUM 9 CH,
trois granules trois fois par jour.
Si l'on ne s'arrête pas à temps, un grave accident de santé peut survenir.

SYCOSIS

Il s'agit d'une éruption de petites pustules à la racine des poils du menton.
Prendre :
HEPAR SULFURIS CALCAREUM 9 CH,
trois granules trois fois par jour aussi longtemps que nécessaire.

SYMPATHIQUE (SYSTÈME NEVEUX)

L'atteinte du système nerveux sympathique est tout à fait du ressort de l'homéopathie. Les symptômes sont très variables. Consulter.

SYMPTOMATIQUE (TRAITEMENT)

> *VOIR ENCADRÉ PAGE CI-CONTRE.*

SYMPTÔME

> *VOIR ENCADRÉ PAGE 266.*

SYNCOPE, ÉVANOUISSEMENT, LIPOTHYMIE, MALAISE

Selon la cause de la syncope, on donnera au patient trois granules toutes les deux minutes (en attendant l'avis médical) de l'un des médicaments qui suivent. On peut sans danger glisser ces granules dans la bouche d'une personne même si elle est inconsciente.

Cause (malaise à la moindre)
MOSCHUS 9 CH.

Chaleur
• malaise par la chaleur de l'été,
ANTIMONIUM CRUDUM 9 CH.
• par la chaleur du soleil,
GLONOÏNUM 9 CH.
• dans une pièce surchauffée,
PULSATILLA 9 CH.

Colère (après une)
GELSEMIUM SEMPERVIRENS 9 CH.

Contrariété (après une)
IGNATIA AMARA 9 CH.

Douleur (par la)
CHAMOMILLA VULGARIS 9 CH.

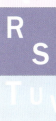

SYNOVITE, ÉPANCHEMENT DE SYNOVIE

Effort physique (par l')
SEPIA OFFICINALIS 9 CH.

Genoux (à)
SEPIA OFFICINALIS 9 CH.

Hémorragie (pendant une)
CHINA RUBRA 9 CH.

Lit (en se levant du)
BRYONIA ALBA 9 CH.

Noir (dans le)
STRAMONIUM 9 CH.

Nouvelle (après l'annonce d'une)
• après une nouvelle joyeuse,
COFFEA CRUDA 9 CH.
• après une nouvelle triste,
GELSEMIUM SEMPERVIRENS 9 CH.

Odeur (par une)
COLCHICUM AUTUMNALE 9 CH.

Peur (après une)
OPIUM 9 CH.

Règles (pendant les)
SEPIA OFFICINALIS 9 CH.

Repas (après un)
NUX VOMICA 9 CH.

Selle (après la)
PODOPHYLLUM 9 CH.

Tension artérielle (à cause de la baisse de la)
SEPIA OFFICINALIS 9 CH.

> *VOIR ÉGALEMENT CONVULSIONS.*

SYNOVITE, ÉPANCHEMENT DE SYNOVIE

Il s'agit d'une sécrétion liquidienne à l'intérieur d'une articulation, le plus souvent le genou. L'origine en est rhumatismale ou traumatique. L'articulation est gonflée. Prendre trois granules du ou des médicaments sélectionnés, selon les circonstances :

Selon la cause
• en cas d'inflammation de l'articulation,
APIS MELLIFICA 9 CH.
• après un traumatisme,
ARNICA MONTANA 9 CH.

Selon les modalités
Amélioration des douleurs
• par le froid,
APIS MELLIFICA 9 CH.
• par le repos,
BRYONIA ALBA 9 CH.
• par la pression forte,
BRYONIA ALBA 9 CH.

SYMPTÔME

Le symptôme, pour l'homéopathe, doit s'intégrer dans la conception générale du patient, de la maladie et du traitement. Il est l'expression du mode **réactionnel** (> *VOIR CE MOT*) du patient, c'est-à-dire une tentative de son organisme pour chasser la maladie. C'est l'ensemble des symptômes du cas qui permet le diagnostic du médicament capable de le guérir. On peut différencier le signe et le symptôme de la manière suivante :

— le signe est un fait observé par le médecin et qui appartient à la maladie à diagnostiquer ;
— le symptôme est ce même fait dans la mesure où il est le propre d'un patient donné. Par exemple : la douleur dans le bas-ventre à droite est un signe d'appendicite ; c'est le symptôme de l'enfant Y. L'homéopathie s'intéressant encore plus au patient qu'à la maladie, il est juste d'employer ici le terme « symptôme ».

- par le mouvement,
KALIUM IODATUM 9 CH.

Aggravation des douleurs
- par la pression,
APIS MELLIFICA 9 CH.
- la nuit,
KALIUM IODATUM 9 CH.

Dans les cas chroniques,
CALCAREA FLUORICA 9 CH.

SYPHILIS

La syphilis est une maladie sexuellement transmissible due à un microbe, le tréponème. Elle évolue en trois phases :
— une phase primaire où apparaît un chancre (une petite plaie indolore) sur une des régions génitales actives, de 2 à 6 semaines après le contact infectant ;
— une phase secondaire où se produit une éruption répandue sur tout le corps ;
— une phase tertiaire, exceptionnelle de nos jours grâce à la détection précoce et aux traitements efficaces, qui consiste en complications cardiovasculaires et neurologiques.

L'accident syphilitique primaire ne doit pas être soigné par l'homéopathie mais par les traitements classiques. Toutefois, il faut absolument consulter un médecin pratiquant l'homéopathie après la disparition du chancre initial pour qu'il prescrive un traitement de **terrain** (> *VOIR CE MOT*). Cela évitera les séquelles.

> *VOIR ÉGALEMENT MALADIES SEXUELLEMENT TRANSMISSIBLES.*

Remèdes

RANUNCULUS BULBOSUS

Substance de base : **la renoncule bulbeuse.**
Symptômes les plus caractéristiques traités par RANUNCULUS BULBOSUS
Douleurs thoraciques piquantes ; vésicules sur la paroi thoracique, d'aspect bleuté ; aggravation par le contact, le froid, les changements de temps, le mouvement (en particulier l'inspiration).
Principaux usages cliniques
Herpès ; zona ; névralgies après zona ; séquelles de pleurésie ou de pneumonie.

le saviez-vous ?

LA RENONCULE BULBEUSE
Cette plante aux jolies fleurs jaunes — le plus souvent nommée « bouton-d'or » comme plusieurs autres variétés de renoncules — doit son nom au fait que la tige porte à sa base un renflement, un petit bulbe. Comme sa cousine l'anémone pulsatille (toutes deux appartiennent à la même famille botanique), la renoncule bulbeuse contient, lorsqu'elle est fraîche, une substance active toxique, le ranunculoside. Celui-ci est susceptible de provoquer des douleurs abdominales quand la plante est ingérée et des irritations quand elle est appliquée sur la peau. Autrefois d'ailleurs, nombre de mendiants se frottaient bras et jambes avec des renoncules afin d'obtenir des lésions cutanées, ce qui leur permettait d'inspirer pitié…

RAPHANUS SATIVUS NIGER

Substance de base : **le radis noir.**
Principal usage clinique
Ballonnement abdominal avec rétention des gaz après une intervention chirurgicale.

RATANHIA

Substance de base : **la racine du krameria (arbrisseau du Pérou).**
Symptômes les plus caractéristiques traités par RATANHIA
Hémorroïdes sortant pendant la selle ; fissures anales ; douleurs anales persistant pendant des heures après la selle ; spasme anal.
Principaux usages cliniques
Hémorroïdes ; fissures anales ; douleurs anales.

RHEUM OFFICINALE

Substance de base : **la rhubarbe.**
Symptômes les plus caractéristiques traités par RHEUM OFFICINALE
Diarrhée acide ; sueurs froides d'odeur acide.
Principaux usages cliniques
Diarrhée ; complications de la dentition chez le nourrisson.

RHODODENDRON CHRYSANTHUM

Substance de base : **le rhododendron.**
Symptômes les plus caractéristiques traités par RHODODENDRON CHRYSANTHUM
Douleurs rhumatismales, douleurs des dents ; douleurs des testicules ; aggravation par temps orageux.
Principaux usages cliniques
Goutte ; rhumatismes ; maux de dents ; inflammation des testicules.

RHUS AROMATICA

Substance de base : **le sumac odorant.**
Principal usage clinique
Énurésie par atonie de la vessie.

RHUS TOXICODENDRON

Substance de base : **le sumac vénéneux.**
Convient de préférence : aux suites d'effort.
Symptômes les plus caractéristiques traités par Rhus toxicodendron
Raideur rhumatismale ; articulations enflées et douloureuses ; aggravation aux premiers mouvements ; amélioration par le mouvement continu ; aggravation par le froid humide ; vésicules qui démangent beaucoup ; inflammation des muqueuses ; rêves d'exercices fatigants.
Principaux usages cliniques
Grippe ; coryza ; laryngite ; entorse ; tendinite ; rhumatismes ; excès de fatigue musculaire ; lumbago ; sciatique ; urticaire ; eczéma ; herpès ; varicelle ; oreillons.

RICINUS COMMUNIS

Substance de base : **le ricin.**
Symptômes les plus caractéristiques traités par RICINUS COMMUNIS
Sensation de barre à l'estomac ; diarrhée sans douleur ; excès de lait dans les seins, ou au contraire manque de lait.
Principaux usages cliniques
Gastro-entérite ; sevrage ; stimulation de la lactation.

ROBINIA PSEUDO-ACACIA

Substance de base : **le faux acacia.**
Principal usage clinique
Brûlures d'estomac avec vomissements acides.

RUMEX CRISPUS

Substance de base : **la patience sauvage.**
Principal usage clinique
Toux au moindre air froid.

RUTA GRAVEOLENS

Substance de base : **la rue fétide.**
Symptômes les plus caractéristiques traités par RUTA GRAVEOLENS
Sensation de meurtrissure généralisée ; douleurs osseuses et tendineuses, avec contractures, spécialement des cuisses et des poignets ; fatigue des muscles ocu-laires ; prolapsus du rectum.
Principaux usages cliniques
Traumatismes des ligaments ; tendinites ; douleurs des poignets ; lumbago ; sciatique ; entorse ; fatigue visuelle.

le saviez-vous ?

LA RUE FÉTIDE
La rue est un arbrisseau originaire du sud-est de l'Europe dont les feuilles dégagent, lorsqu'on les froisse, une odeur désagréable, écœurante, d'où le qualificatif de « fétide » qui est souvent accolé à son nom. Ses feuilles, amères, sont connues depuis l'Antiquité pour leurs propriétés médicinales. À faible dose, la rue aide à la digestion, a des vertus toniques et joue un rôle vasoprotecteur. À dose plus forte, elle est toxique, et la manipuler suffit parfois à déclencher une réaction cutanée ; ses propriétés abortives firent même interdire sa culture pendant un temps. On s'en sert aussi comme insecticide, en particulier dans la lutte contre les pucerons.

SABADILLA OFFICINARUM

Substance de base : **la cévadille.**
Symptômes les plus caractéristiques traités par SABADILLA OFFICINARUM
Violents éternuements ; sensibilité à l'odeur des fleurs ; sensation de boule à la gorge avec besoin constant d'avaler ; démangeaisons anales.
Principaux usages cliniques
Rhume des foins ; coryza spasmodique ; vers.

SABAL SERRULATA

Substance de base : **le fruit du sabal, un palmier d'Amérique du Nord.**
Symptômes les plus caractéristiques traités par SABAL SERRULATA
Grosse prostate avec gêne urinaire et douleurs génitales pendant les rapports sexuels.
Principaux usages cliniques
Troubles prostatiques : cystite ; difficultés sexuelles.

SABINA

Substance de base : **la sabine.**
Symptômes les plus caractéristiques traités par SABINA
Douleurs allant du sacrum au pubis ; douleurs de la face antérieure des cuisses à la marche ; règles abondantes ; hémorragies utérines.
Principaux usages cliniques
Douleurs de règles ; menace d'avortement au troisième mois de grossesse ; névralgie crurale.

SAMBUCUS NIGRA

Substance de base : **le sureau.**
Symptômes les plus caractéristiques traités par SAMBUCUS NIGRA
L'enfant se réveille en sursaut au milieu de la nuit avec le nez complètement bouché, ce qui l'empêche de respirer ; toux suffocante ; transpiration profuse.
Principaux usages cliniques
Laryngite striduleuse, ou « faux croup » ; asthme ; coryza.

le saviez-vous ?

LE SUREAU
Ce petit arbre, commun en Europe, qui présente en juin des petites fleurs de couleur blanche ou crème se transformant par la suite en bouquets de baies noires et luisantes très appréciées des oiseaux, réserve bien des surprises. Tout est bon – ou presque –, tout peut être employé dans le sureau : les baies se dégustent (après cuisson) sous forme de coulis, de gelée, de sirop ou de vin, entre autres, et on en faisait naguère de la teinture ou de l'encre ; dans les rameaux, très tendres, les enfants taillent des sarbacanes, des flûtes ou des sifflets ; les feuilles permettent de préparer une décoction insecticide ; le bois des racines était utilisé autrefois pour fabriquer stéthoscopes et mirlitons… Mais, plus encore, le sureau retient l'attention depuis l'Antiquité pour ses propriétés diurétiques, purgatives, sudorifiques et anti-inflammatoires. Un seul bémol dans ce concert de louanges : les baies fraîches peuvent déclencher nausées et diarrhées sévères…

SANGUINARIA CANADENSIS

Substance de base : **la sanguinaire du Canada.**
Symptômes les plus caractéristiques traités par SANGUINARIA CANADENSIS
Congestions localisées (à la tête, aux joues, aux mains, aux pieds) ; mal de tête battant avec joues rouges, bouffées de chaleur, amélioration en expulsant un gaz par en haut ou par en bas ; sécheresse des muqueuses avec sensation de brûlure à leur niveau ; polypes divers avec saignements ; toux sèche améliorée par les éructations.
Principaux usages cliniques
Migraines ; névralgies faciales ; palpitations ; bouffées de chaleur ; ménopause ; polypes ; coryza.

SARSAPARILLA

Substance de base : **la salsepareille.**
Symptômes les plus caractéristiques traités par SARSAPARILLA

SECALE CORNUTUM

Douleurs violentes à la fin de la miction ; miction goutte à goutte, plus facile quand on est debout ; sable blanc dans les urines ; peau sèche, craquelée, flasque ; aggravation par l'humidité et au printemps.

Principaux usages cliniques
Calculs urinaires ; coliques néphrétiques ; cystite chronique.

SECALE CORNUTUM

Substance de base : **l'ergot de seigle.**
Symptômes les plus caractéristiques traités par SECALE CORNUTUM
Douleurs brûlantes ; peau froide au toucher, et cependant aggravation des douleurs par la chaleur ; sensation de fourmillements ; tendance à la gangrène ; infection grave ; diarrhée verte.

Principaux usages cliniques
Spasmes artériels ; début de gangrène ; diarrhée ; maladie de Raynaud.

SELENIUM METALLICUM

Substance de base : **le sélénium.**
Principal usage clinique
Acné à type de points noirs.

SENECIO AUREUS

Substance de base : **le séneçon.**
Principal usage clinique
Règles abondantes avec phénomènes de compensation (saignement de nez, pertes blanches, rhume, lumbago).

SENNA

Substance de base : **la casse, ou séné.**
Principal usage clinique
Crise d'acétonémie.

SEPIA OFFICINALIS

Substance de base : **l'encre de seiche.**
Convient de préférence : aux personnes tristes, ayant des cernes sous les yeux, épuisées par les grossesses.
Symptômes les plus caractéristiques traités par SEPIA OFFICINALIS
Irritabilité, avec aggravation par la consolation ; aversion pour la compagnie, le travail ; difficultés à supporter la famille ; manque de désir sexuel ; fatigue inexpliquée ; bouffées de chaleur (même avant la ménopause) ; herpès au moment des règles ; frilosité ; aggravation à la mer et par temps neigeux ; creux à l'estomac vers 11 heures du matin ; désir de sucre, de chocolat, de citron, de vinaigre ; sensation de pesanteur du petit bassin ; urines d'odeur forte ; éruptions rondes guérissant par le centre.

Principaux usages cliniques
Dépression nerveuse ; frigidité ; impuissance ; infection urinaire ; cystite ; colibacillose ; troubles menstruels et prémenstruels; troubles de la grossesse et après l'accouchement ; herpès ; jaunisse ; insuffisance hépatique ; constipation; hémorroïdes ; migraines ; spasmophilie ; acné rosacée.

SILICEA

Substance de base : **la silice.**
Convient de préférence : aux enfants ayant du mal à grandir, assimilant mal, déminéralisés ; aux suites de vaccinations.
Symptômes les plus caractéristiques traités par SILICEA
Manque d'énergie morale et physique ; manque de confiance en soi ; la moindre plaie suppure ; tendance à la suppuration chronique des abcès, à la fistulisation ; sueurs fétides des pieds ; constipation avec selles « à ressort » (sortant du rectum puis remontant) ; frilosité.

Principaux usages cliniques
Suppurations diverses ; abcès chroniques ; otites chroniques ; sinusites ; bronchites chroniques ; pyorrhée ; fistules ; rachitisme.

SOLANUM MALACOXYLON

Substance de base : **une plante de la pampa argentine.**
Symptômes les plus caractéristiques traités par SOLANUM MALACOXYLON
Douleurs de l'épaule liées à une calcification des tendons.
Principaux usages cliniques
Chondrocalcinose articulaire, périarthrite calcifiante de l'épaule, périarthrite scapulo-humérale, tendinite calcifiante.

SOLIDAGO VIRGA AUREA

Substance de base : **la verge d'or.**
Symptômes les plus caractéristiques traités par SOLIDAGO VIRGA AUREA
Douleurs de la région des reins ; urines peu abondantes et de mauvaise odeur bien que claires.
Principaux usages cliniques
Colique néphrétique ; difficulté de la miction.

SPIGELIA ANTHELMIA

Substance de base : **la spigélie.**
Symptômes les plus caractéristiques traités par SPIGELIA ANTHELMIA
Névralgie faciale, spécialement du côté gauche ; migraine gauche ; douleurs des yeux ; palpitations violentes ; douleurs intestinales.
Principaux usages cliniques
Névralgies faciales ; migraines ; douleurs de glaucome ; troubles réflexes dus aux vers.

le saviez-vous ?

LA SPIGÉLIE
Originaire d'Amérique du Sud et des Antilles, la spigélie est une plante d'environ 50 centimètres de hauteur à fleurs rouge et blanc. Elle est l'exemple même de ces végétaux qui, selon la façon dont ils sont employés, peuvent aussi bien devenir poison que médicament. On la surnomme parfois « brinvillière » car elle entrait dans la composition de la fameuse « poudre de succession » de la marquise de Brinvilliers, célèbre empoisonneuse du XVIIe siècle. Elle fut un temps utilisée comme vermifuge, mais les convulsions qu'elle générait la firent abandonner pour cet office. La spigélie n'est plus guère employée qu'en homéopathie, les dilutions supprimant complètement sa toxicité.

SPONGIA TOSTA

Substance de base : **l'éponge torréfiée.**
Symptômes les plus caractéristiques traités par SPONGIA TOSTA
Sensation de sécheresse des muqueuses ; toux aboyante, comme un chien, améliorée en mangeant et en buvant ; suffocation anxieuse avec palpitations ; grosse thyroïde indurée ; induration des testicules.
Principaux usages cliniques
Laryngite striduleuse ; asthme ; goitre induré ; pancréatite.

SQUILLA MARITIMA

Substance de base : **la scille.**
Symptômes les plus caractéristiques traités par SQUILLA MARITIMA
Toux avec éternuements, larmoiement, émission d'urines, selles involontaires, douleurs piquantes dans la poitrine.
Principaux usages cliniques
Coryza ; catarrhe bronchique ; coqueluche.

STANNUM METALLICUM

Substance de base : **l'étain.**
Symptômes les plus caractéristiques traités par STANNUM METALLICUM
Sensation de faiblesse de la poitrine empêchant de parler ; expectoration de goût douceâtre ; toux en parlant, en riant, en chantant ; transpiration nocturne épuisante.

Principaux usages cliniques
Bronchite chronique ; dilatation des bronches.

STAPHYSAGRIA

Substance de base : **la staphysaigre.**
Symptômes les plus caractéristiques traités par STAPHYSAGRIA
Irritabilité mal contenue ; idées sexuelles constantes ; hypersensibilité générale ; dents cariées ; douleurs brûlantes de l'urètre, améliorées en urinant ; verrues ; orgelets ; blessure par instrument tranchant.

Principaux usages cliniques
Névralgies ; cystite nerveuse ; orgelets ; verrues ; cicatrisation des plaies chirurgicales.

STICTA PULMONARIA

Substance de base : **le pulmonaire du chêne.**
Symptômes les plus caractéristiques traités par STICTA PULMONARIA
Nez bouché et sec, avec besoin constant de souffler par le nez ; pression douloureuse à la racine du nez ; toux sèche, aggravée la nuit ; rhumatisme et coryza en alternance.

Principaux usages cliniques
Coryza aigu sec ; sinusite frontale après coryza ; toux séquellaire de la rougeole.

STRAMONIUM

Substance de base : **la stramoine, ou pomme épineuse.**
Symptômes les plus caractéristiques traités par STRAMONIUM
Terreurs nocturnes avec peur du noir et de la solitude ; bégaiement ; agitation avec tendance à mordre, à se taper la tête contre les murs sans paraître se faire mal.

Principaux usages cliniques
Terreurs nocturnes ; bégaiement ; enfant capricieux et agité ; rougeole qui ne sort pas.

le saviez-vous ?

LA STRAMOINE

La stramoine, originaire des Indes orientales mais commune depuis longtemps en Europe, est aussi connue sous plusieurs autres noms : « *datura* », son nom botanique ; « pomme épineuse », car ses fruits sont hérissés de piquants ; « trompette des anges », en raison de ses grandes fleurs blanches, élégantes, en forme d'entonnoir ; « herbe aux sorciers » ou « pomme du diable », car les hallucinations qu'elle peut provoquer étaient autrefois tenues pour des manifestations diaboliques. Ces propriétés psychotropes, dues aux alcaloïdes que renferme la plante (hyoscyamine, scopolamine et atropine), ne sont pas recherchées par les médecins allopathes, d'une part parce que les effets secondaires sont fort désagréables, d'autre part parce que les risques de surdose sont très importants, la dose mortelle étant extrêmement proche de la dose hallucinogène.

STROPHANTUS HISPIDUS

Substance de base : **le strophantus.**
Principal usage clinique
Le cœur irritable des fumeurs et des buveurs.

SULFUR

Substance de base : **le soufre.**
Convient de préférence : au patient jovial, optimiste, porté à philosopher, congestif, sanguin, négligent dans sa façon de s'habiller.
Symptômes les plus caractéristiques traités par SULFUR
Éruptions rouges, brûlantes, démangeantes, aggravées par l'eau ; tendance aux éliminations muqueuses (catarrhes divers, bronchite, diarrhée) et aux épanchements (pleurésie, synovite) ; désir de gras, d'alcool, de sucre ; excès de chaleur vitale ; sensation de congestion localisée (en particulier à la plante des pieds ; on doit sortir les pieds du lit) ; alternance des divers troubles ci-dessus ; aggravation générale par la chaleur et debout ; amélioration au grand air.
Principaux usages cliniques
Eczéma ; diarrhée ; allergie ; migraine ; rhumatismes ; épanchements ; méno-pause ; hypertension artérielle ; alcoolisme chronique.

SULFURICUM ACIDUM

Substance de base : **l'acide sulfurique, ou vitriol.**
Convient de préférence : aux complications de l'excès d'alcool.
Symptômes les plus caractéristiques traités par SULFURICUM ACIDUM
Sensation de tremblement intérieur ; hémorragies de sang noir ; aphtes ; sensation de vide à l'estomac, améliorée par l'absorption d'alcool.
Principaux usages cliniques
Aphtes ; stomatite ; hémorragie ; dégoût de l'alcool.

SYMPHYTUM OFFICINALE

Substance de base : **la consoude.**
Principaux usages cliniques
Traumatisme des os avec retard à la consolidation des fractures ; traumatisme des globes oculaires.

Troubles et maladies

TABAC

> *VOIR ENCADRÉ PAGES SUIVANTES.*

TACHE DE VIN

> *VOIR* ANGIOME.

TACHYCARDIE

Accélération du cœur, (> *VOIR CE MOT*).

TÆNIA

> *VOIR* VERS.

TALON (DOULEURS DU)

Prendre :
RHUS TOXICODENDRON 9 CH,
trois granules trois fois par jour.
> *VOIR ÉGALEMENT* AMPOULE.

TATOUAGE

> *VOIR* PIERCING.

TEINTURE MÈRE

> *VOIR ENCADRÉ PAGE 280.*

TÉLÉPHONE (CONSEIL PAR)

> *VOIR ENCADRÉ PAGE 280.*

TÉLÉPHONE PORTABLE

> *VOIR* POLLUTION.

TENDINITE

Inflammation d'un tendon, généralement après surmenage de celui-ci ou effort inhabituel. Prendre :
RHUS TOXICODENDRON 9 CH,
trois granules trois fois par jour.
Appliquer localement :
Pommade **RHUS TOXICODENDRON 4 %**
deux fois par jour.
Si le médecin a parlé de tendinite d'insertion (inflammation des tendons à l'endroit où ils s'attachent sur les os), ajouter :
RUTA GRAVEOLENS 9 CH,
trois granules trois fois par jour.

TENSION ARTÉRIELLE

> *VOIR ENCADRÉ PAGE 282.*

TERRAIN

> *VOIR ENCADRÉ PAGE 280.*

TERREURS NOCTURNES

Si un enfant, en pleine nuit, se met à hurler tout en dormant, donne l'impression d'avoir devant les yeux des visions effrayantes, se calme si on allume la lumière et qu'on reste auprès de lui, lui donner préventivement chaque soir au coucher :
STRAMONIUM 9 CH,
trois granules, à répéter dans la nuit si (au début) il se réveille quand même.

TERRORISME

Comme il s'agit de dégâts provoqués par des armes violentes, bactériologiques et chimiques, l'homéopathie est nettement au second plan dans les suites d'attentat.
Voici cependant quelques recommandations.

TABAC

TABAC

Comment s'affranchir de la dépendance tabagique ?

Vous avez peur de prendre du poids si vous arrêtez de fumer... Ne serait-ce pas un faux motif, autrement dit une bonne raison pour continuer ? Vous ne prendrez pas de poids si vous n'augmentez pas votre consommation de nourriture, si vous vous mettez au sport ou si vous en renforcez la pratique.

Vous croyez que le geste de prendre une cigarette, de chercher de quoi l'allumer, vous est indispensable ? Que des échecs antérieurs peuvent mettre en péril votre projet ?

Pour vous motiver, ne comptez pas sur la peur du tabac. Certes, l'habitude de fumer favorise, induit ou entretient des maladies cardio-vasculaires (en particulier l'angine de poitrine et l'artérite), le cancer (principalement le cancer du poumon), la bronchite chronique obstructive. Elle favorise le vieillissement de la peau. Les quelque 4 000 molécules présentes dans la fumée (nicotine, monoxyde de carbone, goudrons, métaux, produits irritants, etc.), en provenance de l'herbe elle-même et du papier à cigarette, sont peu engageantes. Tout cela risque de ne pas faire le poids au regard de votre dépendance. Il vaut mieux vous appuyer sur des motivations positives, tels les bénéfices que vous apporterait un arrêt complet. Peut-être accepteriez-vous de ne plus faire participer vos proches à la prise de risque ? Le tabagisme passif est un phénomène très important reconnu par l'OMS et l'Académie de médecine.

Peut-être aimeriez-vous donner l'exemple à vos enfants et arrêter avant qu'ils ne commencent ? Réussir un défi contre votre meilleur ennemi, le tabac ? Garder votre argent pour un plaisir plus noble ? Vous réjouir à l'idée que l'oxygène circule mieux dans votre cerveau et vos muscles ? Augmenter vos performances sportives ? Vous sentir libre ? Avoir le plaisir d'appartenir à la majorité (70 % des Français ne fument pas) ? Faire partie des trois personnes sur dix qui parviennent à s'arrêter définitivement ?

Certes il vous faut une aide. Pourquoi pas l'homéopathie afin de mieux combattre l'anxiété et le stress, oublier les espoirs déçus, stabiliser votre humeur, trouver des stimulations plus naturelles ? Passer de l'état de fumeur à celui de non-fumeur peut devenir chez vous une seconde nature et vous mettre sur le bon chemin, celui du retour à votre véritable identité.

Si vous réussissez dans votre projet, ne reprenez jamais aucune cigarette, même un jour de fête entre amis, même si une contrariété vient troubler votre sérénité.

L'aide de l'homéopathie

Pour vous désintoxiquer du tabac, demandez à votre pharmacien un *isothérapique* (> *VOIR CE MOT*), c'est-à-dire une dilution homéopathique préparée avec un échantillon de votre marque favorite. La substance de base doit être votre cigarette habituelle avec son papier et son filtre s'il y a lieu, votre cigare ou votre tabac préféré [1]. Achetez en pharmacie 12 tubes de :
ISOTHÉRAPIQUE 9 CH,

et prenez trois granules de cette préparation avant de fumer.

Vous aurez immédiatement un mauvais goût de nicotine dans la bouche. Vous n'aurez pas envie d'allumer votre cigarette, votre cigare ou votre pipe, ou bien vous l'éteindrez rapidement.

Attention ! Vous restez maître de votre choix. Si vous n'êtes pas vraiment motivé, vous trouverez divers prétextes pour ne pas prendre l'isothérapique. Il n'existe aucune méthode de désintoxication tabagique sans action positive de la part du candidat à l'abstinence.

TESTICULES

> Si l'arrêt du tabac provoque chez vous quelques symptômes (pertes de mémoire, maux de tête, nausées, sensation d'estomac plein, besoin fréquent d'aller à la selle, palpitations), prenez :
> CALADIUM SEGUINUM 9 CH,
> trois granules trois fois par jour jusqu'à disparition du phénomène.
>
> > VOIR AUSSI *ANXIÉTÉ, STRESS, TOXICOMANIE*.
>
> 1. L'isothérapique est préférable à des dilutions homéopathiques de Tabacum (voir la rubrique page 309)-, car on prépare ainsi un médicament contenant tous les produits mélangés du tabac plutôt qu'une dilution de feuilles de tabac crues.

Armes bactériologiques
En cas d'atteinte par des microbes aussi dangereux que ceux du charbon (anthrax), de la variole, de la peste, du botulisme, de la fièvre hémorragique, par des salmonelles, des brucelles, etc., tout en cherchant à recevoir les soins allopathiques les plus appropriés, il serait bon de prendre :
ARSENICUM ALBUM 9 CH,
GELSEMIUM SEMPERVIRENS 9 CH,
LACHESIS MUTUS 9 CH,
trois granules de chaque trois fois par jour aussi longtemps que nécessaire, (ou toute autre dilution qu'on pourrait avoir sous la main).

Armes chimiques
Plutôt que de ne rien faire, si l'action des armes chimiques (manque d'air, brûlures de la peau, lésions neurologiques) en laisse le temps, on peut prendre :
AETHYL SULFUR DICHLORATUM 9 CH,
CANTHARIS 9 CH,
PHOSPHORUS 9 CH,
trois granules de chaque trois fois par jour aussi longtemps que nécessaire, (ou toute autre dilution qu'on pourrait avoir sous la main).

TESTICULES

Descendus (testicules non)
Dans un certain nombre de cas, seule l'opération fera descendre les testicules dans les bourses (l'opération doit être pratiquée avant que l'enfant ait 10 ans). Dans d'autres cas, un traitement peut être efficace, et rien n'empêche de le tenter avant de passer au stade opératoire :
AURUM METALLICUM 9 CH,
trois granules trois fois par jour, vingt jours par mois pendant trois mois.

Douloureux
HAMAMELIS VIRGINIANA 9 CH,
trois granules trois fois par jour.

Eczéma des bourses
CROTON TIGLIUM 9 CH,
trois granules trois fois par jour.

Enflés
PULSATILLA 9 CH,
trois granules trois fois par jour.

Épididymite
> *VOIR CE MOT*.

Herpès des bourses
MERCURIUS SOLUBILIS 9 CH,
trois granules trois fois par jour.

Hydrocèle
(épanchement aqueux autour d'un testicule)
RHODODENDRON CHRYSANTHUM 9 CH,
trois granules trois fois par jour.

Orchite
(inflammation des testicules)
> *VOIR CI-DESSUS* dans le paragraphe Enflés.

Sensibles au toucher
SPONGIA TOSTA 9 CH,
trois granules trois fois par jour.

279

TEINTURE MÈRE

La teinture mère est la préparation de base des produits homéopathiques lorsqu'ils sont d'origine animale ou végétale. On met à macérer la plante ou l'animal dans un mélange d'eau et d'alcool avant de faire les opérations de **dilution** et de **dynamisation** nécessaires à la préparation du **médicament homéopathique** (> *VOIR CES MOTS*). La teinture mère (que l'on trouve communément désignée par «TM») est encore à dose pondérable. On doit donc se méfier d'intoxications possibles (> *VOIR DANGER DE L'HOMÉOPATHIE*).

TÉLÉPHONE (CONSEIL PAR)

Le conseil par téléphone se pratique assez souvent chez les homéopathes lorsqu'ils connaissent leur client et que la maladie est bénigne. Voici quelques conseils pour que la «consultation» téléphonique soit efficace :
— donnez, outre votre nom, un détail original qui vous rappellera immédiatement au souvenir du médecin (si vous dites : «C'est moi qui ai de l'eczéma », vous resterez relativement perdu dans la masse des eczémateux ; si vous déclarez : «C'est moi qui élève des caniches nains », le médecin saura tout de suite qui parle) ;
— munissez-vous d'un papier et d'un crayon, les noms des médicaments homéopathiques étant difficiles à retenir ;
— ayez votre dernière ordonnance sous les yeux ;
— apprenez, si possible, à bien étudier vos symptômes ; notez la circonstance déclenchante, l'horaire, les modalités d'aggravation ou d'amélioration (par le froid, par le chaud, dans une position donnée, par l'ingestion d'un liquide ou d'un aliment, etc.) ; plus vous fournirez de détails personnels sur vos troubles, plus le médecin aura de possibilités de vous conseiller efficacement.

TERRAIN

La notion de « terrain » est ancienne et considérée comme dépassée, sauf par les médecins pratiquant l'homéopathie. Le microbe n'est rien sans le terrain affaibli qui l'accueille. Quand l'organisme est en bonne santé, il se défend bien contre les agressions extérieures. Lorsque la défense est mauvaise, le microbe envahit l'organisme.
Pour la renforcer, il faut un traitement de terrain, un traitement « de fond ». Celui-ci sera mis au point par un médecin, car une longue expérience est nécessaire pour savoir dépasser la simple notion de symptômes locaux et faire la synthèse de toute une tranche de vie parsemée de troubles pathologiques.
L'**immunologie** (> *VOIR CE MOT*) remet au goût du jour la notion de terrain. La voie dans ce domaine a été ouverte par le Pr Dausset (Prix Nobel de médecine), qui a découvert le système « HLA ». Il a montré que, dans certaines maladies, on retrouve présents de façon significative certains antigènes tissulaires, selon une formule différente pour chaque individu. L'homéopathie et l'immunologie se rejoignent au niveau de la conception du système de défense de l'organisme.

TÉTANIE

> *VOIR* SPASMOPHILIE.

TÉTANOS

Le traitement classique est à faire de toute manière (dans un service hospitalier spécialisé). Malheureusement, il ne peut sauver toutes les personnes, et rien n'empêche d'augmenter les chances de survie en ajoutant :
CICUTA VIROSA 9 CH,
HYPERICUM PERFORATUM 9 CH,
LEDUM PALUSTRE 9 CH,
dix granules de chaque dans un grand verre d'eau ; en prendre une cuillerée à café toutes les heures, en commençant le plus tôt possible.
Le vaccin antitétanique (peu agressif) est à recommander, tout spécialement pour les gens qui travaillent la terre ou s'occupent de chevaux.

TÊTE (MAL DE) OU CÉPHALÉE

Prendre, selon les circonstances, trois granules toutes les demi-heures du médicament sélectionné. Si l'on hésite entre deux ou trois médicaments, les prendre en alternance toutes les demi-heures à raison de trois granules à chaque fois.

Selon la cause
• après avoir pris chaud,
ANTIMONIUM CRUDUM 9 CH.
• après un bain froid,
ANTIMONIUM CRUDUM 9 CH.
• après un coup de froid,
BELLADONNA 9 CH.
• après une coupe de cheveux,
BELLADONNA 9 CH.
• par constipation,
BRYONIA ALBA 9 CH.
• après un travail intellectuel,
CALCAREA PHOSPHORICA 9 CH.
• par temps froid et humide,
DULCAMARA 9 CH.
• par une insolation,
GLONOÏNUM 9 CH.
• par une odeur forte, un parfum,
IGNATIA AMARA 9 CH.
• à la ménopause,
LACHESIS MUTUS 9 CH.
• quand on a sauté un repas,
LYCOPODIUM CLAVATUM 9 CH.
• après une contrariété,
NATRUM MURIATICUM 9 CH.
• après un traumatisme crânien,
NATRUM SULFURICUM 9 CH.
• après un excès de table,
NUX VOMICA 9 CH.
• après un excès de café,
NUX VOMICA 9 CH.
• après un excès d'alcool,
NUX VOMICA 9 CH.
• par fatigue oculaire,
ONOSMODIUM 9 CH.
• après avoir mangé du gras,
PULSATILLA 9 CH.
• après avoir été mouillé,
RHUS TOXICODENDRON 9 CH.
• après fatigue musculaire,
RHUS TOXICODENDRON 9 CH.

Selon les modalités
Amélioration
• par un enveloppement froid,
ALOE SOCOTRINA 9 CH.
• en serrant la tête dans un bandeau,
ARGENTUM NITRICUM 9 CH.
• par un saignement de nez (consulter par la suite pour surveillance de la tension artérielle),
MELILOTUS ALBA 9 CH.
• en marchant,
PULSATILLA 9 CH.
• par un enveloppement chaud,
SILICEA 9 CH.

TENSION ARTÉRIELLE

Aggravation
• pendant les règles,
ACTEA RACEMOSA 9 CH.

• par le bruit ou la lumière,
BELLADONNA 9 CH.

TENSION ARTÉRIELLE

La mesure de la tension artérielle est le reflet de la pression du sang dans les artères. Elle est modulée par les battements du cœur, ce qui fournit deux chiffres, couramment exprimés en centimètres de mercure :
— la maxima, qui correspond à la pression au moment où le cœur se contracte et éjecte le sang dans la circulation générale (et tout d'abord dans l'aorte) ; elle est habituellement comprise entre 10 et 14 ;
— la minima, qui correspond à la pression du sang dans la phase où le cœur se relâche tout en se remplissant à nouveau, et qui est normalement comprise entre 6 et 9.
La tension varie en fonction du moment de la journée, de l'activité physique, du stress, du repos, du sommeil.
D'une personne à l'autre, elle varie en fonction de la constitution, du mode d'alimentation, du poids, du vieillissement et de la pathologie. Il peut ne pas y avoir de symptôme d'alerte ; c'est souvent au cours d'un examen médical systématique que l'on découvre une anomalie tensionnelle.

Hypotension artérielle
L'hypotension artérielle correspond à une baisse de la maxima en dessous de 10. Elle peut être responsable de vertiges aux changements de position ou de sensations d'être au bord de la syncope. Il est préférable de voir un médecin homéopathe.
En attendant la consultation, on peut prendre :
SEPIA OFFICINALIS 9 CH,
trois granules trois fois par jour.

Hypertension artérielle
L'hypertension artérielle est avérée lorsque les chiffres, après quinze minutes de repos, dépassent 16 pour la maxima et 9 pour la minima. Cependant il est logique de commencer un traitement lorsque la tension dépasse 14/9.
Il faut la réduire lorsqu'elle est trop élevée afin d'éviter la survenue d'un accident vasculaire cérébral, d'une maladie des artères coronaires (angine de poitrine, infarctus du myocarde), d'une insuffisance cardiaque ou rénale. Les chances de complications sont d'autant plus grandes que d'autres facteurs se surajoutent : cholestérol, diabète, surconsommation de sel, d'alcool, de tabac, sédentarité, surpoids.
À côté de l'hypertension artérielle proprement dite, il faut connaître l'effet blouse blanche. Dans ce cas, la tension monte quand le médecin s'approche du patient pour la mesurer et retombe peu après. Il s'agit d'un phénomène d'origine émotionnelle.
Le traitement homéopathique est à discuter en fonction de chaque personne. Il peut être donné seul en cas d'effet blouse blanche et lorsque la tension/maladie est modérée (en dessous de 18). Dans les autres cas, il est utilisé pour réduire les doses d'allopathie. Dans tous les cas, il agit très progressivement et en douceur. Il est préférable de consulter un médecin homéopathe.
En attendant la consultation, on peut prendre :
ACONITUM NAPELLUS 5 CH,
AURUM METALLICUM 5 CH,
NUX VOMICA 5 CH,
trois granules de chaque trois fois par jour.
> *VOIR AUSSI STRESS.*

- en toussant,
BRYONIA ALBA 9 CH.
- par le mouvement, même celui de bouger simplement les yeux,
BRYONIA ALBA 9 CH.
- à la montagne,
COCA 9 CH.
- en voiture,
COCCULUS INDICUS 9 CH.
- par le café,
NUX VOMICA 9 CH.
- avant l'orage,
PHOSPHORUS 9 CH.
- après les repas,
PULSATILLA 9 CH.
- par les courants d'air,
SILICEA 9 CH.
- par le thé,
THUYA OCCIDENTALIS 9 CH.
- par le vin,
ZINCUM METALLICUM 9 CH.

Selon la sensation
- d'éclatement du crâne,
ACTEA RACEMOSA 9 CH.
- de battements dans la tête,
BELLADONNA 9 CH.
- de clou dans la tête,
COFFEA CRUDA 9 CH.
- d'abrutissement avec paupières lourdes,
GELSEMIUM SEMPERVIRENS 9 CH.
- de battements aux carotides,
GLONOÏNUM 9 CH.
- de mille petits marteaux tapant sur le cerveau,
NATRUM MURIATICUM 9 CH.
- d'yeux tirés en arrière,
PARIS QUADRIFOLIA 9 CH.

Selon la localisation
- au sommet du crâne,
ACTEA RACEMOSA 9 CH.
- à une tempe,
BELLADONNA 9 CH.
- dans toute la moitié droite de la tête,
BELLADONNA 9 CH.
- à l'arrière du crâne (l'occiput),
GELSEMIUM SEMPERVIRENS 9 CH.
- dans les deux moitiés du crâne, en alternance,
LAC CANINUM 9 CH.
- au-dessus de l'œil droit,
SANGUINARIA CANADENSIS 9 CH.
- au-dessus de l'œil gauche,
SPIGELIA ANTHELMIA 9 CH.
- toute la moitié gauche de la tête,
SPIGELIA ANTHELMIA 9 CH.

Selon les symptômes concomitants
- mal de tête avec soif,
BRYONIA ALBA 9 CH.
- avec besoin d'uriner,
GELSEMIUM SEMPERVIRENS 9 CH.
- avec troubles oculaires,
IRIS VERSICOLOR 9 CH.
- avec vomissements brûlants,
IRIS VERSICOLOR 9 CH.
- avec visage congestionné et saignement de nez,
MELILOTUS ALBA 9 CH.
- avec vomissement bilieux,
NATRUM SULFURICUM 9 CH.
- avec larmoiement,
PULSATILLA 9 CH.
- avec joues rouges comme celles des poupées russes,
SANGUINARIA CANADENSIS 9 CH.

THALASSOTHÉRAPIE

Thérapeutique par les bienfaits de la mer (air, bains, rééducation en milieu marin). Bon complément de l'homéopathie.

- avec frissons ou frilosité,
SILICEA 9 CH.
- avec battements de cœur,
SPIGELIA ANTHELMIA 9 CH.
- avec diarrhée profuse,
VERATRUM ALBUM 9 CH.
- avec sueurs froides,
VERATRUM ALBUM 9 CH.
> *VOIR ÉGALEMENT* ALGIES VASCULAIRES DE LA FACE, MIGRAINE.

TÉTÉE

> *VOIR* ALLAITEMENT.

THALASSOTHÉRAPIE

> *VOIR ENCADRÉ PAGE 283.*

THÉORIE HOMÉOPATHIQUE

> *VOIR ENCADRÉ PAGE CI-CONTRE.*

THERMALISME

> *VOIR* CURES THERMALES.

THROMBOSE HÉMORROÏDAIRE

> *VOIR* HÉMORROÏDES.

THYROÏDE

Les maladies de la thyroïde peuvent être soignées et, pour beaucoup d'entre elles, être guéries par l'homéopathie.
L'hyperfonctionnement de la thyroïde, ou maladie de Basedow, est de son domaine, sauf pour les cas très aigus. L'hypofonctionnement, ou myxœdème, est justiciable du traitement hormonal classique. Le goitre n'est pas en lui-même un diagnostic. Pour répondre à l'éventuelle question de son traitement par l'homéopathie, il faut encore savoir son origine.
Les kystes et les nodules thyroïdiens ne réagissent pas à l'homéopathie. Ils seront laissés en place ou opérés, selon leur nature. En aucun cas on ne peut soigner les troubles thyroïdiens sans consulter.
Seule la thyroïdite de Hashimoto (inflammation chronique d'origine auto-immune) peut faire l'objet d'une automédication, et encore, en demeurant sous surveillance médicale. Prendre :
NATRUM MURIATICUM 12 CH,
une dose par semaine jusqu'à guérison.

TICS

Ne reprochez pas à votre enfant d'avoir des tics, ne les lui faites pas remarquer : il en est conscient et voudrait bien s'arrêter.
Ne le menacez pas, et ne le récompensez pas lorsqu'il n'en présente plus. Emmenez-le chez un médecin pratiquant l'homéopathie, qui l'aidera à s'en débarrasser.
Si, pour une raison ou une autre, la consultation tarde, donnez-lui en attendant :
AGARICUS MUSCARIUS 9 CH,
NATRUM MURIATICUM 9 CH,
trois granules de chaque trois fois par jour.

TIMIDITÉ

Elle peut se guérir avec de la volonté s'exerçant après un traitement homéopathique de fond. Consulter.

TORTICOLIS

Torticolis rhumatismal
ACTEA RACEMOSA 9 CH,

THÉORIE HOMÉOPATHIQUE

L'homéopathie repose sur trois principes : la similitude[1], l'infinitésimal et une conception particulière du malade et de la maladie.

LA SIMILITUDE

Le principe de similitude est un phénomène naturel. C'est la base essentielle de l'homéopathie (notion rappelée dans l'étymologie du mot **homéopathie** (> *VOIR CE MOT*). Pour déterminer le médicament qui convient à un patient, il faut découvrir la substance qui a donné (expérimentalement chez l'homme sain) la même série de symptômes que ceux qu'il présente. On expérimente une substance, par exemple l'ipéca, chez des sujets en bonne santé, et l'on s'aperçoit que cela provoque des nausées constantes et, malgré leur existence, une langue propre, une salivation abondante, une toux accompagnée de nausées, une sensation de constriction de la poitrine, des sifflements dans la poitrine.

On appelle cet ensemble de symptômes le « tableau symptomatique expérimental ».

Dans la pratique médicale, on peut rencontrer un sujet (par exemple un asthmatique) qui présente le même ensemble de symptômes, ou un ensemble très voisin, et nous allons convenir d'appeler cet ensemble le « tableau symptomatique clinique ».

Lorsque le tableau symptomatique expérimental et le tableau symptomatique clinique sont voisins, semblables (ils ont beaucoup de symptômes en commun sans jamais être franchement identiques), nous pouvons appliquer le principe de similitude et remonter des symptômes de l'asthme du malade au médicament qui lui convient, ici l'ipéca. La même démarche peut être suivie pour tous les médicaments homéopathiques. À chaque fois que les symptômes du malade sont bien observés par le médecin (cela n'est pas toujours facile), le principe de similitude peut être appliqué avec succès.

L'INFINITÉSIMAL

Une substance prescrite à dose forte selon le principe de similitude peut éventuellement aggraver le cas. C'est pourquoi Hahnemann (> *VOIR HISTOIRE DE L'HOMÉOPATHIE*) fut amené, progressivement, à réduire la quantité de médicament qu'il donnait.

Il s'aperçut que des doses infinitésimales étaient suffisantes et que, bien mieux, elles étaient plus actives que les doses pondérables. Cette conception heurte parfois les esprits. On se demande comment des dilutions extrêmement exiguës peuvent agir. Certains prétendent qu'il n'y a plus rien dans le médicament homéopathique. C'est oublier que l'infinitésimal n'agit que dans la mesure où le médicament a été correctement choisi selon le principe de similitude. L'infinitésimal est un corollaire du principe de similitude.

Comment procède-t-on ?

On part de la substance de base, le plus souvent une **teinture mère** (> *VOIR CE MOT*), et on opère des dilutions successives, au 1/100 les unes des autres pour les « centésimales hahnemanniennes », désignées par « CH[2] » :

1 goutte de la substance de base mélangée à 99 gouttes de solvant (eau + alcool) donne la « première centésimale hahnemannienne », ou « 1 CH » ; en partant de 1 goutte de cette 1 CH et en ajoutant 99 gouttes de solvant, on obtient une nouvelle dilution, appelée « deuxième centésimale hahnemannienne », ou « 2 CH », et qui représente une dilution au 1/100 de la 1 CH, soit une dilution au 1/10 000 de la substance de base ; à partir de la 2 CH, une nouvelle dilution au 1/100 donne la 3 CH (soit une dilution

au millionième de la substance de base).
On peut ainsi monter, en France, jusqu'à la 30 CH. Entre la 11e et la 12e centésimale, on considère, par référence à un calcul théorique, qu'il n'y a plus de molécule de base dans la préparation. C'est qu'on a dépassé le nombre d'Avogadro, soit $6,023 \times 10^{23}$. Quand on a fait 11 dilutions au 1/100, il devrait rester 60, 23 molécules (si l'on est parti d'une substance pour laquelle une molécule-gramme représente 1 goutte du produit de base).
À la 12e dilution au 1/100e il ne devrait rien rester. Et l'on va malgré tout monter jusqu'à la 30 CH ! Le vertige de l'esprit n'y fera rien : l'homéopathie est active malgré le franchissement de cette barrière théorique.
On doit s'incliner devant les faits, même si l'on ne saisit pas exactement ce qui se passe. La pratique (la constatation de milliers de guérisons) a sûrement raison de la théorie, ou plutôt elle est en avance sur elle.
Un jour, la science nous expliquera comment l'homéopathie agit et élargira nos connaissances dans le domaine de l'**infinitésimal** (> *VOIR RECHERCHE*).
En outre, la dilution du médicament n'est pas le seul fait important de sa préparation. On opère également une dynamisation : chaque préparation au 1/100 est secouée énergiquement avant d'être diluée de nouveau. Si l'on omet ce temps capital, le produit n'a pas d'activité thérapeutique. Pour savoir comment le médecin choisit la dilution de ses médicaments, > *VOIR POSOLOGIE*.

LA CONCEPTION HOMÉOPATHIQUE DU MALADE ET DE LA MALADIE :
Le médicament homéopathique n'est pas appliqué aveuglément « contre » une maladie. Il n'y a pas de recette en homéopathie. Il n'y a pas un traitement univoque de l'asthme, de l'eczéma, de la migraine ou de la rougeole. Le médecin doit sélectionner un traitement parmi plusieurs possibilités ; en même temps, il n'y a qu'un seul traitement valable pour une personne donnée, celui qui couvre l'ensemble des symptômes qu'elle présente. L'homéopathie est une médecine synthétique qui étudie l'homme dans sa totalité et qui utilise dans ce but le médicament le plus propre à exalter son mode **réactionnel** (> *VOIR CE MOT*). Le traitement est toujours individualisé et toujours en accord avec les lois de la nature.
> *VOIR AUSSI PSYCHOSOMATIQUE*.

1. Il y a une différence entre « similitude » et « analogie » : voir ce dernier mot.
2. Ou au 1/10 les unes des autres pour les « décimales hahnemanniennes », désignées par « DH » (ou « X »).

ARNICA MONTANA 9 CH,
BRYONIA ALBA 9 CH,
trois granules de chaque trois fois par jour.

Torticolis spasmodique
(spasme du cou qui tire la tête sur le côté)
NATRUM MURIATICUM 9 CH,
trois granules trois fois par jour.

TOURNIOLE

Panaris autour de l'ongle > *VOIR PANARIS*.

TOUX

La toux est un « bon » symptôme dans la mesure où elle permet l'élimination du mucus bronchique et des microbes qu'il contient. Il faut, bien entendu, la guérir à cause de son caractère pénible, mais pas dans n'importe quelles conditions : par des médicaments qui la feront disparaître lorsqu'elle sera devenue inutile. Le sirop allopathique « contre la toux » est illogique puisque, en stoppant la toux, il bloque le mucus purulent dans les bronches. Le médicament homéopathique renforce dans

un premier temps la toux pour l'aider à chasser les sécrétions, puis la fait cesser quand elle est devenue inutile. La méthode est légèrement plus longue, mais beaucoup plus profitable et sans risque de rechute.
Prendre trois granules trois fois par jour du médicament sélectionné.

Selon la cause déclenchante
• après un coup de froid sec,
ACONITUM NAPELLUS 9 CH.
• en avalant,
BROMIUM 9 CH.
• toux allergique,
IPECA 9 CH.
• toux à cause d'une hernie hiatale,
IPECA 9 CH.
• toux nerveuse,
IGNATIA AMARA 9 CH.
• par les vers,
CINA 9 CH.
• en dormant,
LACHESIS MUTUS 9 CH.
• déclenchée en touchant le larynx,
LACHESIS MUTUS 9 CH.
• à l'effort,
PULSATILLA 9 CH.
• au moindre courant d'air frais,
RUMEX CRISPUS 9 CH.
• en parlant, en riant,
STANNUM METALLICUM 9 CH.
• pendant les règles,
ZINCUM METALLICUM 9 CH.

Selon les modalités

Aggravation
• par le mouvement,
BRYONIA ALBA 9 CH.
• en entrant dans une pièce surchauffée,
BRYONIA ALBA 9 CH.
• dès qu'on s'allonge,
DROSERA ROTUNDIFOLIA 9 CH.
• en se baignant,
RHUS TOXICODENDRON 9 CH.
• en entrant dans une pièce froide,
RUMEX CRISPUS 9 CH.

Amélioration
• par l'émission d'un renvoi ou d'un gaz,
SANGUINARIA CANADENSIS 9 CH.
• en mangeant, en buvant,
SPONGIA TOSTA 9 CH.

Selon les sensations
• toux sèche,
BRYONIA ALBA 9 CH.
• sensation que la toux vient de l'estomac,
BRYONIA ALBA 9 CH.
• sensation de poitrine pleine de mucus par paralysie des bronches, sans qu'aucune expectoration ne sorte,
CAUSTICUM 9 CH.
• toux incessante, chaque paroxysme suit le précédent,
DROSERA ROTUNDIFOLIA 9 CH.
• sensation d'irritation, de chatouillement de la trachée,
IPECA 9 CH.
• toux grasse avec expectoration filante,
KALIUM BICHROMICUM 9 CH.
• toux avec sensation de miette dans le larynx,
LACHESIS MUTUS 9 CH.
• toux grasse le jour, sèche la nuit,
PULSATILLA 9 CH.
• toux rauque, comme un chien qui aboie,
SPONGIA TOSTA 9 CH.

Selon les symptômes concomitants
• toux avec respiration ronflante,
ANTIMONIUM TARTARICUM 9 CH.
• toux avec laryngite, voix rauque,
DROSERA ROTUNDIFOLIA 9 CH.
• avec saignement de nez,
DROSERA ROTUNDIFOLIA 9 CH.
• avec nausées,
IPECA 9 CH.
• avec suffocation,
SAMBUCUS NIGRA 9 CH.

• avec larynx douloureux,
SPONGIA TOSTA 9 CH.
> *VOIR ÉGALEMENT BRONCHITE, COQUELUCHE.*

TOXICITÉ DES MÉDICAMENTS HOMÉOPATHIQUES

> *VOIR DANGER, MÉDICAMENTS.*

TOXICOMANIE

Les drogues entraînent un comportement de répétition de l'expérience, avec nécessité d'augmenter les doses afin de conserver un effet constant. Il s'agit de renouveler le plaisir mais aussi de supprimer la sensation de manque. Les symptômes peuvent être psychiques (sentiment de malaise, d'angoisse, état dépressif) ou physiques (douleurs, contractures, nausées, diarrhée). L'idée même du sevrage fait peur. C'est ainsi que le toxicomane aliène sa liberté.

Les drogues dures (héroïne, cocaïne, ecstasy) font, bien évidemment l'unanimité contre elles. Il n'en est pas de même pour le cannabis, dont les effets sont pourtant délétères. Sa banalisation est à l'ordre du jour. Doit-on l'interdire au titre de la santé publique ou le dépénaliser au nom des libertés ? L'absence de signe extérieur d'ivresse (comme après ingestion excessive d'alcool) fait que certains préconisent la libéralisation de son usage récréatif (qui concerne deux jeunes sur trois).

La déshinibition, l'altération du temps, l'intensification des perceptions sensorielles (surtout auditives) ne se remarquent pas de l'extérieur. Les effets chroniques liés à la consommation régulière constituent le syndrome amotivationnel, qui est un facteur d'échec scolaire et d'instabilité professionnelle avec risque de désinsertion sociale progressive. Il est fait d'apathie, manque d'efficacité pratique, manque d'ambition, diminution de l'efficience intellectuelle, intolérance aux frustrations.

À long terme, on peut observer des troubles cognitifs importants : perturbation de l'attention, de la mémoire à court terme (aussi bien dans le domaine de l'enregistrement, de l'organisation que de la récupération des données), de la fluence verbale, avec persistance après arrêt de l'intoxication. On peut imputer à cet état les petites impolitesses quotidiennes de la vie sociale. Le comportement agressif et l'individualisme ambiant ne lui sont sans doute pas étrangers. Il ne faut pas hésiter à classer le cannabis parmi les drogues illicites, comme le font l'Organisation mondiale de la santé, l'Académie nationale de médecine, l'Académie nationale de pharmacie, la Mission interministérielle de lutte contre la drogue et la toxicomanie, l'Observatoire français des drogues et des toxicomanies), l'Ordre National des Médecins, l'Ordre national des pharmaciens, l'INSERM (Institut national de la santé et de la recherche médicale). Pour lutter contre le syndrome amotivationnel, il faut prendre :
PHOSPHORICUM ACIDUM 12 CH,
une dose par semaine pendant plusieurs mois. La cure de désintoxication dans un hôpital spécialisé et la volonté du sujet sont les deux conditions indispensables au traitement.

Le traitement homéopathique de fond (établi par un médecin) peut être un appoint à la sortie de l'hôpital pour renforcer la volonté de ne pas rechuter.

TOXICOSE

Ancien nom de l'état de déshydratation aiguë du nourrisson. Faire boire à l'enfant le plus possible d'eau sucrée ; le montrer à un médecin au moindre doute (s'il perd du poids d'heure en heure, si ses yeux s'enfoncent, si la diarrhée ne cède pas rapidement, si sa peau garde le pli quand on la pince).

On peut consulter les rubriques *DIARRHÉES, VOMISSEMENTS* (la posologie est la même pour l'enfant et l'adulte), mais seulement pour l'intervalle de temps qui sépare la constatation de cet état et l'avis autorisé du médecin.

TRAC, TIMIDITÉ

En période d'examen, de concours ou avant une compétition sportive, prendre trois granules trois fois par jour de l'un des médicaments ci-dessous. Commencer la veille et continuer pendant toute la durée des épreuves.

ARGENTUM NITRICUM 9 CH,
si le trac accélère l'esprit, donne envie de tout finir avant d'avoir commencé.

GELSEMIUM SEMPERVIRENS 9 CH,
si le trac ralentit l'esprit, donne l'impression d'abrutissement.

Les deux médicaments peuvent convenir pour la diarrhée avant les examens ; choisir celui qui correspond à l'état d'esprit.
> *VOIR AUSSI STRESS.*

TRACHÉITE

L'inflammation de la trachée est principalement caractérisée par de la **toux** (> *VOIR CE MOT*).

TRAITEMENT HORMONAL SUBSTITUTIF

> *VOIR MÉNOPAUSE.*

TRANQUILLISANTS

> *VOIR ANGOISSE, NERVOSITÉ.*

TRANSPIRATION

La transpiration régularise la température du corps et participe à l'élimination des déchets. Elle se manifeste à la paume des mains, aux aisselles, à la plante des pieds, plus rarement au visage, et peut même aller jusqu'au ruissellement. On parle d'hyperhidrose quand le phénomène est intense. Certaines personnes ont les mains moites en situation de stress, par la douleur, la fatigue, l'émotion, ce qui peut être très gênant. Un rendez-vous, personnel ou professionnel, une consultation chez le médecin, et les mains se mettent à transpirer. Cette transpiration excessive peut devenir un handicap, parfois une obsession. En cas de doute sur la cause, il est préférable consulter car certains troubles hormonaux, infectieux, neurologiques ou encore une intoxication peuvent être responsables du phénomène.

La sueur s'accompagne d'une odeur désagréable du fait qu'elle est décomposée par les microbes présents sur la peau. Dans ces conditions, que penser des déodorants ? Ils sont les bienvenus car ils masquent l'odeur sans empêcher la moiteur. Qu'il s'agisse de sticks, de sprays, de rollers, ou de crèmes, ils contiennent des antiseptiques qui neutralisent en continu les bactéries. Cependant, il s'y ajoute des parfums, des capteurs d'odeur et de l'alcool, ce qui peut nuire aux peaux sensibles.

Et les antitranspirants ? Ils ne sont pas recommandés car ils resserrent les pores de la peau et risquent de bloquer l'élimination de la sueur. Il ne faut les utiliser qu'occasionnellement, pour des circonstances bien précises (un rendez-vous important par exemple).

L'ionophorèse, par exemple, est à réserver à l'hyperhidrose majeure, surtout lorsqu'elle a un retentissement psychologique. Il s'agit de tremper ses pieds dans de l'eau traversée par un courant, ce qui entraîne la pénétration de produits médicamenteux à travers la peau. Dans les cas rebelles, on se sert d'injections de toxine botulique, qui réduit la transpiration en paralysant les glandes des aisselles des deux tiers. L'homéopathie agit sur le terrain responsable de l'excès de transpiration.

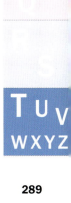

TRANSPLANTATION

En attendant une consultation chez le médecin, on peut prendre, à raison de trois granules trois fois par jour, l'un (ou plusieurs) des médicaments qui suivent.

Selon la cause
• transpiration en s'endormant,
CALCAREA CARBONICA 9 CH.
• par l'obésité,
CALCAREA CARBONICA 9 CH.
• au moindre exercice,
CHINA RUBRA 9 CH.
• après une maladie aiguë,
CHINA RUBRA 9 CH.
• pendant la ménopause,
LACHESIS MUTUS 9 CH.
• pendant la fièvre (sans que la fièvre soit chassée pour autant),
MERCURIUS SOLUBILIS 9 CH.
• après les repas,
NATRUM MURIATICUM 9 CH.
• après une frayeur,
OPIUM 9 CH.
• sans cause précise,
PILOCARPUS JABORANDI 9 CH.
• à la ménopause,
PILOCARPUS JABORANDI 9 CH.
• en se réveillant,
SAMBUCUS NIGRA 9 CH.
• transpiration émotive,
SEPIA OFFICINALIS 9 CH.
• transpiration pendant les règles,
VERATRUM ALBUM 9 CH.

Selon les modalités
• aggravation la nuit,
MERCURIUS SOLUBILIS 9 CH.
• aggravation dans une pièce surchauffée,
PULSATILLA 9 CH.

Selon les symptômes concomitants
• sueurs chaudes,
CHAMOMILLA VULGARIS 9 CH.
• sueurs qui fatiguent,
CHINA RUBRA 9 CH.
• mauvaise odeur (pendant la fièvre),
MERCURIUS SOLUBILIS 9 CH.
• élimination de sel (traces blanches sur les vêtements au niveau des aisselles),
NATRUM MURIATICUM 9 CH.
• mauvaise odeur sous les bras,
SEPIA OFFICINALIS 9 CH.
• mauvaise odeur des pieds,
SILICEA 9 CH.
• mauvaise odeur du corps,
THUYA OCCIDENTALIS 9 CH.

Selon la localisation
• sur le visage,
NATRUM MURIATICUM 9 CH.
• sur le nez,
NATRUM MURIATICUM 9 CH.
• au niveau des aisselles,
SEPIA OFFICINALIS 9 CH.
• au niveau du cou,
CHINA RUBRA 9 CH.
• au niveau du dos,
CHINA RUBRA 9 CH.
• au niveau de la région lombaire,
SILICEA 9 CH.
• à la paume des mains,
NATRUM MURIATICUM 9 CH.
• à la plante des pieds,
SILICEA 9 CH.
> *VOIR ÉGALEMENT* ACIDITÉ, STRESS.

TRANSPLANTATION

> *VOIR* GREFFES.

TRANSPORTS (MAL DES)

Quels que soient les symptômes (nausées, vomissements, vertiges, sensation de vide, faiblesse), quel que soit le moyen de locomotion, prendre, d'après les modalités, trois granules une demi-heure avant le départ, à répéter pendant le voyage à chaque fois que les symptômes reviennent.

Aggravation
• en mangeant, en bougeant les yeux, à la vue du mouvement, au grand air (on désire garder les vitres fermées),
COCCULUS INDICUS 9 CH.
• avec sueurs froides,
PETROLEUM 9 CH.

Amélioration
• en mangeant,
PETROLEUM 9 CH.
• au grand air (on baisse les vitres), en se découvrant, en fermant les yeux,
TABACUM 9 CH.

TRAUMATISMES

Selon la localisation, prendre trois granules trois fois par jour de l'un des médicaments suivants, ce qui évitera les séquelles (ce traitement peut s'associer à n'importe quelle thérapeutique susceptible d'être effectuée en milieu hospitalier).

Crâne
NATRUM SULFURICUM 9 CH.

Colonne vertébrale
HYPERICUM PERFORATUM 9 CH.

Nerfs (blessure d'un nerf)
HYPERICUM PERFORATUM 9 CH.

Œil
• s'il y a des ecchymoses,
LEDUM PALUSTRE 9 CH.
• s'il n'y a pas d'ecchymose,
SYMPHYTUM OFFICINALE 9 CH.

Parties molles (peau, muscles)
ARNICA MONTANA 9 CH.

Seins
BELLIS PERENNIS 9 CH.
> *VOIR ÉGALEMENT BLESSURES, FRACTURE.*

TREMBLEMENT

Le tremblement parkinsonien n'est pas du ressort de l'homéopathie. Seul le tremblement par anxiété se soigne par l'homéopathie.
> *VOIR ANGOISSE, TRAC.*

TRICHOMONASE

Il s'agit d'une maladie sexuellement transmissible due à un parasite, *Trichomonas vaginalis*. Elle n'est pas grave mais peut être très gênante. Les femmes ont des pertes verdâtres malodorantes, comme l'odeur du plâtre frais, accompagnées de démangeaisons et d'une sensation de brûlure en urinant. Les hommes ont une urétrite (brûlure en urinant ou après les rapports sexuels). L'infection peut passer complètement inaperçue : 10 % des femmes et 70 % des hommes, bien qu'atteints, n'ont aucun symptôme.
Il faut donc que les deux membres d'un couple se soignent, même si l'un des deux ne se plaint de rien.
Le traitement allopathique est indispensable. On peut ajouter :
KREOSOTUM 9 CH,
MERCURIUS SOLUBILIS 9 CH,
trois granules trois fois par jour jusqu'à l'annonce de la guérison par le médecin.
> *VOIR ÉGALEMENT MALADIES SEXUELLEMENT TRANSMISSIBLES.*

TRIGLYCÉRIDES

Les triglycérides sont des graisses du sang (au même titre que le cholestérol) qui peuvent contribuer à l'obstruction artérielle. Les cas sévères nécessitent un traitement chimique.
Dans les cas légers, (entre 1,7 et 2 grammes par litre), on peut se contenter d'un régime pauvre en graisses animales et n'utilisant que l'huile de tournesol, auquel on adjoindra :

COLCHICUM AUTUMNALE 6 DH,
trois granules trois fois par jour pendant quelques mois.
Consulter de toute manière pour un traitement de fond.
> *VOIR ÉGALEMENT* CHOLESTÉROL.

TRISOMIE 21

Malheureusement non curable par l'homéopathie, puisqu'il s'agit d'une maladie congénitale. Néanmoins, le patient se trouvera bien de :
BARYTA CARBONICA 30 CH,
une dose par mois pendant plusieurs années, ce qui le maintiendra en bonne santé physique.

TRITURATION

> *VOIR ENCADRÉ PAGE CI-CONTRE.*

TROPICALES (MALADIES)

Elles sont très souvent dues à des parasites, et donc du ressort de l'allopathie. On peut cependant s'aider d'un traitement homéopathique pour les séquelles. Consulter.
> *VOIR ÉGALEMENT* CHOLÉRA, DIARRHÉE, PALUDISME, PARASITES.

TROUBLES OBSESSIONNELS COMPULSIFS (TOC)

On entend par troubles obsessionnels compulsifs un ensemble de pensées et de comportements qui se répètent à l'identique concernant l'ordre, la symétrie, la précision, le détail, la maladie, l'argent, la catastrophe, l'accident, le geste incongru en public, la saleté, le sexe, le doute, la religion. La personne a tendance à la vérification, au lavage des mains, à poser sans cesse des questions, à avoir des rituels pour se rassurer.

Il faut obligatoirement consulter un médecin. Pour un traitement homéopathique en attendant la consultation, > *VOIR* NÉVROSE.

TROUSSE D'URGENCE

> *VOIR* PHARMACIE FAMILIALE.

TUBERCULOSE

Il faut un traitement classique, auquel on peut ajouter un traitement homéopathique de terrain. On peut prendre sans risque :
TUBERCULINUM 9 CH,
une dose par semaine pendant toute la durée du traitement allopathique, et
PULSATILLA 9 CH,
trois granules trois fois par jour pendant le même temps, sauf le jour de la dose.

TUMEURS

Les tumeurs bénignes peuvent être traitées par homéopathie.
> *VOIR* SEINS (MASTOSE), VERRUES.
Les tumeurs malignes ne sont malheureusement pas de notre domaine
> *VOIR* CANCER.

TURISTA

> *VOIR* VOYAGES.

TYPHOÏDE

Les anciens homéopathes avaient à leur actif des guérisons de typhoïde. Ils perdaient quelques rares malades, à une époque où cette maladie n'avait pas de traitement allopathique et où la plupart des victimes mouraient. De nos jours, il existe un traitement antibiotique efficace. Il vaut mieux le recevoir dans un service hospitalier spécialisé, et demander ensuite un traitement pour les séquelles à un médecin homéopathe.

TYPOLOGIE

> *VOIR ENCADRÉ CI-DESSOUS.*

ULCÈRE

De cornée
> *VOIR YEUX.*

Duodénal ou stomacal
> *VOIR ESTOMAC.*

De la jambe
L'ulcère de jambe survient à la suite de troubles circulatoires, le plus souvent des varices. La peau, mal irriguée, mal oxygénée, est fragile et peut se rompre au moindre choc, ce qui provoque l'apparition d'une plaie douloureuse et difficile à cicatriser. Il est important de consulter le plus tôt possible et de recevoir des soins locaux appropriés. On peut ajouter :

Traitement général
Prendre trois granules trois fois par jour du ou des médicaments sélectionnés.
- avec sensation de brûlure,
ARSENICUM ALBUM 9 CH.
- avec tendance à la gangrène,
ARSENICUM ALBUM 9 CH.

TRITURATION

Lorsqu'un produit de base est insoluble (par exemple un métal), on le mélange avec de la poudre de lactose pour obtenir les premières atténuations. C'est l'équivalent des dilutions (qu'on obtient lorsque le produit de base est liquide ou soluble). On va ainsi jusqu'à la 4 CH (un cent millionième), ensuite le produit devient soluble et l'on peut continuer comme pour tous les autres **médicaments** (> *VOIR CE MOT*). Lorsque le médecin prescrit une trituration, il porte l'indication « trituration », ou « trit », sur son ordonnance.

TYPOLOGIE

L'aspect extérieur du patient évoque souvent, dès que le médecin le voit, un médicament homéopathique de fond ; lorsqu'il l'accueille à la porte de sa salle d'attente, il a déjà une idée de ce qu'il pourrait lui prescrire. Bien sûr, pendant la consultation, le médecin va s'attacher par l'interrogatoire et l'examen à confirmer (ou à infirmer le cas échéant) le diagnostic intuitif initial. Il ne faut pas oublier que l'application du principe de **similitude** (> *VOIR CE MOT dans l'encadré THÉORIE HOMÉOPATHIQUE*) se fait selon une méthodologie expérimentale. Il est facile de voir que les symptômes peuvent avoir une origine expérimentale, mais que la typologie, l'aspect extérieur, de la personne susceptible de les développer est une constante non modifiable. En cela, elle est moins fiable. La typologie donne une orientation, non une certitude. Si vous voulez essayer de déterminer votre profil homéopathique, faites le test en fin d'ouvrage. De même, les traits du **caractère** (> *VOIR CE MOT*) ont une valeur indicative, mais peu de chances de se modifier par le traitement.

UCINISME

- avec fièvre,
ARSENICUM ALBUM 9 CH.
- après contusion d'une veine,
BELLIS PERENNIS 9 CH.
- à bords indurés,
CALCAREA FLUORICA 9 CH.
- ulcère chronique n'arrivant pas à guérir, la peau autour de l'ulcère est bleuâtre,
CARBO VEGETABILIS 9 CH.
- de mauvaise odeur,
HEPAR SULFURIS CALCAREUM 9 CH.
- à bords nets, « à l'emporte-pièce »,
KALIUM BICHROMICUM 9 CH.
- la peau autour de l'ulcère est violette,
LACHESIS MUTUS 9 CH.
- l'ulcère est moins douloureux lorsqu'il coule,
LACHESIS MUTUS 9 CH.
- à bords irréguliers,
MERCURIUS SOLUBILIS 9 CH.
- avec douleurs piquantes,
NITRICUM ACIDUM 9 CH.
- l'ulcère contient un mélange de pus et de sang,
PHOSPHORUS 9 CH.

Traitement local
CLEMATIS VITALBA TM,
vingt-cinq gouttes dans un verre d'eau bouillie. Nettoyage avec cette préparation une fois par jour. Laisser l'ulcère le plus souvent possible à l'air et au soleil ; éviter les pommades, même cicatrisantes.
> *VOIR AUSSI VARICES.*

UNICISME

> *VOIR ENCADRÉ PAGE 294.*

URÉE, URÉMIE

La constatation d'une augmentation de l'urée dans le sang, ou urémie, n'est pas un diagnostic complet. Il faut consulter. Parfois, il s'agit seulement d'une personne qui ne boit pas assez et dont le sang est concentré. La consommation régulière de liquide est indispensable. D'autres fois, il s'agira de causes organiques, qui ne sont pas du ressort de l'homéopathie (principalement des maladies des reins et du cœur).
Le fait d'absorber :
AMMONIUM CARBONICUM 9 CH,
trois granules trois fois par jour,
aidera à tolérer l'urée si le traitement classique n'arrive pas à l'éliminer.

URÉTRITE

L'urétrite non vénérienne (écoulement blanc ou jaune par l'urètre sans microbe de la blennorragie à l'examen microscopique) bénéficiera de :
PETROSELINUM 9 CH,
STAPHYSAGRIA 9 CH,
trois granules de chaque trois fois par jour, jusqu'à guérison.
> *VOIR ÉGALEMENT BLENNORRAGIE.*

URGENCE

> *VOIR ENCADRÉ PAGE 295.*

URINAIRE (INFECTION)

L'infection urinaire peut se soigner sans antibiotique. L'homéopathie est efficace aussi bien pour les cas aigus (cystites) que les cas chroniques.

Dans les cas aigus de cystite
HEPAR SULFURIS CALCAREUM 9 CH,
trois granules trois fois par jour, et
SERUM ANTICOLIBACILLAIRE 5 CH,
deux ampoules par jour.
Ajouter :
FORMICA RUFA COMPOSÉ,
dix gouttes trois fois par jour, dans les crises peu fortes ;
CANTHARIS 9 CH,

trois granules trois fois par jour en cas de crise violente (fortes douleurs incessantes, sang).
TEREBINTHINA 9 CH,
trois granules trois fois par jour en cas de pyélonéphrite.

Pour les fausses cystites d'origine nerveuse
STAPHYSAGRIA 9 CH,
trois granules trois fois par jour.

Dans les cas chroniques
Il faut consulter. Le médecin prescrira assez souvent Sepia officinalis, l'un des principaux médicaments de fond de l'infection urinaire. Si l'affection est très ancienne, le traitement sera très longtemps poursuivi. Pour donner un ordre d'idées, quelqu'un qui a une infection chronique depuis vingt-cinq ans devra se soigner pendant environ cinq ans (sans traitement homéopathique, il aurait des crises toute sa vie).

URINE AU LIT (L'ENFANT)

> *VOIR ÉNURÉSIE.*

URINER (DIFFICULTÉ POUR), DYSURIE

Selon les circonstances, prendre trois granules trois fois par jour (ou toutes les heures en cas de troubles aigus) du médicament sélectionné.

Faux besoins incessants
• en cas d'origine infectieuse,
MERCURIUS SOLUBILIS 9 CH.
• en cas d'origine nerveuse,
STAPHYSAGRIA 9 CH.

Goutte à goutte (miction)
CANTHARIS 9 CH.

Impatience, on doit courir pour se rendre aux toilettes
ARGENTUM NITRICUM 9 CH.

Impossible en présence de quelqu'un (miction)
NATRUM MURIATICUM 9 CH.

Intermittente (miction)
OPIUM 9 CH.

Involontaire par la toux
CAUSTICUM 9 CH.

Retardée (miction)
OPIUM 9 CH.
> *VOIR ÉGALEMENT PROSTATE.*

URINES (ANALYSE D')

En cas d'analyse d'urines anormale (présence d'albumine, de sang, de sels et de pigments biliaires, de sucre), il faut consulter, car un diagnostic précis est à faire. Il n'y a que pour la présence de phosphates (nuage blanc dans les urines) que l'on peut prendre seul :
PHOSPHORICUM ACIDUM 9 CH,
trois granules trois fois par jour jusqu'à disparition.
> *VOIR ÉGALEMENT DIABÈTE.*

URIQUE (ACIDE)

> *VOIR GOUTTE.*

URTICAIRE

Enflure rosée ou rouge de la peau, par plaques, avec démangeaisons, d'origine allergique. Prendre trois granules trois fois par jour du ou des médicaments choisis, en fonction des circonstances.

Selon la cause
• par la viande,
ANTIMONIUM CRUDUM 9 CH.
• par le soleil,
APIS MELLIFICA 9 CH.
• au bord de la mer,
ARSENICUM ALBUM 9 CH.
• par les écrevisses,
ASTACUS FLUVIATILIS 9 CH.
• par le vin,
DULCAMARA 9 CH.

UNICISME

• par le froid,
DULCAMARA 9 CH.
• par les fraises,
FRAGARIA VESCA 9 CH.
• par le homard ou la langouste,
HOMARUS 9 CH.
• pendant les règles,
KALIUM CARBONICUM 9 CH.
• au soleil,
NATRUM MURIATICUM 9 CH.
• par la viande de porc,
PULSATILLA 9 CH.
• par les coquillages,
URTICA URENS 9 CH.
• après le bain,
URTICA URENS 9 CH.
• après un exercice violent,
URTICA URENS 9 CH.

Selon les modalités
Aggravation
• la nuit,
ARSENICUM ALBUM 9 CH.
• au toucher,
URTICA URENS 9 CH.

Amélioration
• par l'eau froide,
APIS MELLIFICA 9 CH.

• par l'eau chaude,
ARSENICUM ALBUM 9 CH.

Selon l'aspect
• d'aspect rosé,
APIS MELLIFICA 9 CH.
• d'aspect rouge,
BELLADONNA 9 CH.
• avec une petite vésicule au milieu de la tache d'urticaire,
RHUX TOXICODENDRON 9 CH.

Selon les symptômes concomitants
• avec dérangement gastrique,
ANTIMONIUM CRUDUM 9 CH.
• avec œdème de Quincke,
APIS MELLIFICA 9 CH.
• avec dermographisme (une enflure rosée apparaît à l'endroit où l'on trace un trait sur la peau),
APIS MELLIFICA 9 CH.
• avec agitation et anxiété,
ARSENICUM ALBUM 9 CH.
• avec dérangement hépatique,
ASTACUS FLUVIATILIS 9 CH.
• avec constipation,
COPAÏVA OFFICINALIS 9 CH.
• avec rhumatisme,
URTICA URENS 9 CH.
> *VOIR ÉGALEMENT* ALLERGIE.

UNICISME

Certains médecins, spécialement les disciples de **Kent** (> *VOIR CE NOM dans la rubrique HISTOIRE DE L'HOMÉOPATHIE*), ne donnent à leurs patients qu'un seul médicament homéopathique. Ils attendent de lui qu'il couvre l'ensemble des symptômes recueillis.
C'est possible en fonction de la formation du médecin, de la collaboration du patient, du caractère plus ou moins compliqué de la maladie à traiter. D'autres fois, un pluralisme raisonné sera plus accessible. Il n'y a pas de position tranchée. Tous les homéopathes sont d'accord pour déclarer qu'il faut être uniciste à chaque fois qu'on le peut. Certains le sont automatiquement (mais risquent de se bloquer dans leur système théorique), d'autres jamais, et l'on rencontre tous les intermédiaires. Les unicistes ne donnent qu'un médicament... à la fois. Ils changent leur prescription si les symptômes changent.

VACCINS

URGENCE

L'homéopathie peut très bien réussir en cas d'urgence. On dit souvent que c'est une médecine lente (> *VOIR LENTEUR*) : c'est vrai dans les maladies chroniques ; elle peut toutefois être spectaculaire dans les maladies aiguës.

UTÉRUS

Congestion, conscience d'avoir un utérus
HELONIAS DIOÏCA 9 CH,
trois granules trois fois par jour.

Descente d'organes
> *VOIR PROLAPSUS.*

Fibrome
> *VOIR CE MOT.*

Hémorragies
Consulter, ou > *VOIR CE MOT* si le flux est peu abondant et récent.

Métrite
Inflammation de la muqueuse utérine, dont le traitement est du domaine du médecin ; si pour une raison exceptionnelle on ne peut le consulter, prendre :
HEPAR SULFURIS CALCAREUM 9 CH.
PYROGENIUM 9 CH
trois granules de chaque trois fois par jour.
> *VOIR ÉGALEMENT PERTES BLANCHES.*

Pesanteur vers le bas (sensation de)
SEPIA OFFICINALIS 9 CH,
trois granules trois fois par jour.

Polypes
Voir le médecin homéopathe.

Règles
> *VOIR CE MOT.*

VACCINS

Les accidents graves dus aux vaccins sont rares. Cependant, les vaccins modifient le **terrain** (> *VOIR CE MOT*) et, après leur administration, on éprouve plus facilement les petits maux de la vie de tous les jours. Ce n'est pas une raison pour s'opposer systématiquement à leur pratique.

Arguments « pour »
Le tétanos est une maladie souvent mortelle ; il vaut mieux être vacciné que de prendre un risque. La poliomyélite est une maladie très grave, responsable en particulier d'une lourde invalidité (> *VOIR POLIOMYÉLITE*).

Arguments « contre »
La rougeole, sous nos climats, n'est pas une maladie grave. Le vaccin contre la rougeole sert avant tout au confort des directrices de crèche, qui ne veulent pas voir d'épidémie se déclarer dans leur service. De plus, il y a un traitement homéopathique efficace dans les cas de rougeole. Sauf raison particulière, il n'y a pas à vacciner un enfant contre la rougeole (le raisonnement est le même pour la vaccination contre les oreillons et la rubéole chez l'enfant).

En résumé, quelle est la conduite à tenir ?
Refuser les vaccinations agressives, en particulier la vaccination contre la variole (qui n'est plus obligatoire chez le jeune enfant depuis 1979). Le vaccin contre la tuberculose (qui fragilise l'enfant) sera refusé avant l'âge de 6 ans, sauf raison particulière.
Accepter les vaccins contre les maladies graves, en particulier poliomyélite et tétanos, ainsi que le vaccin contre la rubéole chez la femme non immunisée mais susceptible de devenir enceinte.

Accepter une vaccination en période d'épidémie ou de risque contagieux majeur.
Dans l'ensemble, toujours peser le pour et le contre pour chaque cas particulier.
En ce qui concerne le vaccin contre l'**hépatite**,
> *VOIR CE MOT*.
Prendre systématiquement, le soir de chaque vaccination :
THUYA OCCIDENTALIS 30 CH,
une dose.
De manière curative, si les complications sont déjà là, prendre trois granules trois fois par jour du médicament indiqué ci-dessous.

Abcès
SILICEA 9 CH.

Amaigrissement
SILICEA 9 CH.

Asthme
ANTIMONIUM TARTARICUM 9 CH.

Convulsions
SILICEA 9 CH.

Diarrhée
THUYA OCCIDENTALIS 9 CH.

État général faible
• après une vaccination ancienne,
SILICEA 9 CH.
• après une vaccination récente,
THUYA OCCIDENTALIS 9 CH.

Fièvre
ACONITUM NAPELLUS 9 CH.

Ganglions
SILICEA 9 CH.

Otites à répétition
SILICEA 9 CH.

Réaction locale de la peau
• en cas d'enflure,
APIS MELLIFICA 9 CH.
• en cas de rougeur,
BELLADONNA 9 CH.
• en cas de suppuration aiguë,
MERCURIUS SOLUBILIS 9 CH.

• en cas de croûte,
MEZEREUM 9 CH.
• en cas de suppuration chronique,
SILICEA 9 CH.
• en cas de formation d'une pustule,
THUYA OCCIDENTALIS 9 CH.
• rhino-pharyngite à répétition,
SILICEA 9 CH.

VAGINISME

Il s'agit d'un spasme du vagin empêchant les rapports sexuels, ou au moins les rendant douloureux. Prendre :
IGNATIA AMARA 9 CH,
PLATINA 9 CH,
trois granules de chaque trois fois par jour. Consulter en cas d'échec.

VAGINITE

Infection de la muqueuse du vagin par un microbe ou un parasite.
> *VOIR ÉGALEMENT BARTHOLINITE, CANDIDOSE, PERTES BLANCHES.*

VARICELLE

Maladie bénigne d'origine virale, que l'on peut soigner soi-même si l'on est sûr du diagnostic (petites vésicules se répartissant sur le corps, avec fièvre). Prendre :
ANTIMONIUM TARTARICUM 9 CH,
RHUS TOXICODENDRON 9 CH,
SULFUR 9 CH,
trois granules de chaque trois fois par jour pendant dix jours.

VARICES

Les varices, une fois constituées, ne cèdent pas

au traitement homéopathique (non plus qu'à aucun traitement médical). Seuls les symptômes que les varices peuvent engendrer (gonflement, congestion, lourdeur, démangeaisons) peuvent être combattus efficacement. Prendre :
HAMAMELIS COMPOSÉ,
dix gouttes trois fois par jour, vingt jours par mois pendant tous les mois chauds.
La marche est permise ; en revanche, le piétinement sur place est déconseillé.
Les personnes qui ont des varices ou une mauvaise circulation veineuse prendront des précautions si elles doivent faire un long voyage en avion afin d'éviter la formation d'un caillot : se lever aussi souvent que possible (au minimum toutes les heures), pratiquer de temps à autre sur leur fauteuil des contractions des mollets et des petits mouvements des jambes, boire régulièrement, éviter l'alcool.
La sclérose des varices est illogique.
> *VOIR ÉGALEMENT* INTERVENTION CHIRURGICALE, PHLÉBITE, SCLÉROSE DES HÉMOROÏDES ET DES VARICES, SUPPRESSION D'UNE MALADIE, ULCÈRE au paragraphe « De la jambe ».

VARICOCÈLE

Varices des parties génitales. Prendre en cas de gêne :
HAMAMELIS VIRGINIANA 9 CH,
trois granules trois fois par jour.

VÉGÉTATIONS ADÉNOÏDES

L'hypertrophie des « végétations » de l'arrière-gorge est le signe de **rhinopharyngites** (> *VOIR CE MOT*) répétées, et peut être responsable d'otites. Les allopathes recommandent assez souvent l'ablation des végétations à cause de ce risque. Les homéopathes considèrent les végétations comme un système de défense anti-infectieux à respecter ; les enlever, c'est donner aux microbes la possibilité de descendre plus bas dans l'arbre respiratoire.

Le traitement de fond, établi par un médecin homéopathe, permet d'éviter les rhinopharyngites et les otites sans avoir besoin de passer par l'opération.

VEINES

> *VOIR* PHLÉBITES, ULCÈRE au paragraphe « De la jambe », VARICES.

VÉNÉRIENNES (MALADIES)

> *VOIR* BLENNORRAGIE, CHLAMYDIOSE, CONDYLOMES, GROSSESSE EXTRA-UTÉRINE, HÉPATITE VIRALE, HERPÈS, MALADIES SEXUELLEMENT TRANSMISSIBLES, TRICHOMONASE, SIDA, SYPHILIS.

VENT

Pour les troubles dus au vent (coryza, douleurs, etc.), on prendra trois granules trois fois par jour de l'un des médicaments suivants, selon le cas.
• en cas de troubles dus au vent froid et sec,
ACONITUM NAPELLUS 9 CH ;
• en cas de troubles dus au vent chaud,
ARSENICUM IODATUM 9 CH ;
• en cas de troubles par vent humide,
DULCAMARA 9 CH.

VENTRE (DOULEURS DU)

Les douleurs du ventre doivent être étudiées de très près par un médecin.
On peut essayer trois granules toutes les heures ou trois fois dans la journée de l'un des médicaments ci-après, mais il faudra consulter si le résultat n'est pas rapide.
• si le ventre est chaud et sensible au toucher,
BELLADONNA 9 CH.
• « point de côté »,
CEANOTHUS AMERICANUS 9 CH.

VERRUES

- pour les douleurs abdominales améliorées quand on se plie en deux, ou que l'on se couche en chien de fusil,
COLOCYNTHIS 9 CH.
- douleurs abdominales après une colère,
COLOCYNTHIS 9 CH.
- sensation de crampes,
CUPRUM METALLICUM 9 CH.
- douleurs abdominales améliorées lorsqu'on se redresse, ou qu'on se penche en arrière,
DIOSCOREA VILLOSA 9 CH.
- douleurs abdominales après une contrariété ou un chagrin,
IGNATIA AMARA 9 CH.
- douleurs améliorées par une pression forte de la main,
MAGNESIA PHOSPHORICA 9 CH.
- douleurs améliorées par la chaleur,
MAGNESIA PHOSPHORICA 9 CH.
- douleurs pendant les règles,
MAGNESIA PHOSPHORICA 9 CH.
- douleurs du ventre ou ballonnement par le champagne,
MAGNESIA PHOSPHORICA 9 CH.
- douleurs abdominales pendant la grossesse,
NUX VOMICA 9 CH.
- douleurs du ventre chez un bébé, colique du nourrisson,
NUX VOMICA 9 CH.
> *VOIR ÉGALEMENT COLITE, COLIQUE au paragraphe « Colique abdominale », DIARRHÉE.*

VERRUES

Il ne faut jamais faire enlever les verrues car elles risquent de repousser (souvent plus nombreuses), de céder la place à un autre trouble, et en tout cas de laisser une cicatrice visible. Avec l'homéopathie, le traitement est moins spectaculaire, mais lorsque les verrues sont tombées elles ne reviennent pas. Un cas ancien sera automatiquement montré à un médecin prescrivant de l'homéopathie.

Le traitement peut être long (quelques mois si les verrues ont plusieurs années), puis soudain, quand le terrain s'est modifié, elles se mettent à sécher, à noircir et à disparaître (cela en moins de quinze jours) sans laisser de cicatrice.
Si les verrues sont d'apparition très récente, on peut essayer trois granules trois fois par jour du ou des médicaments sélectionnés.

Traitement général
Selon l'aspect des verrues
- en cas d'aspect corné,
ANTIMONIUM CRUDUM 9 CH.
- pour les verrues plates et lisses,
DULCAMARA 9 CH.
- pour les verrues jaunes, ou si la peau saine qui les entoure est jaune,
NITRICUM ACIDUM 9 CH.
- pour les verrues avec pédoncule,
NITRICUM ACIDUM 9 CH
- pour les verrues fissurées,
NITRICUM ACIDUM 9 CH.
- pour les verrues douloureuses,
NITRICUM ACIDUM 9 CH.
- pour les verrues en forme de chou-fleur,
STAPHYSAGRIA 9 CH.
- pour les verrues molles,
THUYA OCCIDENTALIS 9 CH.
- pour les verrues rougeâtres ou brunâtres,
THUYA OCCIDENTALIS 9 CH.
- pour les verrues déchiquetées, ou dentelées,
THUYA OCCIDENTALIS 9 CH.
- pour les verrues très grosses,
THUYA OCCIDENTALIS 9 CH.

Selon la localisation
Aisselle
SEPIA OFFICINALIS 9 CH.

Anus
THUYA OCCIDENTALIS 9 CH.
> *VOIR AUSSI CONDYLOMES.*

Dos
NITRICUM ACIDUM 9 CH.

VERTIGES

Face
• paupières,
CAUSTICUM 9 CH.
• lèvres,
NITRICUM ACIDUM 9 CH.
• nez,
CAUSTICUM 9 CH.
• menton,
THUYA OCCIDENTALIS 9 CH.

Mains
• dos,
RUTA 9 CH.
• paume,
ANTIMONIUM CRUDUM 9 CH.

Ongles (sous et autour)
CAUSTICUM 9 CH.

Organes génitaux
SABINA 9 CH.

Plante des pieds
ANTIMONIUM CRUDUM 9 CH.

Poitrine
NITRICUM ACIDUM 9 CH.

Traitement local
Il n'est pas indispensable, mais peut aider. On a le choix entre une pommade au **THUYA** (une application par jour) et le suc jaune de « l'herbe aux verrues », la grande chélidoine (**CHELIDONIUM MAJUS** en homéopathie), que l'on trouve à la campagne dans les chemins creux ou sur les vieux murs.
Sans résultat au bout d'un mois, consulter un médecin homéopathe. Le remède de fond est nécessaire.

VERS

Pour les symptômes dus aux vers, prendre trois granules trois fois par jour de l'un des médicaments suivants.
• en cas de nervosité par les vers,
CINA 9 CH.
• en cas de démangeaisons du nez,
CINA 9 CH.
• en cas de faim canine,
CINA 9 CH.
• pour les douleurs abdominales par les vers,
SPIGELIA ANTHELMIA 9 CH.
• en cas de démangeaisons anales,
TEUCRIUM MARUM 9 CH.
Il faut en plus un traitement allopathique pour tuer les vers, et un traitement homéopathique de fond pour qu'ils ne reviennent pas.

VERTÉBROTHÉRAPIE

> *VOIR ENCADRÉ CI-DESSOUS.*

VERTIGES

Lorsque tout tourne autour de soi ou qu'on a l'impression de tourner dans le décor, on peut prendre trois granules trois fois par jour de l'un des médicaments ci-après (consulter en cas de persistance des troubles).
• vertige au moindre mouvement,
BRYONIA ALBA 9 CH.
• en remuant les yeux,
BRYONIA ALBA 9 CH.

VERTÉBROTHÉRAPIE

Bon complément de l'homéopathie, à faire pratiquer exclusivement par un docteur en médecine qualifié.

Une ou deux séances de « manipulation vertébrale » suffisent. Sinon, il faut passer à une autre thérapeutique.

VIEILLISSEMENT

Vieillir longtemps…
Pour bien vieillir, il faut conserver sa faculté d'adaptation. Un nouveau rythme de vie s'installe qui donne l'occasion de satisfaire certaines attentes préparées de longue date : voyager, être la mémoire de la famille et de l'entreprise, utiliser son expertise pour aider les autres. Il s'agit d'accepter de vieillir tout en restant en activité, en bonne santé physique et intellectuelle, et en état d'autonomie. Selon une formule populaire, plus que d'ajouter des années à la vie, il faut ajouter de la vie aux années.

Vieillir en forme…
Les radicaux libres, qui produisent de l'énergie cellulaire, font partie des éléments biologiques normaux. Lorsqu'ils sont en excès, cependant, ils favorisent la sénescence en réduisant l'oxygénation de nos organes. Ce mécanisme se nomme «stress oxydatif». Parmi les médicaments anti-âge susceptibles de réduire l'action des radicaux libres, les antioxydants (vitamines A, E et C, le zinc, le sélénium, les extraits de ginkgo) paraissent intéressants. On attribue également une action antioxydante aux colorants et aux arômes d'origine végétale que l'on trouve dans les aubergines, le brocoli, les épinards, l'ail, l'oignon, le romarin, les fruits. Certes l'efficacité de la supplémentation en antioxydants n'est pas démontrée. Cependant, sans attendre leur validation par les scientifiques, nous pouvons les employer en espérant, grâce à eux, repousser nos limites et tenter de devenir des centenaires valides.

La France compte environ 6 000 centenaires aujourd'hui, mais ils pourraient être 150 000 en 2050. La génétique y aura largement contribué, mais le mode de vie également.

Et l'homéopathie ?
Dans le même esprit, on peut s'aider des médicaments suivants, à raison de trois granules trois fois par jour, quinze jours par mois, très régulièrement.
- sensation de vieillissement prématuré,
AMBRA GRISEA 9 CH.
- tendance à se sentir en sécurité à la maison, refus de sortir,
ARGENTUM NITRICUM 9 CH.
- tendance à la précipitation,
ARGENTUM NITRICUM 9 CH.
- sensation d'ébriété avec tendance à marcher les pieds écartés,
ARGENTUM NITRICUM 9 CH.
- tendance à la négativité,
ARSENICUM ALBUM 9 CH.
- un certain degré de puérilité, esprit confus,
BARYTA CARBONICA 9 CH.
- tendance à l'obstruction des artères,
BARYTA CARBONICA 9 CH.
- choc de la retraite,
GERMANIUM METALLICUM 9 CH.
- surdité pour la voix humaine,
PHOSPHORUS 9 CH.
- catarrhe bronchique,
QUEBRACHO 5 CH.
- tendance à l'autoritarisme,
LYCOPODIUM CLAVATUM 9 CH.
- tendance à l'ostéoporose,
SILICEA 9 CH.

> *VOIR ÉGALEMENT* ALZHEIMER, CŒUR, COUP DE CHALEUR, MÉMOIRE, MÉNOPAUSE, PRESBYACOUSIE, PROSTATE, RHUMATISMES, TENSION ARTÉRIELLE, YEUX.

• à la vue du mouvement,
COCCULUS INDICUS 9 CH.
• en voiture,
COCCULUS INDICUS 9 CH.
• au moment où l'on s'allonge,
CONIUM MACULATUM 9 CH.
• amélioré en fermant les yeux,
CONIUM MACULATUM 9 CH.
• après les repas,
NUX VOMICA 9 CH.
Le « vertige des hauteurs » est une affection différente et qui n'a rien à voir avec la définition médicale du vertige (voir ci-avant).
Prendre, si l'on doit absolument se rendre en montagne ou se tenir sur un balcon :
ARGENTUM NITRICUM 9 CH,
trois granules toutes les heures ou trois fois par jour, selon les circonstances.

VÉSICULE BILIAIRE

Douleurs de la vésicule biliaire
BERBERIS VULGARIS 9 CH,
CHELIDONIUM MAJUS 9 CH,
MAGNESIA PHOSPHORICA 9 CH,
Prendre trois granules de chaque en alternance toutes les heures ou trois fois par jour, selon les circonstances.
> *VOIR ÉGALEMENT* COLIQUE au paragraphe « Colique hépatique ».

Infection de la vésicule biliaire
> *VOIR* CHOLÉCYSTITE.

Pour les calculs de la vésicule biliaire
> *VOIR* CALCULS, COLIQUE au paragraphe « Colique hépatique ».

VESSIE

Cystite
> *VOIR* INFECTION URINAIRE, TUMEURS BÉNIGNES, POLYPES.
Les faire enlever le moins souvent possible car ils repoussent de plus en plus vite. Consulter un médecin prescrivant de l'homéopathie : par un traitement de fond, il parviendra à ce que les interventions s'espacent et finissent par ne plus être nécessaires. En attendant une consultation, on peut prendre :
NITRICUM ACIDUM 5 CH,
THUYA OCCIDENTALIS 5 CH,
trois granules trois fois par jour.

VÉTÉRINAIRES HOMÉOPATHES

> *VOIR ENCADRÉ PAGE SUIVANTE.*

VEXATION (SUITES DE)

> *VOIR ÉMOTION.*

VIEILLISSEMENT

> *VOIR ENCADRÉ CI-CONTRE.*

VIN

En cas de difficulté à supporter le vin (en dehors des problèmes d'alcool), prendre :
SULFUROSUM ACIDUM 9 CH,
trois granules trois fois dans la journée.
> *VOIR AUSSI* ALCOOL.

VIPÈRE (MORSURE DE)

En cas de morsure de vipère, les gestes élémentaires habituels s'imposent (en particulier, désinfection de la plaie, glace au siège de la morsure, immobilisation du membre atteint). Se rendre au plus vite vers le centre hospitalier le plus proche ou chez un médecin pour recevoir le traitement classique. Pendant le transport, dans la mesure du possible, sucer en alternance de deux en deux minutes :

LEDUM PALUSTRE 9 CH,
VIPERA REDI 9 CH,
trois granules de chaque.

VISION

La myopie, l'hypermétropie, la presbytie et l'astigmatisme ne sont pas du domaine de l'homéopathie. La fatigue visuelle pourra être évitée avec :
RUTA GRAVEOLENS 30 CH,
une dose par semaine.

VITILIGO

Cette décoloration de la peau (qui perd son pigment) est bénigne, mais désagréable sur le plan esthétique. Attention ! ne vous exposez pas intempestivement au soleil, vous ne feriez qu'aggraver le vitiligo. L'homéopathie peut, à la rigueur, stopper le processus. Prendre :
NATRUM MURIATICUM 12 CH,
une dose par semaine, très régulièrement.

VOLONTÉ

Volonté de guérir
La volonté de guérir est une condition de base pour se soigner par l'homéopathie, médecine exigeante. On ne peut l'utiliser valablement sans don d'observation de soi (pour trouver les symptômes qui permettront au médecin de prescrire le traitement adéquat), prudence (il faut respecter les lois de la nature, éviter les gestes intempestifs comme les interventions non indispensables) et patience (un cas ancien ne peut être guéri de façon spectaculaire).

Maladies de la volonté
Absence de volonté
(> *VOIR* ABOULIE.)

Sensation de posséder deux volontés contradictoires
ANACARDIUM ORIENTALE 9 CH,
trois granules trois fois par jour.

VOMISSEMENTS

Prendre trois granules tous les quarts d'heure, toutes les heures ou trois fois par jour (selon l'intensité des symptômes) du médicament sélectionné. Consulter si l'on n'obtient pas de résultat rapide.
• si le nourrisson vomit le lait,
AETHUSA CYNAPIUM 9 CH.
• vomissements avec langue très chargée, recouverte d'un enduit blanc et épais,
ANTIMONIUM CRUDUM 9 CH.
• vomissements sentant très mauvais,
ARSENICUM ALBUM 9 CH.
• vomissement de l'eau dès qu'on l'a bue,
ARSENICUM ALBUM 9 CH.

VÉTÉRINAIRES HOMÉOPATHES

Il existe des vétérinaires homéopathes, aussi bien pour les animaux de compagnie que pour les animaux de la ferme. Ils utilisent soit les mêmes médicaments que leurs confrères de médecine humaine, soit des formules **complexes** (> *VOIR CE MOT*) à usage vétérinaire.

En effet, il est assez difficile d'individualiser un cas pathologique (une vache ne peut décrire ses sensations, et son propriétaire ne vit pas en permanence avec elle pour observer son comportement).

• vomissements avec vertiges,
COCCULUS INDICUS 9 CH.
• vomissements après une contrariété,
IGNATIA AMARA 9 CH.
• vomissement de mucus, de glaires,
IPECA 9 CH.
• vomissements avec langue propre,
IPECA 9 CH.
• vomissements de bile,
IRIS VERSICOLOR 9 CH.
• vomissements après avoir bu du café,
NUX VOMICA 9 CH.
• vomissements avec langue chargée seulement dans sa moitié postérieure,
NUX VOMICA 9 CH.
• vomissement de l'eau qu'on a bue, au bout d'un moment, lorsqu'elle est réchauffée,
PHOSPHORUS 9 CH.
• vomissements de la grossesse,
SEPIA OFFICINALIS 9 CH.
• vomissements après absorption de gras,
PULSATILLA 9 CH.
> *VOIR ÉGALEMENT NAUSÉES.*

VOYAGE (L'HOMÉOPATHIE EN)

Préparation du voyage
Avant un départ à l'étranger, il est préférable de faire le point avec un médecin sur les risques encourus en fonction de la destination, d'une éventuelle maladie en cours ou d'une grossesse, et contrôler la validité des vaccinations. Prendre également :
ARGENTUM NITRICUM 9 CH,
trois granules trois fois par jour, en commençant quelques jours auparavant, si l'on a peur en voiture ou en avion.
> *VOIR ÉGALEMENT VACCINATIONS.*

Pendant le trajet
> *VOIR TRANSPORTS, VARICES.*

Pendant le séjour
Les divers maux qui peuvent survenir seront traités à l'aide de la rubrique qui leur correspond. En cas d'intolérance au climat local, on prendra pendant toute la durée du séjour trois granules trois fois par jour du médicament sélectionné.
• dans un pays chaud,
ANTIMONIUM CRUDUM 9 CH.
• en montagne,
COCA 9 CH.
• dans une région humide,
DULCAMARA 9 CH.
• en cas d'intolérance au climat marin,
NATRUM MURIATICUM 9 CH.
Emportez votre ordonnance en même temps que vos médicaments afin de passer plus facilement la douane, même s'il s'agit de produits sans danger comme les médicaments homéopathiques.
> *VOIR EN PARTICULIER CHOLÉRA, DÉCALAGE HORAIRE, DIARRHÉE, PALUDISME, PARASITES, TROPICALES (MALADIES), VARICES.*

YEUX

Cataracte
La cataracte ne peut régresser par l'homéopathie ; cette dernière peut seulement freiner l'évolution. Le médicament le plus fréquemment apte à cela, et qui doit être très longtemps poursuivi, est :
SECALE CORNUTUM 5 CH,
trois granules trois fois par jour.
Pendant les quinze jours qui précèdent et les quinze jours qui suivent une opération sur le cristallin, prendre :
GUAREA TRICHILIOIDES 5 CH,
trois granules trois fois par jour.

Chalazion
> *VOIR PAUPIÈRES.*

Conjonctivite
Le traitement général et le traitement local sont à faire comme suit.

Traitement général
(trois granules trois fois par jour du médicament choisi)

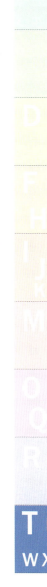

YEUX

- conjonctivite après coup de froid sec sur l'œil,
ACONITUM NAPELLUS 9 CH.
- conjonctivite avec larmoiement non irritant,
ALLIUM CEPA 9 CH.
- si les conjonctives sont enflées (on voit un bourrelet surélevé autour de l'iris),
APIS MELLIFICA 9 CH.
- conjonctivite d'une rougeur sombre,
BELLADONNA 9 CH.
- conjonctivite rouge clair,
EUPHRASIA OFFICINALIS 9 CH.
- conjonctivite avec larmoiement irritant la paupière inférieure,
EUPHRASIA 9 CH.
- conjonctivite avec pus irritant,
MERCURIUS CORROSIVUS 9 CH.
- conjonctivite avec pus non irritant,
PULSATILLA 9 CH.

Traitement local
Instiller trois fois par jour une goutte de collyre réalisé avec :
CALENDULA 3 DH, vingt gouttes,
EUPHRASIA 3 DH, vingt gouttes,
Sérum physiologique q.s.p. 15 ml.

Décollement de rétine
PHOSPHORUS 5 CH,
trois granules trois fois par jour, en plus du traitement classique prescrit par l'ophtalmologiste.

Décollement du vitré
Avec l'âge la masse gélatineuse et transparente qui remplit l'œil se détache de la rétine. Le phénomène est sans gravité. Prendre :
PHOSPHORUS 9 CH,
trois granules trois fois par jour, jusqu'à disparition des taches noires devant les yeux.

Dégénérescence maculaire liée à l'âge (DMLA)
Outre les conseils de l'ophtalmologiste, qui a peut-être un traitement classique à proposer (cela dépend du cas), prendre :
CANTHARIS 9 CH,
CROTALUS HORRIDUS 9 CH,
PHOSPHORUS 9 CH,
trois granules de chaque trois fois par jour.

Glaucome
> *VOIR CE MOT.*

Iris (inflammation de l'iris)
RHUS TOXICODENDRON 9 CH,
trois granules trois fois par jour.
Consulter en cas de persistance.

Larmoiement
> *VOIR CE MOT.*

Lentilles cornéennes
Si on ne les supporte pas, faire préparer un **ISOTHÉRAPIQUE 9 CH** (> *VOIR CE MOT*) avec le produit de base de la lentille.

Mouches volantes
Il s'agit en général d'un trouble nerveux sans conséquence grave.
PHOSPHORUS 9 CH,
trois granules trois fois par jour dans les périodes où l'on est gêné.

Ophtalmie des neiges
Il s'agit d'une inflammation de l'œil (très exactement de la cornée) provoquée par la réverbération des rayons UV sur la neige, mais aussi sur la mer ou le désert. Prendre :
ACONITUM NAPELLUS 9 CH,
trois granules six fois par jour jusqu'à guérison.

Orgelet
> *VOIR CE MOT.*

Strabisme
> *VOIR CE MOT.*

Surmenage visuel
En cas de fatigue des yeux après un exercice prolongé de la vision (lecture prolongée, travail fin, etc.). Prendre :
RUTA GRAVEOLENS 5 CH,
trois granules trois fois par jour aussi longtemps que nécessaire.

Traumatisme de l'œil
LEDUM PALUSTRE 9 CH,

trois granules trois fois par jour, en cas de coup sur l'œil avec ecchymose des parties molles environnantes.
SYMPHYTUM OFFICINALE 9 CH,
même posologie, en cas de coup sur le globe oculaire sans ecchymose.

Ulcère de cornée
Prendre :
MERCURIUS CORROSIVUS 5 CH,
trois granules trois fois par jour aussi longtemps que nécessaire.

Vision (troubles de la)
> *VOIR CE MOT.*

Yeux injectés de sang à la suite d'un coup de froid
Prendre :
HAMAMELIS VIRGINIANA 9 CH,
trois granules trois fois par jour pendant trois jours.

Yeux secs
Prendre :
ALUMINA 9 CH,
BRYONIA ALBA 9 CH,
trois granules de chaque trois fois par jour aussi longtemps que nécessaire.
> *VOIR ÉGALEMENT OPHTALMOLOGISTES HOMÉOPATHES, PAUPIÈRES.*

ZONA

Il s'agit d'une série de petites vésicules douloureuses qui se situent le long du trajet d'un nerf, le plus souvent au thorax. Le traitement homéopathique du zona est très efficace, à condition d'être commencé dès la sortie de l'éruption. Au stade des séquelles douloureuses, le résultat n'est que partiel.

Au stade de l'éruption
Prendre :
ARSENICUM ALBUM 30 CH,
une dose dès que possible, à ne pas renouveler ; puis :

MEZEREUM 9 CH,
RANUNCULUS BULBOSUS 9 CH,
RHUS TOXICODENDRON 9 CH,
trois granules de chaque trois fois par jour pendant trois semaines.

Au stade des séquelles
(qu'on ne verra pas si on a pris d'emblée un traitement homéopathique), trois granules trois fois par jour du ou des médicaments sélectionnés.
• en cas de sensation de brûlure à l'emplacement du zona, améliorée par la chaleur,
ARSENICUM ALBUM 9 CH.
• douleurs en éclair le long du nerf lésé,
KALMIA LATIFOLIA 9 CH.
• douleur violente,
MEZEREUM 9 CH.
• sensation de brûlure aggravée par la chaleur,
MEZEREUM 9 CH.
• douleurs aggravées par le toucher, le bain ou la nuit,
MEZEREUM 9 CH.

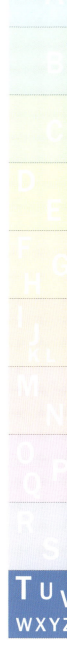

Remèdes

TABACUM

Substance de base : **le tabac (sous forme de plante fraîche).**
Symptômes les plus caractéristiques traités par TABACUM
Sueurs froides ; pâleur ; vertiges quand on a les yeux ouverts ; nausées ; salivation ; sensation de creux à l'estomac ; désir d'air frais ; besoin de se découvrir le ventre.
Principaux usages cliniques
Mal des transports ; vomissements de la grossesse.

TARAXACUM OFFICINALE

Substance de base : **le pissenlit.**
Symptômes les plus caractéristiques traités par TARAXACUM OFFICINALE
Langue en « carte de géographie », sensible au toucher ; goût amer dans la bouche ; gros foie ; peau jaune ; migraine.
Principaux usages cliniques
Jaunisse ; insuffisance hépatique ; migraine.

TARENTULA CUBENSIS

Substance de base : **la mygale de Cuba.**
Principal usage clinique
Anthrax grave, violacé, avec mauvais état général.

TARENTULA HISPANICA

Substance de base : **la tarentule.**
Symptômes les plus caractéristiques traités par TARENTULA HISPANICA
Agitation nerveuse améliorée par la musique, aggravée quand on regarde le sujet ou qu'on le touche ; convulsions ; tête constamment en mouvement.
Principaux usages cliniques
Enfant agité ; chorée (danse de Saint-Guy).

le saviez-vous ?

LA TARENTULE
Si la morsure de la tarentule est venimeuse, elle n'est, en dépit de la légende, absolument pas dangereuse pour l'homme... Heureusement, car cette grosse araignée est commune dans le sud de l'Europe, principalement aux alentours de Tarente, en Italie, ce qui explique son nom. Elle fut pendant plusieurs siècles accusée de provoquer le tarentisme, une affection qui engendrait chez ceux qui en étaient atteints, une agitation hystérique suivie d'un état de profond abattement. La seule façon de sortir le malade de sa léthargie était alors de le faire danser au son d'une musique endiablée, rythmée et de plus en plus rapide, la tarentelle. Aujourd'hui, on pense que les malades souffraient plutôt de la chorée, ou danse de Saint-Guy, et que la malheureuse arachnide n'y était pour rien.

TEREBINTHINA

Substance de base : **l'essence de térébenthine.**
Symptômes les plus caractéristiques traités par TEREBINTHINA
Cystite avec urines brun foncé, d'odeur « de violette » ; douleurs brûlantes de la région des reins ; hémorragies diverses.
Principaux usages cliniques
Cystite ; pyélonéphrite.

TEUCRIUM MARUM

Substance de base : **la germandrée, ou herbe aux chats.**
Symptômes les plus caractéristiques traités par TEUCRIUM MARUM
Polypes du nez ; prurit anal.
Principaux usages cliniques
Rhinite atrophique ; polypes du nez ; verminose.

THERIDION CURRASSAVICUM

Substance de base : **le théridion, une araignée de l'île de Curaçao.**
Symptômes les plus caractéristiques traités par THERIDION CURRASSAVICUM
Hypersensibilité aux bruits ; le moindre bruit semble pénétrer les dents ; vertiges aggravés en fermant les yeux.
Principaux usages cliniques
Hypersensibilité aux bruits ; vertiges ; migraines ; maladie de Ménière.

THLASPI BURSA PASTORIS

Substance de base : **la bourse-à-pasteur.**
Principal usage clinique
Règles hémorragiques un mois sur deux.

THUYA OCCIDENTALIS

Substance de base : **l'arbre de vie ou thuya.**
Convient de préférence : aux personnes ayant de la cellulite, spécialement située au niveau des hanches, transpirant des parties découvertes ; aux suites de vaccination.
Symptômes les plus caractéristiques traités par THUYA OCCIDENTALIS
Ralentissement du psychisme ; faiblesse intellectuelle ; émotivité (la musique fait pleurer) ; perceptions erronées du corps (sensation de quelque chose de vivant dans le ventre, sensation que les os sont en verre) ; migraine à type de clou ; catarrhe des muqueuses avec excrétions verdâtres ; verrues humides et molles ; grosse prostate ; fibrome ; aggravation générale par l'humidité.
Principaux usages cliniques
Verrues ; polypes ; fibromes ; rhumatismes ; diarrhée ; coryza chronique ; catarrhes chroniques ; pyorrhée alvéolo-dentaire (parodontose).

le saviez-vous ?

LE THUYA

Le thuya est un conifère persistant originaire d'Amérique du Nord, introduit en France vers le milieu du XVIe siècle. Depuis, il a fait florès, et on le trouve aujourd'hui dans nombre de jardins, soit pour constituer des haies, soit comme arbre d'ornement. C'est par hasard que Hahnemann découvrit les vertus de cet arbre : consulté par un séminariste qui souffrait d'un écoulement au niveau de l'urètre, il diagnostiqua une blennorragie (écoulement vénérien) ; trois jours plus tard, le patient étant guéri sans avoir pris aucun traitement, le médecin, intrigué, décida d'approfondir cette histoire ; le séminariste se rappela alors avoir mâché des feuilles de thuya, ce qui incita Hahnemann à expérimenter la substance. Avant lui, l'Europe ne connaissait pas de propriétés thérapeutiques au thuya. Amérindiens et explorateurs, en revanche, auraient lutté contre le scorbut en prenant des infusions d'écorce ou de feuillage de thuya, riches en vitamine C.

TRILLIUM PENDULUM

Substance de base : **la trillie.**
Symptômes les plus caractéristiques traités par TRILLIUM PENDULUM :
Pertes vaginales de sang rouge brillant, aggravées au moindre mouvement, avec malaise et douleurs dans les reins et les cuisses.
Principaux usages cliniques :
Hémorragie utérine ; hémorragie des fibromes ; ménopause ; menace d'avortement.

TUBERCULINUM

Substance de base : **la tuberculine.**
Convient de préférence : au sujet ayant une grande facilité à prendre froid.

Symptômes les plus caractéristiques traités par
TUBERCULINUM
Inflammation des muqueuses : rhumes, diarrhée, cystites, angines, bronchites ; désir d'air ; variabilité des symptômes ; alternance des troubles ci-dessus.
Principaux usages cliniques
Tendance aux « coups de froid » ; acné ; eczéma ; hypotension artérielle ; fatigue ; séquelles de tuberculose.

URTICA URENS

Substance de base : **l'ortie.**
Convient de préférence : aux sujets ayant une tendance à l'acide urique en excès.
Symptômes les plus caractéristiques traités par
URTICA URENS :
Urticaire violente, aggravée par la chaleur et par l'eau ; brûlures cutanées, prurit vulvaire.
Principaux usages cliniques
Goutte ; urticaire ; brûlures de la peau.

USTILAGO MAÏDIS

Substance de base : **l'ustilago, champignon parasite du maïs.**
Principal usage clinique
Hémorragie utérine par col mou.

UVA URSI

Substance de base :
le raisin d'ours, ou busserole.
Principaux usages cliniques
Boue urinaire ; cystite chronique.

VALERIANA OFFICINALIS

Substance de base : **la valériane, ou herbe aux chats.**

Symptômes les plus caractéristiques traités par
VALERIANA OFFICINALIS
Humeur changeante ; spasmes ; douleurs crampoïdes ; évanouissement à la douleur ; ballonnement abdominal d'origine nerveuse ; rhumatismes améliorés par la marche ; aggravation en position assise.
Principaux usages cliniques
Rhumatismes nerveux ; malaises nerveux ; asthme spasmodique ; ballonnement abdominal.

VERATRUM ALBUM

Substance de base : **l'ellébore blanc.**
Symptômes les plus caractéristiques traités par
VERATRUM ALBUM
Malaise avec prostration ; tendance au délire ; froid glacial généralisé ; sueurs froides ; vomissements ; diarrhée profuse ; douleurs de règles.
Principaux usages cliniques
Diarrhée ; choléra ; règles douloureuses.

le saviez-vous ?

L'ÉLLÉBORE BLANC
Cette liliacée, aussi nommée « varaire », « vérâtre », « fausse gentiane » ou « herbe à poux », pousse abondamment en Europe et en Asie septentrionale dans les alpages, les prairies et les clairières de montagne jusqu'à une altitude de 2 000 mètres. À cause des nombreux alcaloïdes qu'il contient — jervine, en particulier — l'ellébore blanc est violemment toxique, tant pour les herbivores que pour l'homme, chez qui il peut provoquer troubles cardiaques, spasmes, vomissements et troubles nerveux, jusqu'à entraîner la mort. Il était autrefois utilisé dans les cas désespérés et constituait le principal remède contre la folie, un remède si virulent que certains patients mouraient avant même de savoir qu'ils étaient guéris de leur affection...

VERATRUM VIRIDE

Substance de base : **le vératre vert.**
Principal usage clinique
Congestion cérébrale avec douleurs de la région de l'occiput, face congestionnée, pouls lent.

VERBASCUM THAPSUS

Substance de base : **le bouillon blanc.**
Principal usage clinique
Névralgie faciale avec sensation de tenailles, revenant à heure fixe.

VIBURNUM OPULUS

Substance de base : **le viorne.**
Principal usage clinique
Règles douloureuses et ne durant que quelques heures.

VINCA MINOR

Substance de base : **la petite pervenche.**
Symptômes les plus caractéristiques traités par VINCA MINOR
Éruption du cuir chevelu avec peau rouge, sensible au toucher ; suintement qui colle les cheveux ; perte des cheveux par plaques rondes ; les cheveux qui repoussent sont gris.
Principaux usages cliniques
Eczéma du cuir chevelu ; croûte de lait.

VIOLA ODORATA

Substance de base : **la violette odorante.**
Principal usage clinique
Sensation de brisure des os, spécialement au niveau du poignet.

VIOLA TRICOLOR

Substance de base : **la pensée sauvage.**
Symptômes les plus caractéristiques traités par VIOLA TRICOLOR
Éruption purulente ; énurésie avec urines à odeur forte.
Principaux usages cliniques
Eczéma ; impétigo ; croûte de lait ; énurésie.

VIPERA REDI

Substance de base : **le venin de vipère.**
Symptômes les plus caractéristiques traités par VIPERA REDI
Inflammation des veines superficielles ; enflure des membres ; douleurs aggravées quand les jambes sont pendantes.
Principaux usages cliniques
Varices ; périphlébite.

le saviez-vous ?

LE VENIN DE VIPÈRE

Le venin de l'aspic, une vipère commune en France, contient une toxine pouvant entraîner chez l'homme des vomissements et de l'œdème (gonflement), parfois — mais rarement — la mort. La chair de ce serpent entrait dans la composition de la thériaque, un remède universel contre les empoisonnements et toutes sortes de maladies, qui fut utilisé pendant près de deux mille ans, jusqu'à l'aube du xxe siècle. Cette panacée était supposée protéger celui qui l'ingérait des morsures d'animaux venimeux. La thériaque contenait, selon les époques, de cinquante à plus de soixante-dix ingrédients, et elle fut pendant longtemps (du Moyen Âge à la Révolution) fabriquée en publique par les apothicaires.

VISCUM ALBUM

Substance de base : **le gui.**

Principaux usages cliniques

Hypotension ; pouls lent ; vertige ; essoufflement ; fatigue.

ZINCUM METALLICUM

Substance de base : **le zinc.**

Convient de préférence : aux cas où il y a peu de réaction ; aux maladies éruptives qui n'arrivent pas à sortir, avec troubles nerveux de remplacement.

Symptômes les plus caractéristiques traités par ZINCUM METALLICUM

Agitation continuelle, spécialement des pieds ; fourmillement général ; convulsion ; dépression nerveuse pendant les maladies aiguës ; intolérance au vin.

Principaux usages cliniques

« Jambes sans repos » ; varices ; mauvaise sortie des maladies éruptives.

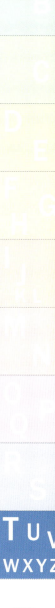

Homéotypes

Profils homéopathiques de la famille

Homéotypes

Profil homéopathique

Votre profil homéopathique, autrement dit votre « homéotype », c'est aussi ce qu'on appelle le « terrain ». Il se situe au carrefour de la morphologie et du caractère, et détermine, du moins en partie, votre comportement dans la vie et vos tendances pathologiques. À chaque homéotype correspond un médicament homéopathique de fond, que seul votre médecin peut déterminer avec de bonnes chances de réussite. On pourrait dire que ce qui suit n'est qu'un jeu, mais un jeu sérieux bien sûr.

« Jouez le jeu » : le résultat que vous obtiendrez vous aidera à mieux vous connaître, à mieux vous soigner en lien permanent avec votre médecin traitant. Essayez de déterminer votre homéotype grâce au test que nous vous proposons. Soyez sincère. Ne réfléchissez pas. Choisissez de façon aussi spontanée que possible les propositions qui vous correspondent. Si vous hésitez sur un point, demandez-vous : « Qu'est-ce que mon mari (ma femme, mon partenaire, ma mère, un de mes enfants, un de mes amis, etc.) dirait de moi à ce propos ? »

Mode d'emploi du test

Afin que ce test puisse servir à tous les membres de la famille, photocopiez-le pour chaque homéotype que vous souhaitez déterminer. Dans un premier temps, de la page 318 à la page 335, entourez chacune des propositions vous correspondant. Vous trouverez de la page 336 à la page 341 les éléments vous permettant de déterminer, parmi les homéotypes qui vous sont proposés, celui qui vous paraît convenir le mieux.

De la page 342 à la page 347, vous pourrez lire, en fonction des résultats que vous aurez obtenus au test, les informations sur le ou les homéotypes vous concernant.

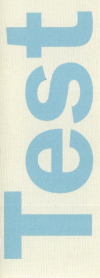

Liste des propositions

1. J'ai souvent des bleus sans vraiment me taper au coin des meubles.
2. Je me sens en moins bonne forme au bord de la mer.
3. Certains parfums me gênent.
4. J'ai souvent besoin de savoir que l'on m'aime.
5. J'ai souvent besoin qu'on me laisse dans mon coin.
6. J'ai souvent des bouffées de chaleur émotives.
7. J'ai souvent la sensation de marcher comme si j'étais ivre.
8. J'ai souvent peur d'avoir peur.
9. J'ai souvent peur des voleurs.
10. J'ai souvent tendance à aller à l'essentiel.
11. J'ai tendance à m'infecter facilement.
12. J'ai souvent trop chaud.
13. J'ai souvent une révolte rentrée.
14. J'ai souvent une sensation de boule dans la gorge.
15. J'ai tendance à manger beaucoup de fromage.
16. J'ai souvent une transpiration d'odeur forte.
17. J'ai une très bonne mémoire.
18. J'aime tout ce qui est artistique.
19. J'oublie tout.
20. Je m'habille toujours bien.
21. Je prends souvent des risques.
22. Je suis d'un naturel méfiant.
23. Je suis du genre anxieux.
24. Je suis irritable.
25. Je suis mal réveillé(e) le matin (il ne faut pas qu'on me parle).
26. Je suis ménopausée, ou en passe de l'être.
27. Je suis plutôt du genre extraverti.
28. Je suis toujours prêt(e) à revendiquer pour les autres.
29. Je suis un adulte frileux malgré mes joues rouges.

30	Je suis un adulte qui a souvent des faux besoins d'aller à la selle.
31	Je suis un adulte qui a souvent tendance à se sentir plus intéressant que les autres.
32	Je suis un enfant de petite taille.
33	Je suis une mère de famille nombreuse.
34	Je transpire souvent en mangeant.
35	Je suis un adulte qui ne tolère pas la contradiction.
36	J'ai souvent besoin d'ouvrir les fenêtres.
37	J'ai souvent besoin de café (qu'en fait je ne supporte pas).
38	J'ai souvent besoin que l'on me protège.
39	J'ai souvent des crises de foie.
40	J'ai souvent des vertiges aux changements de position.
41	J'ai souvent la figure congestionnée.
42	J'ai souvent le sentiment de vivre dans un rêve.
43	J'ai souvent le trac car je pense ne pas être à la hauteur.
44	Je pense souvent que la vie est inutile.
45	J'ai le vertige des hauteurs.
46	J'ai souvent les lèvres couleur lilas.
47	J'ai peur d'une maladie grave quand j'ai un simple bobo.
48	J'ai peur de l'échec.
49	J'ai tendance à prendre froid facilement.
50	J'éprouve souvent de l'angoisse au crépuscule.
51	Je cache souvent l'essentiel.
52	Je claque souvent les portes.
53	Je me sens en meilleure forme quand je m'occupe.
54	Je pense que l'on doit toujours se contrôler.
55	Je regarde souvent sous les lits ou derrière les rideaux pour vérifier qu'il n'y a personne.
56	Je suis capable de détecter le mauvais temps à l'avance ou à distance.
57	Je suis d'humeur variable.
58	Je suis impressionnable.
59	Je suis mal à l'aise dans les embouteillages.
60	Je suis parfois content(e) de savoir que les autres souffrent.
61	Je suis perfectionniste.

62	Je suis plutôt du genre dépensier.
63	Je suis toujours à la recherche de l'absolu.
64	Je suis un adulte qui a souvent des crampes musculaires.
65	Je suis un enfant opposant.
66	Je suis un enfant qui raconte peu ce qu'il a fait en classe.
67	Les gens me déçoivent en général.
68	On m'a souvent dit que je pourrais être mannequin.
69	J'ai souvent besoin d'encouragements.
70	J'ai besoin du regard des autres.
71	J'ai de la méfiance pour la nouveauté.
72	J'ai souvent des boutons de fièvre.
73	J'ai souvent le sentiment de m'ennuyer.
74	J'ai souvent les ongles mous.
75	J'ai souvent les paupières enflées.
76	Je suis du genre trop confiant.
77	J'ai peur de traverser les places désertes.
78	J'ai tendance à bloquer mes émotions.
79	J'ai souvent une indigestion après un repas très simple (les jours de contrariété).
80	J'aime beaucoup la danse.
81	J'éprouve souvent un désir sexuel intense.
82	Je jette souvent un objet par terre.
83	Je laisse facilement tomber les objets.
84	Je m'obstine dans mes réalisations.
85	Je me fatigue vite.
86	Je me perds souvent dans les rues que je connais bien.
87	Je me sens souvent mieux quand je prends une tasse d'eau chaude avec du citron et du sucre.
88	Je passe facilement du rire aux larmes.
89	Je suis du genre émotif.
90	Je suis en train de perdre mes cheveux sur le devant.
91	Je suis mal à l'aise sur les autoroutes (sauf dans la file de droite).
92	Je suis parfois cleptomane.

93	Je suis toujours dans les extrêmes, pour moi tout est blanc ou noir.
94	Je suis très méthodique.
95	Je suis un adulte qui a souvent des maux d'estomac.
96	Je suis un adulte toujours à l'heure.
97	Je suis un enfant chef de bande.
98	J'ai souvent des éructations nerveuses.
99	Je suis une femme qui dort souvent sans drap ni couverture.
100	J'ai souvent une attirance pour l'alcool.
101	J'achète souvent les produits haut de gamme.
102	J'ai souvent besoin d'être le meilleur (la meilleure), le premier (la première) en tout.
103	J'ai souvent besoin de faire faire ce que je veux à mon entourage.
104	J'ai souvent besoin de la présence de quelqu'un.
105	J'ai des difficultés à cicatriser.
106	J'ai des nausées ou des vomissements incoercibles quand je suis enceinte.
107	J'ai des tumeurs bénignes de la peau.
108	J'ai du mal à boucler ma ceinture de sécurité.
109	J'ai tendance à laisser parler les autres.
110	J'ai souvent une transpiration des pieds d'odeur forte.
111	J'ai un strabisme (ou bien on m'a opéré d'un strabisme).
112	J'ai besoin de rendre service.
113	Je me laisse difficilement photographier.
114	J'ai souvent le trac par peur de ne pas être à la hauteur.
115	J'ai souvent des transpirations émotives.
116	Je rumine souvent mes problèmes en silence.
117	Je suis de nature indépendante.
118	Je suis du genre conciliant.
119	Je suis égoïste malgré moi.
120	Je suis le confident (la confidente) de tous.
121	Je suis toujours en train de prévoir ce qui peut m'arriver.
122	Je suis toujours en train de ranger quelque chose dans la maison.
123	Je suis un adulte qui a souvent la figure congestionnée.
124	Je suis un enfant adopté.

Test

125	Je suis un enfant attiré par les enfants plus grands que moi.
126	Je suis un enfant au comportement parfois méchant.
127	Je suis une femme qui a tendance à parler beaucoup.
128	L'orage m'attire.
129	J'aime particulièrement les crèmes glacées.
130	J'ai souvent besoin de chocolat.
131	J'ai souvent de fausses cystites nerveuses.
132	J'ai des nausées en me brossant les dents.
133	J'ai souvent des petits bobos qui ont tendance à s'infecter.
134	J'ai du mal à embrasser les gens que je rencontre.
135	J'ai souvent l'impression que mes os vont se casser.
136	J'ai souvent la peau grasse.
137	J'ai le trac aux examens avec envie de passer le premier.
138	J'ai le vin triste.
139	J'aime la charcuterie, le gras en général.
140	J'éprouve souvent le besoin de téléphoner à quelqu'un.
141	J'éprouve souvent une fascination pour ce qui est morbide.
142	Je contrarie souvent mon entourage.
143	Je n'aime pas attendre.
144	Je prends souvent du plaisir à faire du mal aux autres.
145	Je suis d'un naturel pessimiste.
146	Je suis du genre désordonné.
147	Je suis peu porté(e) sur le sexe en période de fatigue.
148	Je suis plutôt du genre introverti.
149	Je suis serviable.
150	Je suis toujours prêt(e) à réagir s'il m'arrive un ennui.
151	Je suis un adulte qui aime les beaux vêtements.
152	Je suis un enfant à la figure plutôt ronde.
153	Je suis un enfant qui s'intéresse à la conversation des adultes.
154	Je suis un enfant qui suit sa mère partout.
155	Quand je parle, une idée en entraîne souvent une autre.
156	J'agresse souvent en paroles.

157	J'ai souvent besoin d'acide (citron, pamplemousse, vinaigre).
158	J'ai souvent besoin de me réfugier chez les voisins pour parler.
159	J'ai souvent besoin de resaler sans même avoir goûté.
160	Je parcours tous les ans 5 000 kilomètres à vélo (ou plus).
161	J'ai souvent des idées de suicide.
162	J'ai souvent envie d'agacer les animaux.
163	J'ai souvent envie d'avoir fini avant de commencer ce que j'ai à faire.
164	J'ai l'esprit de compétition.
165	J'ai souvent l'impression que quelque chose remue dans mon ventre.
166	J'ai souvent la sensation d'avoir une petite goutte dans l'urètre.
167	J'ai les cheveux gras.
168	J'ai peur dans les tunnels.
169	J'ai tendance à partir battu(e) d'avance.
170	Je suis du genre distrait.
171	Je suis du genre enveloppé.
172	J'ai souvent les yeux cernés.
173	Je suis plutôt autoritaire.
174	Je suis plutôt maigre.
175	Je suis très maquillée.
176	Je suis très sensible aux odeurs de cuisine.
177	Je suis un adulte qui a tendance à éternuer au réveil.
178	Je suis un enfant qui reste toujours dans les jupes de la maîtresse.
179	Je suis un enfant turbulent.
180	Je suis une femme qui a souvent des transpirations soudaines.
181	Je suis une personne sûre d'elle, du moins en apparence…
182	Mon apparence m'indiffère.
183	J'ai souvent les ongles tachetés de blanc.
184	Boire du café me donne souvent des nausées.
185	J'ai (ou j'ai eu) des problèmes de vaccination.
186	J'ai souvent des saignements de nez.
187	Je fais de l'allergie au soleil.
188	J'ai souvent envie de m'habiller avec de vieilles fripes.

Test

189	J'ai souvent envie de rester au lit.
190	J'ai souvent l'impression que ma famille ne s'intéresse pas à moi.
191	J'ai peur de lever les yeux vers les hautes montagnes.
192	J'ai tendance à baver sur mon oreiller.
193	J'ai tendance à manger beaucoup de pain.
194	J'ai tendance à penser que je suis le meilleur (la meilleure).
195	J'ai tendance à ressasser mes problèmes en silence.
196	J'ai souvent une colère rentrée.
197	Je doute souvent.
198	Je m'obstine dans mes réalisations.
199	Je rougis facilement.
200	Je suis capable de retenir des mots compliqués.
201	Je suis d'avis qu'il faut être bien « cadré(e) » pour agir.
202	Je suis féministe.
203	Je suis souvent en vêtements noirs ou sombres.
204	Je suis un adulte qui a souvent la langue chargée vers l'arrière.
205	Je suis un enfant fusionnel avec sa mère.
206	Je laisse facilement tomber les objets.
207	Je suis une femme qui fait souvent des rêves de mort.
208	J'ai souvent besoin de me faire des reproches.
209	J'ai souvent envie de rester à la maison.
210	Je suis partisan de l'ordre social.
211	J'ai souvent besoin de me rabaisser.
212	J'ai souvent envie d'uriner avant de sortir, ou en arrivant chez le médecin.
213	J'ai souvent peur d'avoir un malaise.
214	J'ai souvent des vertiges en marchant dans la rue.
215	J'ai horreur du gras dans ma nourriture.
216	J'ai souvent besoin de me tenir aux murs pour marcher.
217	J'ai besoin de rituels.
218	J'ai souvent besoin de sécurité.
219	J'ai souvent des ganglions dans le cou.
220	J'ai souvent des impulsions bizarres (peur de me jeter à l'eau, de crier au théâtre, etc.).

221	J'ai souvent du mal à supporter mes enfants.
222	J'ai l'esprit de répartie.
223	J'ai souvent la figure congestionnée.
224	J'ai souvent la poitrine serrée.
225	La nuit, j'ai souvent peur des bruits de la maison.
226	Je suis un adulte qui a souvent tendance à parler de sexe.
227	J'ai souvent besoin d'avoir le dernier mot.
228	Je digère souvent difficilement.
229	Je fais souvent des hémorragies.
230	Je ne tolère pas la contradiction.
231	Je suis chasseur.
232	Je suis du genre impatient.
233	Je suis en meilleure forme quand je fais de l'exercice.
234	Je suis épris(e) de justice.
235	Je suis insomniaque au bord de la mer.
236	Je suis plutôt docile.
237	Je suis plutôt du genre extraverti.
238	Je suis plutôt susceptible.
239	Je suis toujours tiré(e) à quatre épingles.
240	Je suis très timide.
241	Je suis un adulte qui a souvent tendance à penser qu'il est le meilleur.
242	Je suis un enfant intelligent.
243	Je suis un enfant très populaire dans ma classe.
244	Je suis un enfant trop sage.
245	Je suis un peu plus jeune que je ne parais.
246	Je supporte mal la fumée de tabac (surtout celle des autres !).
247	Je transpire souvent de la tête en m'endormant.
248	Les vêtements violets ou mauves m'attirent, ainsi que les améthystes.
249	Je suis un enfant petit et un peu à la traîne sur le plan des acquisitions intellectuelles (j'ai marché tard, j'ai parlé tard).
250	J'ai beaucoup d'amis.
251	J'ai des gestes pressés.

252	J'ai horreur de me fâcher avec quelqu'un.
253	J'ai souvent besoin d'écarter les jambes en marchant.
254	J'ai souvent besoin de rituels.
255	J'ai souvent de l'oppression respiratoire.
256	J'ai souvent des aliments qui restent longtemps dans l'estomac.
257	J'ai souvent des démangeaisons après la douche (ou le bain).
258	J'ai souvent des tremblements émotifs.
259	J'ai souvent du mal à supporter les contraintes.
260	J'ai souvent envie de manger des œufs.
261	J'ai souvent le regard brûlant d'angoisse.
262	J'ai souvent le souci du détail.
263	J'ai souvent mauvaise haleine.
264	J'ai souvent peur de perdre mon sang-froid.
265	J'ai souvent trop chaud.
266	J'ai souvent une rougeur émotive sur la poitrine quand je me déshabille chez le médecin.
267	J'aime les morceaux de sucre.
268	Je me lie difficilement, le nombre de mes amis est restreint.
269	Je ne tolère pas la contradiction.
270	Je suis du genre à aimer tout le monde.
271	Je suis du genre révolté.
272	Je suis dyslexique.
273	Je suis plus mal par temps neigeux.
274	J'ai des phobies.
275	Je suis pointilleux (pointilleuse) sur la tenue de mes dossiers.
276	Je suis rarement dans le juste milieu.
277	Je suis très compatissant(e).
278	Je suis un adulte qui a souvent le regard provocant.
279	Je suis un adulte qui a souvent le souci du détail.
280	Je suis un enfant à l'œil vif.
281	Je suis une femme qui supporte très mal de vieillir.
282	Je suis une personne hyperactive.

283	L'énervement me rend maladroit(e).
284	J'ai souvent besoin de quelqu'un à côté de moi pour marcher.
285	J'ai des difficultés à passer l'heure du repas sans manger.
286	Je suis un enfant qui dirige les autres enfants.
287	J'ai souvent envie de dire zut à tout le monde.
288	J'ai souvent la langue enflée qui garde l'empreinte des dents sur les bords.
289	J'ai peur du manque.
290	J'ai tendance à couper la parole (dès que j'ai compris ce que mon interlocuteur veut dire).
291	J'ai tendance à manger n'importe quoi, y compris des choses indigestes.
292	J'ai tendance à me déconsidérer.
293	J'ai tendance à oublier très vite les griefs que j'ai contre les autres.
294	J'ai souvent une tristesse profonde que je cache sous ma jovialité.
295	J'aime la philosophie.
296	J'éprouve souvent un sentiment d'indifférence pour ceux que j'aime le mieux.
297	Je cours tout le temps.
298	Je fais souvent des rêves prémonitoires.
299	Je m'exprime de façon précise.
300	Je suis constipé(e) en voyage.
301	Je suis d'un naturel doux, mais à l'intérieur ça bouillonne.
302	Je suis d'un naturel optimiste.
303	Je suis du genre très câlin.
304	Je suis toujours en train de faire deux choses à la fois.
305	Je suis maladroit(e) en paroles quand je suis intimidé(e).
306	Je suis plutôt du genre orgueilleux.
307	Je suis plutôt médium.
308	Je suis toujours en train de ranger quelque chose dans la maison.
309	Je suis très impressionné(e) quand je rends visite à quelqu'un à l'hôpital.
310	Je suis un adulte qui a souvent besoin de dominer.
311	Je suis un enfant en retard pour apprendre à marcher.
312	Je suis un enfant prématuré.
313	Je suis un enfant surdoué.

Test

314	Je suis une femme volubile.
315	Je supporte difficilement la chaleur des pièces trop chauffées.
316	Je traverse souvent la rue pour éviter de rencontrer une connaissance.
317	Quand je lis longtemps, j'ai souvent des maux de tête.
318	J'ai de la détermination dans ce que j'entreprends.
319	J'ai souvent besoin de contredire.
320	J'ai souvent besoin de grand air.
321	J'ai souvent besoin de m'appuyer sur un parapluie, même quand il fait beau.
322	J'ai souvent besoin de manger du beurre.
323	J'ai du mal à digérer les huîtres (ou horreur d'en manger).
324	J'ai souvent du mal à supporter le maquillage.
325	J'ai souvent envie de commencer mes phrases par : « Et si… ».
326	J'ai souvent l'impression qu'il y a trop de monde à la mer.
327	Je fais souvent des rêves de serpent.
328	J'ai souvent le regard triste.
329	J'ai tendance à me vanter.
330	J'ai tendance à ne pas croire à mes possibilités de guérison.
331	J'ai une attirance pour le mysticisme.
332	J'ai un secret que je n'ai jamais dit à personne.
333	Je cherche toujours à être consolé(e).
334	Je me lance à fond dans ce que je fais.
335	Je suis d'humeur variable.
336	Je suis d'un naturel jovial (et ça se voit).
337	Je suis d'un naturel réservé.
338	Je suis défaitiste.
339	Je suis du genre inquiet avant mes rendez-vous.
340	Je suis mal à l'aise à l'idée de faire une psychothérapie ou une psychanalyse.
341	Je suis plutôt masochiste.
342	Je suis souvent pâle.
343	Je suis toujours en train de téléphoner à mon médecin.
344	Je suis très compétent(e) en mathématiques et en physique.
345	Je suis très critique envers mes contemporains.

346	Je suis très sensible aux odeurs.
347	J'ai souvent une colère rentrée.
348	Je suis un adulte qui a tendance à trop manger.
349	Je suis un enfant intelligent.
350	Je suis une femme jalouse.
351	J'ai tendance à vouloir que tout soit logique.
352	Je suis une personne âgée qui a un peu perdu le sens du réel.
353	La plupart du temps, je me cache quand j'ai envie de pleurer.
354	J'ai une attirance pour l'ésotérisme.
355	J'ai souvent besoin de me racler la gorge.
356	J'ai souvent besoin de pousser des soupirs.
357	J'ai souvent des bouffées de chaleur.
358	J'ai souvent des peurs irraisonnées.
359	Je suis plutôt facile à vivre.
360	J'ai souvent du mal à digérer les oignons.
361	J'ai souvent envie de faire des cadeaux.
362	J'ai souvent les traits tirés.
363	J'ai tendance à tout faire passer par le mental.
364	J'ai toujours une demi-heure d'avance à mes rendez-vous.
365	Je bois mon café très brûlant.
366	Je me décourage vite.
367	Je raconte souvent des choses qui ne sont pas vraies.
368	Je suis casse-cou.
369	Je suis de grande taille.
370	Je suis du genre sentimental mais peu démonstratif.
371	Je suis du genre très généreux.
372	Je suis hépatique.
373	Je suis maigre du haut du corps.
374	Je suis malade depuis une affaire où j'ai dû me taire sans pouvoir répliquer.
375	Je suis parfois comme un enfant qu'il faut guider.
376	Je suis parfois euphorique.
377	Je suis plutôt du genre ambitieux.

Test

378	Je suis maniaque.
379	Je suis toujours au bord des larmes.
380	Je suis très pudique.
381	Je suis un adulte qui a souvent sommeil après les repas.
382	Je suis un adulte qui a tendance à mépriser les autres.
383	Je suis un enfant à l'œil vif.
384	Je supporte mal qu'on me console.
385	Je vais souvent directement à la solution d'un problème sans passer par les étapes intermédiaires du raisonnement.
386	La fatigue me donne mal au dos.
387	J'ai souvent besoin de bâiller, spécialement en cas d'énervement.
388	Je jette souvent un objet à la figure de qui m'offense.
389	J'ai besoin de tout expliquer (ou me faire expliquer).
390	J'ai souvent besoin du regard des autres.
391	J'ai (ou j'ai eu) des problèmes de vaccination.
392	J'ai souvent du mal à digérer le chou ou la choucroute.
393	J'ai souvent envie de passer des radiographies ou des examens de laboratoire.
394	J'ai la diarrhée avant un événement important.
395	J'ai tendance à chercher une explication à tout.
396	J'ai tendance à parler vite.
397	J'ai tendance à penser que je suis le meilleur (la meilleure).
398	J'ai un masque de grossesse quand je suis enceinte.
399	J'ai souvent une tristesse profonde.
400	J'aime le sport.
401	J'aime les huîtres.
402	Je fais souvent des reproches à mon entourage.
403	Je m'intéresse beaucoup aux organisations humanitaires.
404	Je me console vite.
405	Je cache souvent mes sentiments.
406	Je ne gaspille pas mon argent.
407	Je suis claustrophobe.
408	Je suis du genre « faux calme ».

409	Je suis du style discret.
410	Je suis exigeant(e) avec mon entourage familial et professionnel.
411	Je suis plutôt du genre bon vivant.
412	Je suis plutôt du genre introverti.
413	Je suis très sensible aux odeurs.
414	Je suis un adulte qui a besoin de donner de lui une image aussi parfaite que possible.
415	Je suis un adulte qui fait souvent la sieste car cela me fait du bien.
416	Je suis un enfant en avance pour mon âge.
417	Je suis un enfant qui a tendance à se cacher quand une personne vient rendre visite à ses parents.
418	Je suis une femme qui a souvent trop chaud.
419	Je supporte mal la pilule.
420	Les voyages me passionnent.
421	J'ai besoin de dormir la plupart du temps de 2 heures à 10 heures du matin.
422	J'ai souvent besoin d'une présence silencieuse à côté de moi.
423	J'ai besoin de beaucoup de lumière.
424	J'ai besoin de porter beaucoup de bijoux.
425	J'ai souvent envie de bouder.
426	J'ai souvent le poing dans la poche.
427	J'ai le souci du détail.
428	J'ai souvent les seins gonflés avant les règles.
429	J'ai souvent peur d'être en retard.
430	J'ai souvent sommeil après les repas.
431	J'ai tendance à manger n'importe quoi, y compris des choses indigestes, comme mes cheveux.
432	J'ai souvent une sorte de douleur morale.
433	J'aime ce qui est amer.
434	J'éprouve souvent une gêne visuelle quand la lumière est forte.
435	Je bois de cinq à dix tasses de café par jour.
436	Je me déconsidère souvent.
437	Je me sens fatigué(e) dès le réveil.
438	Je me sens mal à l'aise dans les grands magasins, dans le métro.

Test

439	Je n'oublie jamais ce qu'on m'a fait.
440	Je ne tolère pas la contradiction.
441	J'ai souvent des cystites.
442	Je pleure souvent chez le médecin.
443	Je ressens souvent de l'angoisse au crépuscule.
444	Je suis adolescent et je viens de faire une grosse poussée de croissance.
445	Je suis de grande taille.
446	Je suis plus âgé(e) que je ne parais.
447	Je suis plutôt enveloppé(e), surtout au niveau des cuisses.
448	Je suis souvent triste.
449	Je suis toujours prêt(e) à refaire le monde.
450	Je suis un enfant à forte personnalité.
451	Je supporte mal les odeurs de peinture.
452	Je supporte mal qu'on me console (en fait, cela dépend de qui ça vient).
453	Mon état s'aggrave quand mes règles ne reviennent pas régulièrement.
454	Je suis toujours ponctuel(le).
455	Je suis un adulte facilement irritable, « soupe au lait ».
456	J'ai souvent besoin de programmer deux ou trois réveils quand je dois prendre le train le lendemain.
457	J'ai souvent besoin qu'on s'intéresse à moi.
458	J'ai de grosses amygdales.
459	J'ai souvent des fringales.
460	J'ai souvent l'impression d'être seul(e) contre tous.
461	J'ai souvent le bas-ventre lourd.
462	J'ai le sentiment d'avoir été échangé(e) à ma naissance et d'appartenir à une famille plus distinguée.
463	J'ai souvent le sentiment de percevoir les contours de mon cœur.
464	J'ai souvent les paupières lourdes.
465	J'ai souvent peur des maladies (même celles des autres).
466	J'ai tendance à méjuger mes performances.
467	J'ai tendance à redresser les tableaux, les couverts, les nappes.
468	J'ai souvent un manque de confiance en moi.

469	J'aime arriver à l'heure précise.
470	Je fume deux ou trois paquets de cigarettes par jour.
471	Je me sens en meilleure forme quand j'ai agi un moment.
472	Je me sens plus mal par temps neigeux.
473	Je me vexe souvent.
474	Je préfère éviter la sieste sinon je me réveille de mauvaise humeur.
475	Je suis d'un naturel méticuleux.
476	Je suis dépressif (dépressive) depuis un deuil qui n'a jamais cessé (c'est comme si on en était encore au premier jour).
477	Je suis hépatique.
478	Je communique peu, sauf avec les personnes que j'apprécie.
479	Je suis très sensible à l'humidité.
480	Je suis très sensible au temps orageux.
481	Je suis un enfant fragile.
482	Je suis un enfant qui participe peu à la vie de la classe.
483	Je suis un enfant raisonneur.
484	Je suis une femme aux joues souvent congestionnées, violacées.
485	Je supporte mal l'odeur du café.
486	Je vérifie plusieurs fois que ma porte est bien fermée (ou le gaz, ou la voiture).
487	Les ascenseurs me paniquent.
488	Les belles théories me fascinent.

Test

Maladies diagnostiquées chez moi

489	abcès chronique
490	acétone
491	anémie
492	angine de poitrine
493	angines à répétition
494	anxiété d'anticipation
495	artérite
496	arthrose du pouce
497	asthme depuis une grippe (ou une bronchite)
498	asthme sévère
499	attaques de panique
500	calculs dans la vésicule biliaire
501	cirrhose du foie
502	crises de migraine
503	croûtes de lait
504	cystite nerveuse
505	décollement de rétine
506	dépression mélancolique
507	dépression nerveuse
508	dépression nerveuse (après une grosse contrariété ou un deuil)
509	dermographisme
510	diabète
511	eczéma
512	eczéma atypique
513	eczéma sec
514	eczéma nerveux
515	faible poids de naissance
516	furoncles à répétition

517	gastrite
518	gastrite nerveuse
519	goutte
520	hémorroïdes
521	hépatite virale (ou séquelles d'hépatite)
522	hernie hiatale
523	hernie inguinale (opérée ou non)
524	herpès
525	herpès menstruel
526	hypocondrie
527	hypertension artérielle
528	hypotension artérielle
529	infections urinaires à répétition
530	insuffisance ovarienne
531	kyste de l'ovaire
532	maladie auto-immune
533	maladie de Gilbert
534	maladie de la glande thyroïde
535	maladie gynécologique

Solution du test

Photocopiez la grille (**pages 336 à 341**). Surlignez ou soulignez les lignes correspondant aux numéros des propositions que vous avez choisies précédemment, et reportez-vous à la **page 341**.

Propositions	HOMÉOTYPES	Propositions	HOMÉOTYPES	Propositions	HOMÉOTYPES
1	■ ■	34	◆	67	▲
2	★ ●	35	★	68	●
3	★	36	■ ◆	69	★
4	◆	37	★	70	■ ◆
5	●	38	◆	71	▲ ●
6	●	39	●	72	● ●
7	●	40	●	73	■
8	●	41	■ ■ ★ ▲	74	◆
9	● ■	42	●	75	★
10	▲	43	▲ ★	76	◆
11	★	44	■	77	★ ■
12	■ ◆ ▲	45	●	78	★ ■
13	■	46	◆	79	★
14	★	47	■	80	●
15	◆	48	▲ ▲ ★	81	▲
16	◆ ★	49	▲	82	■
17	▲	50	●	83	● ▲
18	■	51	★ ● ■	84	■
19	● ◆	52	■	85	■
20	★	53	●	86	▲
21	■	54	▲ ● ■	87	●
22	★ ■ ▲	55	★ ● ■	88	◆
23	● ★ ■ ★ ●	56	■	89	◆
24	■ ★	57	◆	90	●
25	▲	58	◆	91	●
26	■	59	●	92	▲
27	■ ◆	60	★	93	●
28	▲	61	★ ●	94	★ ◆
29	★	62	▲	95	★
30	★	63	●	96	● ★
31	▲	64	★	97	◆
32	★	65	▲	98	●
33	●	66	●	99	■

336

Solution du test

Propositions	HOMÉOTYPES	Propositions	HOMÉOTYPES	Propositions	HOMÉOTYPES
100	★ ■ ★ ▲	141	■	182	▲
101	▲ ▲	142	★	183	★
102	▲	143	●	184	★
103	★	144	◆	185	◆
104	■	145	★	186	■
105	★	146	▲	187	●
106	●	147	●	188	▲
107	◆	148	●	189	●
108	●	149	◆	190	■
109	●	150	▲	191	●
110	▲ ★	151	▲	192	◆
111	●	152	◆	193	●
112	■	153	▲	194	▲ ▲
113	●	154	▲ ◆	195	●
114	▲ ★	155	■	196	■
115	●	156	★	197	●
116	★	157	●	198	◆
117	▲	158	■	199	◆
118	◆	159	●	200	▲
119	▲ ▲	160	●	201	★
120	●	161	■	202	▲
121	●	162	◆	203	●
122	★	163	●	204	★
123	■ ■ ★ ▲	164	▲	205	◆
124	◆	165	◆	206	●
125	▲	166	■	207	■
126	◆	167	●	208	■
127	■	168	●	209	●
128	●	169	★	210	★
129	◆	170	●	211	■
130	●	171	◆	212	●
131	■	172	●	213	●
132	●	173	■ ▲ ◆ ★	214	●
133	★	174	★	215	◆
134	●	175	▲	216	●
135	◆	176	●	217	★ ●
136	●	177	★	218	★ ●
137	●	178	◆	219	◆
138	★	179	▲	220	●
139	★ ▲	180	■	221	●
140	■	181	▲	222	▲

337

Solution du test

Propositions	HOMÉOTYPES	Propositions	HOMÉOTYPES	Propositions	HOMÉOTYPES
223	■ ■ ★ ▲	264	■	305	●
224	■ ★	265	■ ◆ ▲	306	▲ ▲
225	●	266	●	307	■
226	▲	267	▲ ▲	308	●
227	▲	268	●	309	■
228	▲ ★	269	■ ★ ▲	310	▲ ▲
229	■	270	■	311	▲
230	■ ★ ▲	271	■	312	★
231	★	272	▲	313	▲
232	● ★	273	●	314	■
233	▲	274	● ■	315	◆
234	● ■	275	★	316	
235	●	276	●	317	● ●
236	◆	277	■	318	▲
237	■ ◆	278	▲	319	★
238	■	279	★ ★	320	◆
239	★	280	▲ ★	321	●
240	▲ ◆ ★	281	■	322	◆
241	▲	282	■ ▲	323	▲
242	▲ ◆ ★	283	●	324	●
243	■	284	●	325	●
244	●	285	▲	326	●
245	▲	286	▲	327	● ■
246	★	287	★	328	●
247	◆ ★	288	◆	329	▲
248	■	289	★	330	★
249	▲	290	▲	331	■
250	■	291	◆	332	■
251	●	292	●	333	◆
252	◆	293	★	334	● ■
253	●	294	▲	335	★ ◆
254	★ ●	295	● ▲	336	
255	★	296	●	337	● ● ●
256	▲	297	●	338	★
257	▲	298	■	339	●
258	●	299	★	340	●
259	▲	300	★ ▲	341	■
260	◆	301	■	342	●
261	■	302	▲	343	■
262	★ ●	303	◆	344	▲
263	◆	304	■	345	★

338

Solution du test

Propositions	HOMÉOTYPES	Propositions	HOMÉOTYPES	Propositions	HOMÉOTYPES
346	★ ■	387	★	428	●
347	■	388	■	429	●
348	★	389	▲	430	▲ ★
349	▲ ◆ ★	390	■ ◆	431	▲
350	■	391	★	432	■
351	●	392	▲	433	●
352	▲	393	■	434	■
353	●	394	●	435	★
354	■	395	●	436	■ ★
355	●	396	●	437	●
356	★	397	▲ ▲	438	●
357	■ ●	398	●	439	●
358	◆	399	■	440	■ ★ ▲
359	● ■	400	● ■	441	●
360	▲ ◆	401	●	442	◆ ●
361	●	402	★ ● ★	443	■
362	●	403	■	444	●
363	●	404	◆	445	● ■
364	●	405	●	446	◆
365	★	406	★	447	◆
366	★	407	●	448	★ ■ ●
367	▲	408	■	449	▲
368	■	409	●	450	▲
369	● ■	410	▲ ★	451	★
370	●	411	★ ▲	452	●
371	■	412	● ●	453	■
372	●	413	★	454	★
373	●	414	▲	455	■ ★ ★
374	■	415	★	456	●
375	▲ ◆	416	▲	457	◆
376	▲	417	▲	458	
377	▲ ★ ▲	418	■	459	★
378	★	419	●	460	■
379	◆	420	● ●	461	●
380	●	421	●	462	▲
381	★	422	▲	463	■
382	▲	423	●	464	●
383	▲ ★	424	▲	465	■
384	★ ● ●	425	★	466	★
385	▲	426	■	467	★
386	●	427	★	468	▲ ● ★ ●

339

Solution du test

Propositions	HOMÉOTYPES
469	★
470	★
471	●
472	● ●
473	■
474	▲
475	★ ★ ●
476	●
477	▲ ●
478	●
479	◆
480	■
481	◆
482	●
483	▲
484	■
485	★
486	●
487	●
488	▲

Maladies diagnostiquées chez moi

Propositions	HOMÉOTYPES
489	★
490	★
491	▲ ■ ●
492	●
493	■
494	▲ ◆
495	●
496	▲
497	▲
498	■
499	★
500	■
501	◆
502	■
503	●
504	◆
505	■
506	■
507	■
508	★ ■ ●
509	★
510	●
511	▲
512	★ ▲ ■ ▲

Maladies diagnostiquées chez moi

Propositions	HOMÉOTYPES
513	★
514	■
515	★
516	▲
517	● ★
518	●
519	▲ ★
520	★
521	★ ●
522	●
523	★
524	● ●
525	●
526	● ■ ★
527	■ ▲ ▲ ★
528	●
529	●
530	◆
531	■ ●
532	●
533	●
534	●
535	●

Vos résultats

Comptez le nombre de fois où chacun des vingt symboles apparaît dans vos réponses. Reportez ce chiffre dans la case correspondant à chacun d'eux dans le tableau ci-dessous. Repérez les trois symboles ayant le nombre le plus élevé, lisez les portraits correspondants, que vous trouverez des pages 342 à 347, et choisissez parmi ces trois portraits celui qui vous correspond le mieux.

Symbole	Marques	Total
●	////	4
★	/////	5
■	///	3
▲		
◆	/	1
●	/	1
★	///////	7
■		
▲	/////////	9
◆		
●	//////////////////	19
★	////	5
■	////	4
▲	//	2
◆	///////	7
●	/////////	9
★	///////	7
■	////	4
▲	///	3
◆		

Résultats du test

341

Homéotypes

● Argentum nitricum

Les Argentum nitricum sont impatients. Quand ils commencent quelque chose, ils voudraient déjà avoir terminé. Ils sont toujours en train de courir, comme s'ils avaient peur d'être en retard, et prévoient sans cesse ce qui pourrait arriver. Leurs gestes sont vifs et rapides. Ils ont tendance à parler vite, et ils se raclent la gorge avant de parler, en tremblant d'émotion.

Ils vivent toujours leurs angoisses par anticipation. Par exemple, ils sont très inquiets avant un rendez-vous chez le médecin, ou ont le trac avant un examen, avec l'envie de passer le premier à l'oral. Ils ont de la diarrhée avant un événement important. Ils ont envie d'uriner avant de sortir de chez eux. Quand ils doivent prendre l'avion ou le train, ils sont anxieux à l'idée de ne pas se réveiller à temps.

Atteints de claustrophobie et du vertige des hauteurs, ils n'aiment pas les petites pièces fermées, les grands magasins, les ascenseurs. Ils marchent comme s'ils étaient ivres, avec le besoin de se tenir aux murs. Ils ont peur de traverser les places désertes, peur dans les tunnels. Ils ont du mal à boucler leur ceinture de sécurité. Ils préfèrent rester au lit ou à la maison. En fait, ils ont « peur d'avoir peur ». L'estomac est leur point faible. Ils ont souvent une hernie hiatale.

Arsenicum album

Les Arsenicum album sont inquiets, méticuleux, perfectionnistes. Très méthodiques, ils ont toujours un détail à préciser au cours d'une conversation. L'imprévu les dérange. En revanche, le rangement, les événements bien organisés, l'ordre social leur plaisent.

Ils aiment les tenues strictes, le français correct, la ponctualité. Ils n'hésitent pas à dire aux autres ce qu'ils pensent d'eux. Ils sont méfiants, enclins au pessimisme. Ils recherchent la sécurité. Ils aiment redresser les tableaux quand ceux-ci ne sont pas droits. D'un point de vue médical, ils ont tendance à être allergiques.

Aurum metallicum

Les Aurum metallicum sont anxieux. Plutôt autoritaires, irritables, ils n'aiment pas la contradiction. Ils sont hyperactifs et prêts à prendre des risques. Derrière cette attitude générale dans la vie, ils cachent leur douleur morale et l'impression qu'ils ont d'être seuls contre tous. Ils ont parfois des idées de suicide, avec une approche très particulière de la mort, qui ne leur fait pas peur. Ils ont tendance à se faire des reproches et à penser que leur famille et leurs amis ne s'intéressent pas à eux.

Baryta carbonica

Les personnes Baryta carbonica ont des difficultés intellectuelles, et elles ont parfois un peu perdu le sens du réel. Elles ne reconnaissent pas toujours la rue où elles habitent. Elles sont comme des enfants qu'il faudrait guider. Elles ont des angines à répétition.

 ## Alcarea carbonica

Les Calcarea carbonica se caractérisent par le calme et la lenteur. Ils sont placides, plutôt petits et trapus, avec une tendance à l'embonpoint. Ils aiment manger des aliments lourds à digérer. Ils adorent les œufs.
Cette lenteur se constate aussi sur le plan psychique. Leurs capacités à apprendre et à mémoriser sont limitées, même si leur intelligence est tout à fait normale : elle fait d'eux des êtres méthodiques, allant jusqu'au bout de leurs réalisations. Ils transpirent fréquemment, surtout de la tête. Le froid les rend avares de mouvements, et ils s'enrhument.

 ## Calcarea phosphorica

Calcarea phosphorica correspond généralement à une personne de grande taille, souvent un adolescent qui vient de faire une poussée de croissance. Ses traits sont réguliers comme ceux des mannequins. Il est plutôt réservé et aime beaucoup voyager.

 ## Ignatia amara

Les Ignatia amara sont irritables et d'humeur changeante, avec une petite tendance à vouloir contrarier leur entourage. Très réceptifs à ce qui les entoure, ils sont souvent perçus comme des êtres imprévisibles et paradoxaux. Ils ont tendance à bouder dans un coin et à revenir dans le cercle de la famille après un long moment de rumination. Ils n'aiment ni la contradiction ni la consolation. Ils supportent mal les parfums, les odeurs de tabac et de café. Ils ressentent souvent une boule dans la gorge ou de l'oppression respiratoire. Ils poussent facilement de longs soupirs.

Lachesis mutus

Les Lachesis mutus sont souvent des femmes chez qui la ménopause est en train de s'installer, ou des femmes qui n'ont jamais été en forme depuis leur ménopause. Elles ont des bouffées de chaleur intense, qui les poussent à ouvrir les fenêtres ou à retirer une partie de leurs vêtements. Elles tolèrent mal les colliers, les vêtements étroits ou serrés. Elles ont les joues très congestionnées, tirant sur le violet. Elles sont mal à l'aise quand leurs règles sont en retard, et soulagées quand elles arrivent enfin. Leurs vaisseaux sont fragiles, et elles se font facilement des bleus.

Elles ont besoin de passer une partie de leur énergie dans la parole. Hypersensibles, elles sont méfiantes, plutôt jalouses et mécontentes de prendre de l'âge.

 ## Lycopodium clavatum

Les Lycopodium clavatum ont une forte personnalité. Plutôt autoritaires, connaissant leur valeur, hyperactifs, ils sont très déterminés dans ce qu'ils entreprennent. Exigeants avec eux-mêmes, ils sont toujours en train de se contrôler, et ils attendent de leur entourage le même comportement. De nature indépendante, ils vont toujours à l'essentiel. Ils sont mal réveillés le matin. Ils mangent volontiers des morceaux de sucre. Leur digestion est faible et lente : à cinq heures de l'après-midi, ils ont l'impression que leur repas de midi est encore dans l'estomac.

Mercurius solubilis

Ce qui caractérise les Mercurius solubilis est leur facilité à s'enrhumer et à avoir des angines. Leurs rhumes s'aggravent rapidement. Ils présentent des sécrétions purulentes et des congestions des muqueuses. Leur langue est enflée. Ils ont une haleine généralement fétide, et l'odeur de leur transpiration est forte. Ils ont tendance à avoir des aphtes. Les Mercurius aiment commander et sont difficiles à contrôler. Intelligents, vifs, précipités, ils ne dédaignent pas de faire souffrir les autres, et même parfois les animaux. Ils ont un goût prononcé pour le beurre.

Natrum muriaticum

Les Natrum muriaticum sont réservés, peu communicatifs, sauf avec les personnes en qui ils ont confiance. Solitaires et taciturnes, ils taisent leurs chagrins car ils ne supportent pas la consolation. En revanche, ils sont discrets, prêts à écouter autrui, et servent souvent de confidents. Le doute les habite fréquemment, et ils ont tendance à ruminer leurs problèmes. Ils ont parfois un horaire de sommeil décalé par rapport à la normale : ils dormiraient volontiers de 2 heures à 10 heures du matin. Ils aiment le sel et ont toujours soif. Les séjours au bord de la mer ne leur sont pas du tout profitables.

Nux vomica

Les Nux vomica sont des meneurs exigeants. Hyperactifs et organisés, ils aiment l'ordre. Impatients, toujours prêts à imposer leur point de vue, ils ne tolèrent pas la contradiction, et leur entourage craint leurs colères. Ils apprécient la bonne chère, les bons vins, les apéritifs, la chasse, la musique de Wagner, et sont portés sur les excitants pour compenser la fatigue et le surmenage. Irritables, ils font facilement des reproches à leur entourage, mais ils oublient vite leurs griefs. Le bruit les insupporte, de même que les odeurs fortes. Sédentaires intoxiqués, ils sont sujets à la constipation. Ils doivent surveiller leur tube digestif et leur tension artérielle. Un courant d'air les enrhume.

Phosphorus

Charmeurs, d'une élégance décontractée, les Phosphorus aiment tout ce qui est beau. Ils sont très anxieux, et même parfois enclins à la panique : ils ont peur du crépuscule, de la solitude, de la maladie. Sociables et extravertis, ils sont tournés vers les autres, pour lesquels ils éprouvent une compassion jamais démentie. Très généreux, artistes, ils aiment leurs amis et leurs amis les aiment. Ils sont intéressés par tout ce qui est mystère et religion. L'ésotérisme les attire, et certains d'entre eux font des rêves prémonitoires.
Ils se lancent à fond dans ce qu'ils entreprennent, mais se fatiguent vite. Cependant, au moindre bobo, ils ont peur d'être gravement malades. Ils doivent surveiller leur système circulatoire et leur pancréas.

Homéotypes

 ### Platina

Les Platina sont assez contents d'eux-mêmes. Ils aiment les beaux habits et les grands restaurants. Dans la mesure du possible, ils aiment s'acheter des objets haut de gamme. Ils sont assez souvent déçus par les autres personnes. Ils éprouvent le besoin de dominer afin de donner d'eux une image aussi parfaite que possible.

 ### Pulsatilla

Les Pulsatilla sont des êtres doux et timides. Ayant gardé en partie leur visage d'enfant, ils ne paraissent pas leur âge. Impressionnables, passifs, influençables, d'humeur changeante, ils rougissent facilement. Ils aiment rendre service, faire des cadeaux. Ils adorent les témoignages d'amitié et d'amour. Ils pleurent facilement, mais sont vite consolés. Ils doivent surveiller leurs oreilles car ils sont sujets aux otites et aux infections ORL. Ils ont du mal à supporter la chaleur.

Sepia officinalis

Les Sepia officinalis sont souvent pâles, avec les yeux cernés. Le matin, ils se réveillent fatigués et vont mieux quand ils ont vaqué à leurs occupations. L'activité, les exercices physiques et la distraction leur font du bien. Ils connaissent assez souvent la tristesse. Ils aiment l'ordre, et sont appliqués dans leur travail. La danse les détend. Ils sont attirés par la lumière, l'orage, le chocolat. Ils doivent surveiller leur foie et leur circulation sanguine.

 ### Silicea

Même si les Silicea sont physiquement un peu faibles, ils réussissent très bien dans la vie car ils sont intelligents. Cependant, ils sont vite découragés ou fatigués, et un petit coup de pouce de l'entourage les aide souvent à effacer leur peur de l'échec. Ils doivent se méfier des vaccinations. Ils sont généralement déminéralisés, et doivent renforcer leurs défenses face aux maladies.

Staphysagria

Les Staphysagria sont révoltés intérieurement depuis une injustice dont ils n'ont jamais parlé. Plutôt calmes et doux, ils ont souvent le poing dans leur poche et ne disent rien de ce qui leur déplaît. Ils intériorisent tout et rentrent leur colère. Leur imagination transforme souvent les événements en agressions, mais la douleur ressentie, elle, est authentique. Quand ils sont vexés, il leur arrive de claquer les portes ou de jeter un objet par terre dans un brusque accès d'indignation.

Sulfur

Bons vivants qui inspirent confiance, les Sulfur sont de nature joviale, avec une petite attirance pour la philosophie. Ils pensent : « La vie est trop triste pour qu'on la prenne du mauvais côté ». Derrière cette allure enjouée et leur bonne vitalité, ils cachent parfois une nature un peu dépressive. Leur aspect vestimentaire est très décontracté, voire négligé. Leur attitude engageante cache un caractère brouillon, désordonné et quelque peu égoïste. Ils aiment dépenser leur argent pour acheter des belles choses. Ils doivent se méfier du gras, du sucre, de l'alcool, qu'ils consomment en trop grande quantité. Ils doivent également surveiller leur tension artérielle et leur peau.

Thuya occidentalis

Les Thuya occidentalis sont très sensibles à l'humidité et souffrent de rhumatismes à chaque fois qu'il pleut. Ils ont la sensation que leurs os sont de verre et vont se briser, que leurs intestins bougent comme s'il y avait quelque chose de vivant dans leur ventre. Leur peau est grasse, et ils ont tendance à prendre du poids. Ils doivent se méfier des vaccinations.

Index

Table des maux du siècle

Allergie	28
Alzheimer (maladie d')	30
Amaigrissant (traitement)	31
Anorexie mentale	38
Boulimie	61
Cancer	70
Cholestérol	75
Climatisation	78
Colonne vertébrale	80
Dépression nerveuse	104
Fatigue	130
Harcèlement	143
Hépatite virale	144
Herpès	146
Insomnie	162
MST	182
Mélanome	187
Mémoire	188
Ménopause	189
Ordinateur	210
Pollution	225
Rhinite allergique	247
Spasmophilie	259
Stress	262
Tabac	278
Tension artérielle	282
Vieillissement	302

Table des encadrés

Acupuncture et homéopathie	24
Aggravation médicamenteuse	26
Allopathie	29
Analogie	33
Antibiotiques	40
Antidotes	40
Astrologie et homéopathie	44
Automédication	45
Biothérapiques	58
Caractère	71
Cause des maladies	72
Complexes	81
Composées (formules)	82
Consultation homéopathique	84
Contraception	86
Cures thermales	88
Cuti-réaction	89
Danger de l'homéopathie	99
Dentistes homéopathes	102
Déodorants	103
Diagnostic	107
Dilution	109
Dose	109
Douleurs	110
Dynamisation	111
Dynamisme	112
Écologie	113
Enseignement	118
Esthétique (chirurgie)	121
Expérimentation	122
Fibromyalgie	131
Fiabilité de l'homéopathie	132
Fonctionnelles (maladies)	134
Guérison	141
Gynécologie (l'homéopathie en)	142
Histoire de l'homéopathie	149
Homéopathe	145
Homéopathie	147
Hôpitaux	148
Horaire	149
Immunologie	159
Individualisation	160
Intervention chirurgicale	165
Isothérapiques	166
Korsakov (méthode de)	167
Laboratoires homéopathiques	168
Législation (la loi et l'homéopathie)	170
Lenteur	171
Limites de l'homéopathie	172
Magistrales (préparations)	181
Maigreur	182
Maladie	183

Index

Matière médicale	184	Réactionnel (mode)	244
Mécanisme d'action de l'homéopathie	185	Recherche scientifique en homéopathie	245
Médicament homéopathique	186	Régime	245
Naturelle (principes généraux de médecine)	195	Rêves	247
Nervosité	197	Santé (bonne)	250
Oligoéléments	208	Sécurité sociale	254
Ophtalmologistes homéopathes	209	Simillimum	257
Ordonnance	209	Spécialité	260
Organique (maladie)	211	Spécifique	261
Organon	211	Suppression d'une maladie	262
Ostéoporose	213	Symptomatique (traitement)	264
Para-homéopathie	215	Symptôme	266
Pharmacie familiale	221	Teinture mère	280
Pharmacien homéopathe	220	Téléphone	280
Philosophie	222	Terrain	280
Phytothérapie	223	Thalassothérapie	283
Placebo	224	Théorie homéopathique	285
Pommade	227	Trituration	286
Posologie	229	Typologie	286
Prévention des maladies par l'homéopathie	230	Unicisme	296
Psychiatrie	232	Urgence	297
Psychosomatique	232	Vertébrothérapie	301
Psychothérapie	233	Vétérinaires homéopathes	304
Qualités du médecin homéopathe	234		

Table des médicaments homéopathiques

Abies canadensis	49	Arnica montana	53
Abies nigra	49	Arsenicum album	53
Abrotanum	49	Arum triphyllum	54
Aconitum napellus	49	Asa foetida	54
Actea racemosa	49	Aurum metallicum	54
Aesculus hippocastanum	50	Baryta carbonica	65
Aethusa cynapium	50	Belladonna	65
Agaricus muscarius	50	Benzoïcum acidum	65
Agraphis nutans	51	Berberis vulgaris	65
Aletris farinosa	51	Borax	66
Allium cepa	51	Bromum	66
Aloe socotrina	51	Bryonia alba	66
Alumina	51	Cactus grandiflorus	91
Anacardium orientale	51	Calcarea carbonica	91
Anthracinum	52	Calcarea fluorica	91
Antimonium crudum	52	Calcarea phosphorica	91
Antimonium tartaricum	52	Calendula officinalis	92
Apis mellifica	53	Camphora	92
Argentum nitricum	53	Cantharis	92

349

Index

Capsicum annuum	92	Hepar sulfuris calcareum	155
Carbo vegetabilis	92	Hydrastis canadensis	155
Carduus marianus	93	Hyoscyamus niger	156
Caulophyllum thalictroïdes	93	Hypericum perforatum	156
Causticum	93	Iberis amara	175
Ceanothus americana	93	Ignatia amara	175
Cedron	93	Iodum	175
Chamomilla vulgaris	94	Ipeca	175
Cheiranthus cheiri	94	Iris versicolor	176
Chelidonium majus	94	Kalium bichromicum	176
Chimaphila umbellata	94	Kalium bromatum	176
China rubra	94	Kalium carbonicum	176
Chionanthus virginicus	95	Kalium phosphoricum	176
Cicuta virosa	95	Kalmia latifolia	176
Cina	95	Kreosotum	177
Cistus canadensis	95	Lac caninum	177
Cocculus indicus	95	Lachesis mutus	177
Coccus cacti	96	Lachnantes tinctoria	178
Coffea cruda	96	Lapis albus	178
Colchicum autumnale	96	Ledum palustre	178
Collinsonia canadensis	96	Lilium tigrinum	178
Colocynthis	96	Lycopodium clavatum	178
Conium maculatum	97	Lycopus virginicus	179
Corallium rubrum	97	Magnesia carbonica	201
Crataegus oxyacantha	97	Magnesia muriatica	201
Crocus sativus	97	Magnesia phosphorica	201
Croton tiglium	97	Melilotus alba	201
Cuprum metallicum	97	Menyanthes trifoliata	201
Cyclamen europæum	97	Mercurius corrosivus	201
Digitalis purpurea	125	Mercurius cyanatus	201
Dioscorea villosa	125	Mercurius solubilis	201
Dolichos pruriens	125	Mezereum	202
Drosera rotundifolia	125	Millefolium	202
Dulcamara	125	Moschus	202
Echina angustifolia	126	Naja tripudians	202
Eugenia jambosa	126	Naphtalinum	202
Eupatorium perfoliatum	126	Natrum carbonicum	203
Euphrasia officinalis	126	Natrum muriaticum	203
Ferrum metallicum	153	Natrum sulfuricum	203
Ferrum phosphoricum	153	Nitricum acidum	203
Fluoricum acidum	153	Nux moschata	203
Formica rufa	153	Nux vomica	204
Fraxinus americana	153	Ocimum canum	237
Galphimia glauca	153	Opium	237
Gelsemium sempervirens	154	Pæonia officinalis	237
Germanium metallicum	154	Pareira brava	237
Glonoïnum	154	Paris quadrifolia	237
Graphites	154	Petroleum	237
Hamamelis virginiana	155	Petroselinum	238
Helleborus niger	155	Phosphoricum acidum	238
Helonias dioïca	155	Phosphorus	238

Phytolacca decandra	238	Spongia tosta	273
Plantago major	238	Squilla maritima	273
Platina	238	Stannum metallicum	274
Plumbum metallicum	239	Staphysagria	274
Podophyllum peltatum	239	Sticta pulmonaria	274
Psorinum	239	Stramonium	274
Ptelea trifoliata	239	Strophantus hispidus	274
Pulsatilla	239	Sulfur	275
Pyrogenium	240	Sulfuricum acidum	275
Ranunculus bulbosus	269	Symphytum officinale	275
Raphanus sativus niger	269	Tabacum	309
Ratanhia	269	Taraxacum officinale	309
Rheum officinale	269	Tarentula cubensis	309
Rhododendron chrysantum	269	Tarentula hispanica	309
Rhus aromatica	269	Terebinthina	309
Rhus toxicodendron	270	Teucrium marum	309
Ricinus communis	270	Theridion currassavicum	310
Robinia pseudo-acacia	270	Thlaspi bursa pastoris	310
Rumex crispus	270	Thuya occidentalis	310
Ruta graveolens	270	Trillium pendulum	310
Sabadilla officinarum	270	Tuberculinum	310
Sabal serrulata	271	Urtica urens	311
Sabina	271	Ustilago maïdis	311
Sambucus nigra	271	Uva ursi	311
Sanguinaria canadensis	271	Valeriana officinalis	311
Sarsaparilla	271	Veratrum album	311
Secale cornutum	272	Veratrum viride	312
Selenium metallicum	272	Verbascum thapsus	312
Senecio aureus	272	Viburnum opulus	312
Senna	272	Vinca minor	312
Sepia officinalis	272	Viola odorata	312
Silicea	272	Viola tricolor	312
Solanum malacoxylon	273	Vipera redi	312
Solidago virga aurea	273	Viscum album	313
Spigelia anthelmia	273	Zincum metallicum	313

Index général

Abcès, furoncle	21	Acidité	23
Abdomen	21	Acné juvénile	23
Abeille (piqûre d')	21	Acouphènes	23
Aboulie	21	Acrocyanose	25
Accident vasculaire cérébral	21	Acupuncture et homéopathie	25
Accidents	22	Addison (maladie d')	25
Accouchement	22	Adénite, adénopathie	25
Acétone	23	Adénome de la prostate	25

351

Index

Adynamie	25	Appréhension	42
Aérophagie	25	Arachide	42
Agalyctie	25	Armoire à pharmacie	42
Âge	25	Artériosclérose	42
Agitation nerveuse	25	Artérite	42
Agoraphobie	25	Arthrite, arthrose	42
Aigreurs d'estomac	25	Arythmie	43
Aine	26	Ascite	43
Albuminurie	26	Asphyxie accidentelle	43
Alcool (problèmes d')	26	Asthénie	43
Algies vasculaires de la face	27	Asthme	43
Algodystrophie réflexe	27	Astrologie et homéopathie	44
Allaitement	27	Athérosclérose	44
Allergie	30	Atopie	44
Allopathie	31	Attention (difficulté de l')	45
Alopécie	31	Autisme	45
Alzheimer (maladie d')	31	Automédication	45
Altitude (mal de l')	31	Automobile (malade en)	45
Amaigrissant (traitement)	31	Avaler (difficulté pour)	46
Amalgames dentaires	31	Avion (malade en)	46
Aménorrhée	33	Avortement	46
Amnésie	33	Baby blues	57
Amniocentèse	33	Ballonnement	57
Ampoule	33	Barbecue	57
Amputation	33	Bartholinite	57
Amygdales, amygdalite	33	Basedow (maladie de)	57
Analogie	33	Bateau (malade en)	57
Anémie	33	Battements de cœur	57
Anévrisme artériel	35	Bébé (maladies du)	58
Angine, amygdalite	35	Bégaiement	58
Angine de poitrine	36	Biothérapie	58
Angiome	37	Biothérapiques	58
Angoisse	37	Bipolaire (trouble)	58
Animaux	39	Blennorragie	58
Anorexie mentale	39	Blépharite	59
Anosmie	39	Blessures	59
Anthrax	39	Botulisme	59
Antibiotiques	39	Bouche	60
Anticipation (anxiété d')	39	Bouche-mains-pieds	60
Antidotes	39	Bouffées de chaleur	61
Anurie	39	Boule à la gorge	61
Anus	39	Boulimie	61
Anxiété	41	Bourbouille	61
Apathie	41	Bourdonnements d'oreille	61
Aphasie	41	Boutons de fièvre	61
Aphonie	41	Branding	62
Aphtes	41	Bronchiolite	62
Apnée du sommeil	41	Bronchite	62
Apoplexie	41	Bronchopneumonie	63
Appendicite	41	Brucellose, ou fièvre de Malte	63
Appétit	42	Bruits (intolérance aux)	63

Brûlure	63	Climatisation	78		
Café	69	Cocaïne	78		
Calculs biliaires ou urinaires	69	Coccyx	78		
Calvitie	69	Cœliaque (maladie)	78		
Camomille	69	Cœur	78		
Camphre	69	Colère	79		
Canal carpien	69	Colibacillose	79		
Cancer	70	Colique	80		
Candidose	70	Colite	81		
Canicule	70	Colonne vertébrale	81		
Cannabis	70	Comédons	81		
Capsulite rétractile	70	Commotion cérébrale	81		
Caractère	71	Complexes	81		
Caractériel (enfant)	71	Composées (formules)	81		
Caries dentaires	71	Concours	81		
Cataracte	71	Condylomes	81		
Catarrhe bronchique	71	Confusion mentale	83		
Cauchemars	71	Congestion	83		
Cause des maladies	71	Conjonctivite	83		
Cellulite	71	Constipation	83		
Céphalée	71	Constitutions	85		
Chagrin (suites de)	71	Consultations homéopathiques	85		
Chalazion	72	Continence (troubles dus à la)	85		
Chaleur	72	Contraception	85		
Champignons	72	Contracture	85		
Chéloïdes	72	Contrariétés (suite de)	85		
Chemosis	72	Contusion	85		
Chenille	72	Convalescence	85		
Chevelu (cuir)	72	Convulsions fébriles	86		
Cheveux	73	Coqueluche	86		
Cheville	74	Cor au pied	87		
Chimie	74	Coronarite	87		
Chimiothérapie	74	Coryza	87		
Chlamydiose	74	Coryza spasmodique	87		
Choc	74	Cou (douleurs du)	87		
Cholécystite	74	Coude (douleurs du)	87		
Choléra	74	Coup	87		
Cholestéatome	75	Coup de chaleur	87		
Cholestérol	76	Couperose	88		
Chondrocalcinose articulaire	76	Coupure	88		
Chronique (maladie)	76	Courbatures	88		
Chute des cheveux	76	Coxarthrose	88		
Cicatrices	76	Coxite transitoire	88		
Cils (chute des)	77	Crampes	88		
Cinquième maladie	77	Crevasses	89		
Circulation (troubles de la)	77	Croissance	89		
Cirrhose	77	Croup	89		
Claquage	77	Croûtes de lait	89		
Claustrophobie	77	Cuir chevelu	89		
Clignement des paupières	77	Cures thermales	88		
Climat	77	Cuti-réaction	89		

Index

Cyphose	89	Dynamisation	111
Cystite	89	Dynamisme	111
Danger de l'homéopathie	99	Dysenterie	111
Dartres	99	Dyshidrose	111
Décalage horaire	99	Dyslexie	111
Décalcification	99	Dysménorrhée	112
Déchaussement des dents	99	Dyspepsie	112
Décollement de rétine	99	Dyspnée	112
Décollement du vitré	99	Dysurie	112
Définition de l'homéopathie	99	Ecologie	112
Dégénérescence maculaire liée à l'âge (DMLA)	100	Ecstasy	112
Déglutition	100	Eczéma	112
Délire	100	Éjaculation précoce	113
Delirium tremens	100	Embarras gastrique	114
Démangeaison, prurit	100	Embolie artérielle	114
Déminéralisation	101	Embolie pulmonaire	114
Dengue	101	Émotions, contrariétés	114
Dentistes homéopathes	101	Emphysème	114
Dentition de l'enfant	101	Empirisme	114
Dents	102	Empoisonnement	114
Déodorant	103	Encéphalite	114
Dépression nerveuse	103	Énergie vitale	115
Dépuratif	103	Enfants (maladies des)	115
Dermatose	103	Enflure	116
Dermite des prés	103	Engelures	116
Dermographisme	103	Engourdissement (sensation d')	117
Descente d'organes	103	Enrouement	117
Déséquilibre à la marche	103	Enseignement de l'homéopathie	117
Déshydratation du nourrisson	106	Ensemble des symptômes	117
Diabète	106	Entérite	117
Diagnostic	106	Entorse	117
Dialyse	106	Énurésie	117
Diarrhée	106	Épanchement de synovie	118
Diathèse	107	Épaule	118
Diète	107	Épicondylite	118
Diététique	108	Épididymite	118
Digestion difficile	108	Épilepsie	118
Dilatation des bronches	108	Épine calcanéenne	119
Dilution	109	Épiphysite de croissance	119
Diphtérie	109	Épisiotomie	119
Diverticulose colique	109	Épistaxis	119
Doigts	109	Équilibre	119
Dopage	110	Érection (troubles de l')	119
Dos	110	Érésipèle	119
Dose	110	Éructations, aérophagie, renvois	119
Douleurs	110	Éruptions	119
Drainage	110	Érysipèle	119
Drogue	111	Érythème fessier du nourrisson	119
Duodénum	111	Érythème noueux	120
Dupuytren (maladie de)	111	Escarres	120
Durillon	111	Essoufflement, dyspnée	120

Esthétique (chirurgie)	120	Frissons	135	
Estomac	120	Froid (tendance à prendre)	135	
Éternuements	121	Furoncle	135	
Étourdissement	121	Gale	135	
Étranglement herniaire	121	Ganglions, adénite	136	
Études d'homéopathie	121	Gangrène	136	
Étymologie du terme « homéopathie »	121	Gargarismes	136	
Eugénisme prénatal	122	Gastrite, gastralgie	136	
Évanouissement	122	Gastro-entérite	136	
Examens (préparation aux)	122	Gaucherie	136	
Excitation sexuelle	122	Gaz (émission de)	136	
Exhibitionnisme	122	Gelures	136	
Expérimentation	122	Gemmothérapie	136	
Extrasystoles	122	Gencives	137	
Face	129	Genou	137	
Faiblesse	129	Gerçures	137	
Faim	129	Gilbert (maladie de)	137	
Famille (médecin de)	129	Gingivite	137	
Fatigue	129	Glandes (maladie des)	137	
Fatigue chronique	129	Glandes salivaires	137	
Fausse-couche	129	Glaucome	137	
Faux croup	129	Globules	137	
Fesses rouges du nourrisson	130	Gluten (intolérance au)	137	
Fiabilité de l'homéopathie	130	Goitre	138	
Fibromyalgie	130	Gonococcie	138	
Fibrillation auriculaire	130	Gorge	138	
Fibrome	130	Goutte	138	
Fibromyalgie	131	Grain de beauté	138	
Fièvre	131	Granules	138	
Fièvre de Malte	132	Greffes	138	
Fissures	132	Grenouillette	138	
Fistule	132	Grincement de dents	138	
FIV	132	Grippe	139	
Flatulences	132	Grossesse	139	
Fluxion dentaire	133	Grossesse extra-utérine	140	
Foie	133	Guêpe (piqûre de)	140	
Foins (rhume des)	133	Guérison	140	
Folie	133	Guérisseurs	140	
Fonctionnelles (maladies)	133	Guidi (Sébastien des)	141	
Fond (médicament de)	133	Gynécologie (l'homéopathie en)	141	
Fontanelles	134	Hahnemann (Christian Samuel)	141	
Force vitale	134	Haleine	141	
Fortifiant	134	Hallucinations	141	
Foule (peur de la)	134	Hallux valgus	141	
Foulure	135	Hanche	141	
Fourmillements des extrémités	135	Harcèlement	142	
Fracture	135	Hashimoto	142	
Frayeur (suite de)	135	Hématome	142	
Frigidité	135	Hémiplégie	142	
Frilosité	135	Hémophilie	142	
Fringale	135	Hémorragie	142	

Index

355

Index

Hémorroïdes	143	Interruption de grossesse	161
Hépatique	144	Intertrigo	161
Hépatite virale	144	Intervention chirurgicale	164
Herbe coupée	145	Intestins	164
Hering (Constantin)	145	Intoxication alimentaire	164
Hernie	145	Iritis	164
Herpès	145	Irritabilité	164
Héroïne	145	Isopathiques	165
Hidrosadénite	145	Isothérapiques	165
Hippocrate	146	IST	165
Histoire de l'homéopathie	146	Ivresse	165
Hiver	146	Jalousie	165
Hodgkin (maladie de)	147	Jambes	166
Homéopathe	147	Jaunisse	166
Homéopathie	147	Joues	166
Hôpitaux	147	Kent (James Tyler)	166
Hoquet	147	Korsakov (méthode de)	166
Horaire	147	Kyste	166
Hormones	147	Laboratoires homéopathiques	167
Humidité (sensibilité à l')	147	Lait	167
Hydarthrose	147	Lambliase	167
Hydrocèle	148	Langue	168
Hygiène	148	Larmoiement	168
Hygroma	148	Laryngite	169
Hyperacousie	148	Laxatifs	169
Hyperactivité	148	Légionellose	169
Hyperhidrose	148	Législation	169
Hypertension artérielle	149	Leiner-Moussous	169
Hypoglycémie	149	Lenteur	170
Hypotension artérielle	149	Lentilles cornéennes	170
Hystérie	149	Lésion	170
Ictère	159	Leucémie	170
Idées fixes	159	Leucorrhées	170
Immunologie	159	Lèvres	170
Impatience	159	Lichen	170
Impétigo	159	Limites de l'homéopathie	171
Impuissance	159	Lipomes	171
Incontinence	159	Lipothymie	171
Indigestion	160	Listériose	171
Individualisation	160	Lithiase (biliaire, urinaire)	171
Infarctus du myocarde	160	Lithothérapie déchélatrice	171
Infarctus pulmonaire	160	Lordose	171
Infection microbienne	160	Loupes	172
Infertilité	160	Lumbago	172
Infinitésimal	160	Luxation	172
Insectes	161	Lyme	172
Insolation	161	Lymphangite	172
Insomnie	161	Mâchoire	181
Insuffisance cardiaque	161	Magistrales (préparations)	181
Intercostale (douleur)	161	Maigreur	181
Interdictions pendant le traitement	161	Maigrir	181

Index

Mains	181	Muguet	193
Mains-pieds-bouche (maladie)	181	Muscles	193
Mal de dos	181	Mycose	194
Mal de Pott	181	Myopathie	194
Mal de tête	181	Naevus	194
Mal des montagnes	181	Narcolepsie	194
Mal des transports	182	Naturelle (médecine)	194
Maladies sexuellement transmissibles	182	Nausées	194
Maladie	182	Neige	195
Malaise	182	Néphrétique (colique)	195
Malaria	182	Néphrite	196
Malte (fièvre de)	182	Néphrose lipoïdique	196
Maniaco-dépression	183	Nervosité	196
Manie	184	Névralgies	196
Marche	184	Névrite	196
Mastoïdite	184	Névrodermite	196
Mastose	184	Névrome plantaire	197
Masturbation	184	Névrose	197
Matière médicale	184	Nez	198
Mécanisme d'action de l'homéopathie	184	Nourrisson	198
Médecin homéopathe	184	Nymphomanie	198
Médicament homéopathique	184	Obésité	207
Méduse	184	Obsessions	207
Mélancolie	185	Occlusion intestinale	207
Mélanome	185	Odorat	207
Mémoire	185	Œdème	207
Mémoire de l'eau	185	Œil	207
Ménière (maladie de)	187	Œsophage	207
Méningite	187	Œufs	207
Ménisque	190	Officielle (médecine)	207
Ménopause	190	Oignon	207
Menthe	190	Oligo-éléments	208
Mer (intolérance à l'air de la)	190	Ongles	208
Métrite	190	Opération	208
Microbes	190	Ophtalmie des neiges	208
Miction (troubles de la)	191	Ophtalmologistes homéopathes	208
Migraine	191	Oppression respiratoire	208
Miliaire	191	Orage	208
Moignons (douleurs des)	192	Orchite	209
Moisissures	192	Ordinateur	209
Molluscum contagiosum	192	Ordonnance	209
Mononucléose infectieuse	192	Oreilles	209
Montagne	192	Oreillons	209
Morphologie	192	Organique (maladie)	209
Morsure d'animal	192	Organon	209
Mort	193	Organothérapie	211
Mort subite du nourrisson	193	Orgelet	211
Morton (maladie de)	193	Os	211
Mouches volantes	193	Osgood-Schlatter (maladie d')	212
Mouille son lit (l'enfant)	193	Ostéonécrose aseptique de la hanche	212
Moustique (piqûre de)	193	Ostéoporose	212

357

Index

Otite	212	Piqûres	223
Otospongiose	213	Pityriasis	223
Ovaires	213	Placebo	223
Ovulation	213	Plaie	223
Oxyures	213	Pleurésie	223
Paget (maladie de)	213	Pneumonie	223
Pâleur	214	Poids	223
Palpitations	214	Poignet (douleurs du)	224
Paludisme	214	Point de côté	224
Panaris	214	Poisson	224
Pancréatite	214	Poliomyélite	224
Panique	215	Pollen	224
Papillomes	215	Pollution	225
Para-homéopathie	215	Pollutions nocturnes	225
Paralysie	215	Polyarthrite rhumatismale	225
Parasites	215	Polypes	227
Parathyroïdes	215	Pommade	227
Paratyphoïde	215	Posologie	227
Parkinson (maladie de)	216	Pouls	227
Parodontose	216	Poumon	227
Parotides	216	Précipitation	227
Pathogénésie	216	Précocité	228
Paupières	216	Prématurité	228
Peau	217	Prémenstruel (syndrome)	228
Pédiatre homéopathe	217	Presbyacousie	228
Pelade	217	Prévention des maladies	228
Pellicules	217	Primo-infection	228
Pelvispondylite rhumatismale	217	Procréation médicalement assistée	229
Périarthrite calcifiante de l'épaule	217	Prolapsus	229
Péricardite	217	Prostate (cancer de)	229
Périphlébite	217	Prostate (hypertrophie bénigne de la)	230
Péritonite	217	Prostatite	230
Perlèche	217	Prurigo strophulus	230
Pertes blanches	218	Prurit	230
Petit mal	218	Psoriasis	231
Peurs	218	Psychanalyse	231
Pharmacie familiale	219	Psychasthénie	231
Pharmacien homéopathe	219	Psychiatrie	231
Pharyngite	219	Psychoneuroimmunologie	232
Philosophie	220	Psychose	232
Phimosis	220	Psychosomatique	232
Phlébite	220	Psychothérapie	232
Phlegmon	220	Ptosis	233
Phobies	221	Puberté	233
Phosphates dans les urines	221	Puce (piqûre de)	233
Phytothérapie	222	Purpura	233
Pieds	222	Pyélonéphrite	234
Pieds-mains-bouche	222	Pyorrhée	234
Piercing	222	Qualité du médecin homéopathe	234
Pilule	222	Quincke (œdème de)	234
Pipi au lit	223	Rachitisme	243

Index

Radicaux libres	243	Sevrage	256
Rage	243	Sexuels (troubles)	256
Rate	243	Sida	257
Raynaud (syndrome de)	243	Signatures (doctrine des)	258
Réactionnel (mode)	243	Similitude (principe de)	258
Recherche scientifique	243	Simillimum	258
Reclus (maladie de)	243	Sinusite	258
Rectocolite hémorragique	244	Sixième maladie	258
Rectum (prolapsus du)	244	Soleil	258
Régime	244	Sommeil	260
Règles	244	Somnambulisme	260
Renvois	246	Somnolence	260
Retard de l'enfant	246	Sourcils (chute des)	260
Rétention d'urines	246	Spasmes	261
Rétine	246	Spasmophilie	261
Retour d'âge	246	Spécialité	261
Rêves	246	Spécifique	261
Rhinite	246	Spondylarthrite ankylosante	261
Rhinite allergique	246	Sport	261
Rhinopharyngite	246	Stérilité	263
Rhumatismes	248	Stomatite	263
Rhume	249	Strabisme	263
Rhume de hanche	250	Stress	264
Rhume des foins	250	Stupéfiants (usage de)	264
Ronflements en dormant	250	Sucre dans les urines	264
Rosacée	251	Sueurs	264
Rougeole	251	Suicide (tendance au)	264
Rougir facilement (tendance à)	251	Suppression d'une maladie	264
Rubéole	251	Suppuration	264
Sagesse (accidents de la dent de)	251	Surdité	264
Saignement de nez	251	Surdoué	264
Salivaires (glandes)	251	Surmenage	265
Salive	251	Sycosis	265
Salpingite	252	Sympathique (système nerveux)	265
Sang (maladies du)	252	Symptomatique (traitement)	265
Sanglot (spasme du)	252	Symptôme	265
Santé (bonne)	252	Syncope, évanouissement, lipothymie, malaise	265
Scarlatine	252	Synovite, épanchement de synovie	266
Scheuermann (maladie de), ou épiphysite de croissance	252	Syphilis	267
Schizophrénie	252	Tabac	277
Schuessler (sels de)	253	Tache de vin	277
Sciatique	253	Tachycardie	277
Sclérose des hémorroïdes et des varices	254	Tænia	277
Sclérose en plaques	254	Talon (douleurs du)	277
Scoliose	255	Tatouage	277
Séborrhée	255	Teinture mère	277
Sécurité sociale	255	Téléphone (conseil par)	277
Seins	255	Téléphone portable	277
Septicémie	256	Tendinite	277
Seul ? (peut-on se soigner)	256	Tension artérielle	277
		Terrain	277

Index

Terreurs nocturnes	277
Terrorisme	277
Testicules	279
Tétanie	281
Tétanos	281
Tête (mal de) ou céphalée	281
Tétée	284
Thalassothérapie	284
Théorie homéopathique	284
Thermalisme	284
Thrombose hémorroïdaire	284
Thyroïde	284
Tics	284
Timidité	284
Torticolis	284
Tourniole	286
Toux	286
Toxicité des médicaments homéopathiques	288
Toxicomanie	288
Toxicose	288
Trac, timidité	289
Trachéite	289
Traitement hormonal substitutif	289
Tranquillisants	289
Transpiration	289
Transplantation	290
Transports (mal des)	290
Traumatismes	291
Tremblement	291
Trichomonase	291
Triglycérides	291
Trisomie 21	292
Trituration	292
Tropicales (maladies)	292
Troubles obsessionnels compulsifs (TOC)	292
Trousse d'urgence	292
Tuberculose	292
Tumeurs	292
Turista	292
Typhoïde	292
Typologie	293
Ulcère	293
Unicisme	294
Urée, urémie	294
Urétrite	294
Urgence	294
Urinaire (infection)	294
Urine au lit (l'enfant)	294
Uriner (difficulté pour), ou dysurie	294
Urines (analyse d')	295
Urique (acide)	295
Urticaire	295
Utérus	297
Vaccins	297
Vaginisme	298
Vaginite	298
Varicelle	298
Varices	298
Varicocèle	299
Végétations adénoïdes	299
Veines	299
Vénériennes (maladies)	299
Vent	299
Ventre (douleurs du)	299
Verrues	300
Vers	301
Vertébrothérapie	301
Vertiges	301
Vésicule biliaire	303
Vessie	303
Vétérinaires homéopathes	303
Vexation (suites de)	303
Vieillissement	303
Vin	303
Vipère (morsure de)	303
Vision	304
Vitiligo	304
Volonté	304
Vomissements	304
Voyage (l'homéopathie en)	305
Yeux	305
Zona	305